经方治急症案例导读

主编

施 荣

上海科学技术出版社

图书在版编目（CIP）数据

经方治急症案例导读 / 施荣主编. -- 上海 ：上海
科学技术出版社，2025. 1. -- ISBN 978-7-5478-5043-5

Ⅰ．R289.51

中国国家版本馆CIP数据核字第2024JZ4021号

本书出版受以下项目资助：

国家自然科学基金(82174121)

上海市科学技术委员会科研项目(21Y11920600)

上海中医药大学 2022 年度立项教材项目

经方治急症案例导读

主编　施　荣

上海世纪出版(集团)有限公司
上海 科 学 技 术 出 版 社　出版、发行

(上海市闵行区号景路 159 弄 A 座 9F - 10F)

邮政编码 201101　www.sstp.cn

常熟市华顺印刷有限公司印刷

开本 787×1092　1/16　印张 12

字数：250 千字

2025 年 1 月第 1 版　2025 年 1 月第 1 次印刷

ISBN 978 - 7 - 5478 - 5043 - 5/R · 3099

定价：98.00 元

内容提要

　　《伤寒论》和《金匮要略》所载经方在临床中治疗常见急症,如发热、头痛、胸痛、腹痛等,往往能取得较为可靠的疗效。本书以"四步辨证法"为抓手,介绍了《伤寒论》《金匮要略》方证特点及核心病机,并辅以经典案例,结合"辨证论治",以辨阴阳、虚实、寒热、六经或脏腑等逐步分析,将临床繁杂的证候,进行快速简单的归纳总结,得出核心病机,从而提高临床疗效。

　　本书适合中医院校的医学生阅读和参考,有利于医学生建立中医临床思维,提升临床实践能力,尤其是应用经方治疗急症的能力。

编委会名单

主　　编　施　荣

学术顾问　熊旭东

副 主 编　王文清　叶　青

编　　　委（按姓氏笔画排序）

王文清　上海中医药大学附属曙光医院

叶　青　上海中医药大学附属龙华医院

刘　坤　中国中医科学院广安门医院

辛小红　新疆医科大学

宋和平　上海市浦东新区卫生学校

周　丹　上海中医药大学附属曙光医院

施　荣　上海中医药大学附属曙光医院

耿佩华　上海中医药大学附属曙光医院

诸炳骅　上海中医药大学附属曙光医院

傅慧婷　上海中医药大学附属曙光医院

熊旭东　上海中医药大学附属曙光医院

前　言

中医经典方简称经方,主要指《伤寒论》和《金匮要略》中收载的 200 多个方剂。《伤寒论》开创了辨证论治的先河,创造性地建立了六经辨证论治和脏腑辨证理论体系,向后世展现了中医在理、法、方、药方面的价值和魅力。数千年来,无数真实可靠的临床案例对经方进行了配伍的严谨检验,并对其有效性和安全性进行了验证,结果显示经方不仅是临床上治疗疾患的有效手段,更是传承中医学术的重要载体。掌握经方是步入中医殿堂的金钥匙,熟练应用经方治急症更是树立中医临床信心的重要法宝。

近年来,现代医学在急诊方面发展十分迅速,然而,受多种因素影响,中医急诊的发展却较为缓慢,在民众中甚至中医急诊医生中形成中医是"慢郎中"的印象。"慢病看中医,急病看西医"越来越成为患者及医生的主流思潮。欲重振中医治急症之信心,应从经方治急症入手。也因以上原因,中医急诊教学中也存在中医占比少、教学方法单一等现象,导致中医急诊教学不能体现中医特色,不能将中医完全融入急诊教学及临床活动中。

为解决以上问题,编者结合临床及教学经验,将经方在临床常见急症中的运用方法和经验整理成册,旨在客观分析和评价经方治急症的临床疗效,提升医学生学习中医的信心及实践中医的能力。

《经方治急症案例导读》主要包括两大部分内容。第一章绪论,阐释《易经》《道德经》等古典文献对中医发展的影响,重新整理六经辨证及经方组方等思维模式,以及"四步辨证"的方法和思维模式。第二章至第七章以经典案例为代表,重点阐释经方主要方证特点及核心病机的辨识,并以阴阳为总纲,以"四步辨证法"为核心进行逐步分析。

限于编者水平,本书难免存在错误和不妥之处,敬请读者批评指正,便于今后修订、完善。

施　荣

2024 年 6 月

目　　录

第一章　绪论···001

　　第一节　中医思想概述···001

　　　　一、易学对中医的影响···001

　　　　二、道家学说对中医的影响···004

　　　　三、五行学说对中医的影响···006

　　第二节　《伤寒论》中的六经病···008

　　　　一、太阳病···008

　　　　二、阳明病···010

　　　　三、少阳病···013

　　　　四、太阴病···015

　　　　五、少阴病···016

　　　　六、厥阴病···018

　　第三节　"四步辨证法"思路概述···020

第二章　太阳病···025

　　桂枝汤治发热···025

　　桂枝加葛根汤治颈项强痛··029

　　桂枝加附子汤治产后自汗不止···032

　　桂枝加芍药生姜各一两人参三两新加汤治腰痛··035

　　麻黄汤治发热···038

　　葛根汤治头痛···041

　　大青龙汤治慢性支气管炎急性发作···043

　　小青龙汤治急性支气管炎··046

　　桂枝麻黄各半汤治发热···049

　　麻黄杏仁甘草石膏汤治发热···051

　　葛根黄芩黄连汤治脓血便··054

桂枝甘草加龙骨牡蛎汤治心悸 057

茯苓桂枝甘草大枣汤治奔豚 060

茯苓桂枝白术甘草汤治胃胀 062

厚朴生姜半夏甘草人参汤治腹胀痛 065

小建中汤治腹痛 068

桂枝人参汤治腹痛 071

茯苓四逆汤治胃痛 073

真武汤治阳虚感冒 076

炙甘草汤治早搏 079

大陷胸汤治腹痛 082

小陷胸汤治腹痛 085

附子泻心汤治消化道出血 088

半夏泻心汤治胃痛 090

生姜泻心汤治腹泻 093

甘草泻心汤治口疮 095

五苓散治排尿不畅 098

第三章 阳明病 102

白虎汤治发热 102

白虎加人参汤治中暑 105

猪苓汤治泌尿道感染 108

调味承气汤治牙痛 110

小承气汤治头面部蛇串疮 113

大承气汤治腹痛 116

茵陈蒿汤治黄疸 119

第四章 少阳病 123

小柴胡汤治发热 123

柴胡桂枝汤治发热 126

大柴胡汤治腹痛 128

柴胡桂枝干姜汤治发热 131

柴胡加龙骨牡蛎汤治头痛 133

第五章 太阴病 136

桂枝加芍药汤治肠道感染 136

桂枝加大黄汤治痢疾 ································· 138

第六章　少阴病 ······································· 142

四逆汤治发热 ··· 142

真武汤治水肿 ··· 145

吴茱萸汤治急性胃肠炎 ··························· 148

桃花汤治便脓血 ····································· 151

麻黄附子甘草汤治发热 ··························· 153

麻黄细辛附子汤治流感 ··························· 156

四逆散治腹胀 ··· 158

第七章　厥阴病 ······································· 162

乌梅丸治胃脘痛 ····································· 162

干姜黄芩黄连人参汤治呕吐 ···················· 165

麻黄升麻汤治药物致粒细胞缺乏 ·············· 168

当归四逆汤治四肢冷痛 ··························· 171

茯苓甘草汤治水肿 ································· 174

白头翁汤证治肠道感染 ··························· 177

吴茱萸汤治头痛 ····································· 179

第一章

绪　论

第一节 · 中医思想概述

一、易学对中医的影响

《易经》指《连山易》《归藏易》《周易》三部著作,统称为易学。其中前两者现已佚失,现在的《易经》专指《周易》。易学发生的具体年代目前易学家的认识尚不一致,但有关《周易》的成书年代,目前学术界基本认为是在公元前 1097—公元前 1066 年之间,即司马迁在《太史公自序》记载"昔西伯拘羑里,演《周易》"的历史事实的时期。西伯姬昌即周文王。中医经典《黄帝内经》约在战国至秦汉之间成书。其成书年代晚于《周易》,汲取了易学中阴阳对立统一的辩证观,并应用易学的象数思维模式,推动了医疗实践的发展。中医学与易学两者的理论体系有共同的哲学背景和相同的认识依据,具有共通的辩证方法和思维模式,正所谓"医易同源,医易相通"。孙思邈言:"不知易者,不足为大医。"《易经》与中医理论关系进行浅析如下。

1. 易学的思维模式

《易经》乃群经之首,是中国古代诸多学科的理论起源。古人基于对易学的认识和理解,将易学应用于多个学科。易学研究的内容十分广泛,易学的理论对多学科包括医学均具有重要的指导意义。

（1）易学中的二分法思维:古人在适应自然、改造自然的过程中,发现自然界的诸多现象或规律都存在相反、对立的属性,如黑暗与光明、寒与热、天与地、前与后、男与女等。在无数次的观察与实践中,古人对自然属性进行基本分类,把阴和阳,乃至自然规律进行总结后用符号来表示,以"━ ━"代表阴,"━━"代表阳。随着认识的不断深入,古人发现属于阴或阳的任何现象或属性均有再分性,相对的属性可以再进行二分,即"两仪生四象",阳可再分为太阳、少阳,阴可再分为太阴、少阴。此二分法思维的形成是中医学发展、进步的根基,二分法对中医的影响将在下文进行阐述。

（2）易学中的三分法思维:二分法主要体现在矛盾式的两极对立,这个两极对立容易产生排他性的理解。三分法是在二分的基础上强调其间的"中介",或者是阴阳两极的第三极——"三"。《说文解字》云"三,数名,天地人之道也",即在认世界的过程,由对天、地的感知过渡到对天、地、人的认识。天、地、人三才首见于《易经》。《易经》虽分阴阳两种属性,而八个经卦均由三爻而成。三分法推而广之,时间方面有三伏、三九等,伦理方面有三纲,中医学有三焦、三阴三阳,中药分类有三品,病因有三因学说等。

(3) 易学中的象、数思维:《系辞》中言"《易》者,象也"。象有征象、形象、意象、法象等含义。象的生成是古人"仰则观象于天,俯则观法于地,视鸟兽之文,与地之宜,近取诸身,远取诸物",运用形象思维方法而"始作《易》八卦,以垂宪象"。"数"的原始意义为计算事物。易学中的"数"即为理,也是通过仰观俯察之后而形成的。象数在医学中随处可见,如症状、体征就是象,病因病机乃是数;如发热是象,阳盛是数等,正所谓"有诸内,必形诸于外"。

(4) 易学中的互根、互用、互化思维:众所周知,《易经》中的易有三层含义,即变易、不易和简易。此"三易"聚焦于阴阳,分别表现为阴和阳随着时间、空间等变化呈现出此消彼长的属性,当阴或阳消长到极盛或极衰时,有向另一方向转化的规律。

2. 易学思维模式与中医

相互对立的阴与阳的作用规律是宇宙间一切事物运动变化的根源。作为万经之首的《易经》是《黄帝内经》理论基础的根。《素问·阴阳应象大论》:"阴阳者天地之道也,万物之纲纪,变化之父母,生杀之本始,神明之府也。"这是《黄帝内经》作者在《易经》阴阳理论的指导下对阴阳所作的高度概括。

(1) 对人体结构的认识:中医认为人体是由阴阳所代表的两种物质所产生的有机统一体。如《黄帝内经》载,"人之生也,必合阴阳之气","人生有形,不离阴阳"。应用二分法对人体进行分类,"外为阳,内为阴","背为阳,腹为阴","此皆阴阳表里内外雌雄相轮应也,以应天之阴阳也"。按三分法对人体进行划分,则分为太阳、阳明、少阳,人体前后之交界——侧面在三分法即属少阳。按表里进行分类时,则表为阳,里为阴,人体沟通内外的通道或孔道则也分属为少阳。在脏腑组成方面,将阴阳二分法思维引入中医,就成了五脏(心、肺、脾、肝和肾)属阴,六腑(胃、大肠、小肠、三焦、膀胱和胆)属阳,其中,五脏之中又分阴阳,心为阳中之阳,肺为阳中之阴;肾为阴中之阴,肝为阴中之阳等。

(2) 对人体生理功能的认识:二分法思维的阴阳学说主要有阴阳对立、阴阳互根、阴阳消长、阴阳转化等关系。在人体生理功能方面表现为"阳化气,阴成形,阴静阳躁,阳生阴长,阳杀阴藏"。表示相互对立的事物或现象之间,始终存在着相互依赖、相互为用的关系,如在《素问·金匮真言论》云:"阴中有阳,阳中有阴……日中至黄昏,天之阳,阳中之阴也……冬病在阴夏病在阳,春病在阴,秋病在阳。"《易经》中用代表水的坎卦和代表火的离卦也表达了阴阳互根互用之意,二者所处中位之爻,如离火其中位即为阴爻,坎水中位即为阳爻。在人体中,肾中的阴液(肾水)需上升至心,与心火相互调和,才能实现心肾之间水火既济、阴阳平衡,即所谓心肾相交的状态。"寒极生热,热极生寒",是阴阳相互转化的生动体现,是自然界的一种平衡法则。阴阳平衡是维持生命活动和健康状态的根本,阴和阳守"位"且守"中"方能"阴平阳秘,精神乃治";反之,阴阳偏离则"阳强不能密,阴气乃绝……阴阳离决，精气乃绝"。

三分法将阴阳为三阴三阳，分别为太阴、少阴、厥阴和太阳、少阳、阳明。《伤寒杂病论》也即在此三分法的基础上，通过临床归纳总结出六种最为经典的病证类型，形成中医辨证论治的根基。三阴三阳与人体经络、脏腑相应构成人体十二经脉体系，并依据阴阳对人体的认识，阐释经脉运行的规律。在人体气机运动方面，通过三分法分为"开""枢""阖"。其中，"开"为气机向外发散，"阖"为气机向内收敛，"枢"是促进阴阳之气离合运动的过程。"枢"的存在使得阴阳之间的离合运动更加动态化。三阴三阳气机运行均有此开、枢、阖的状态，即太阳、少阴主开，阳明、太阴主阖，少阳、厥阴主枢。

（3）对疾病病因、病机的认识：对疾病病因、病机的认识以二分法的阴阳为总纲。病因方面通过二分法将病因分为外感和内伤两大类，在进一步深化的过程中，将三分法思维应用于病因的总结形成经典的"三因学说"。对疾病症状的认识也均以阴阳二分法为总纲，如表现为阳热、躁动等症状归为阳证，表现为寒冷、冷漠等症状归为阴证。而又以阴阳消长来解释疾病病机，即用以解释人体的生理、病理现象及疾病的发生、发展和转归过程。当阴阳双方的增长和消减失去平衡时，就会导致阴阳失衡，进而引发疾病，甚至出现"阴阳离决，精气乃绝"现象。"阴胜则阳病，阳胜则阴病"，指的是当阴气过盛时，会抑制或损伤阳气，导致阳气不足或功能失常，人体会出现一系列阳虚的症状，如畏寒、肢冷、面色苍白、精神萎靡等；而阳气过盛也会打破阴阳平衡，导致阴气受损，进而出现口干、咽干、舌红少苔等。又如脏腑功能紊乱与水液代谢失衡导致的痰饮问题，从阴阳角度来看，亦是阴阳失衡、不当"位"所导致的具体表现。

（4）对诊断治疗疾病思维的影响：在对临床病证进行辨证分类时以阴阳为总纲，"必求于阴阳"。此二分法思想贯穿于望、闻、问、切的整个过程中。通过四诊对疾病症状、体征，进行初步阴或阳属性的分类；并利用"象""数"思维将病症的阴阳属性再进行进一步的深化和归类。在对病机明确认识的基础上，调和脏腑、气血、经络等各方面的阴阳，使人体气、血、津液代谢恢复于和的状态，各当其"位"，各司其职，恢复人体正常功能是中医治疗疾病的核心。中医治病的汗、吐、下、和、温、清、消、补八法充分体现了对阴阳相互制约、互根互用、相互转化的理解和灵活应用。

3. 结语

众所周知"医易同源"，中医的形成和发展受中华文化易学思维影响深远。《黄帝内经》《伤寒论》中无处不体现二分法思维、三分法思维、象数思维等；中医诊断和治疗疾病中无时不以"和"、阴阳互根互用、相互转化为主要目标和依据；养生理论无以"天人合一""法于阴阳""和于术数"以求身心健康。当前，现代医学诊断以还原论为主导，治疗以对抗性为主要方法，此思维模式严重影响中医初学者学习中医和掌握中医核心理论以及临床应用中医辨证论治的能力。欲学好中医、发展中医，应先从中医文化"和"思维模式入手。若单一用现代科学的模式进行中医辨证，难免会陷入仅以对抗性治疗为主导的狭隘模式，不能有效解决临床常见急危重症。因此，要打破中医"慢郎中"形象，重树中医在急、危重症领域地位，应先学习中华文化，其中易学思维尤为重要。

二、道家学说对中医的影响

《道德经》成书于先秦时期，相传为老子归隐前应函谷关守关主将尹喜要求而写，全书共 5000 余字，也称《老子》，是道家学说的重要典籍。其包含了中国传统文化重要的哲学思想。《道德经》除提出了宇宙的本源的探讨，还有诸多关于治国、齐家、治天下的重要思想，对中华文化的发展影响颇深，对中医认识生命，诊断、治疗疾病以及养生方面也渊源颇深，《道德经》中的哲学思想与中医思维和理论均有相通之处。

1. 道家学说与易学的关系

《易经》为万经之首，《道德经》在哲学思想和逻辑思维方面继承了《易经》的理论精髓。主要表现在以下几个方面。

整体思维。对"太极"和"道"的认识是二者整体思维的重要体现。如《易经》中的"太极生两仪，两仪生四象"，《道德经》中的"道生一，一生二，二生三，三生万物"。

"象"与"数"的思维模式。"象""数"是《易经》的重要内容，象即征象、形象、意象等意，"数"即为理。《易经》中阐述数定天下之象，观象可察数。《道德经》言"道之为物，惟恍惟惚。惚兮恍兮，其中有象"，"道"和"数"有相通之理。

二分法思维。《道德经》中有关有与无、大与小、歙与张、柔与刚、宠与辱、弱与强等充分体现了《易经》二分法思维。

三分法思维。《易经》三分法思维基于对天、地、人认识的总结和归纳，《道德经》在阐述道、用、治国等方面也充分体现了三分法思维模式，如道能生三，"三生万物"；治国"绝圣弃智"，"绝仁弃义"，"绝巧弃利"。修身三宝"一曰慈，二曰俭，三曰不敢为天下先"等。

相互对立、转化、互根互用思维。对立、转化、互根互用是《易经》中阴阳两个方面的重要关系，《道德经》中如"天下万物生于有，有生于无""有无相生，难易相成；长短相形""躁胜寒，静胜热""甚爱，必大费；多藏，必厚亡""祸兮，福之所倚；福兮，祸之所伏"，均源于相互对立、转化、互根思维。

守中遵道以和的思维。《易经》强调位与中，惟"当位"且"守中"才能达到"和"的境界，也即是《道德经》的"得一"之道。如"昔之得一者：天得一以清，地得一以宁，神得一以灵，谷得一以盈，侯得一以为天下正"。遵道方能"挫其锐，解其纷，和其光，同其尘"，达到"冲气以为和"的"静笃"境界。正所谓"多言数穷，不若守中"。

2. 道家学说与中医

（1）对生命的认识的影响：老子在《道德经》中提出了关于宇宙本源的探讨。认为万事万物包括生命之源生于阴阳，由阴阳激荡和合而成，万物从阴阳生化而来，且皆包含阴阳，此即为老子崇尚的道。中医继承了关于生命之道的认识，《黄帝内经》也认为，"生之本，本于阴阳"。生命诞生后均遵守自然之大道，生、老、病、死的过程也是道的体现。呈现"春生、夏长、秋收、冬藏"的规律，此为自然"气之常也，人亦应之"。对生命的认知如《黄帝内经》所言之圣人"陈阴阳"，"顺四时而适寒暑，和喜怒而安居处，节阴阳而调刚柔"。

（2）对疾病病因病机认识的影响：老子认为"飘风不终朝，骤雨不终日"。病邪"其行公平正直"，"非以私百姓"，"非求人而人自犯之"。同样老子也认为，大道是无仁义可言，均以道来对待万物和百姓，顺应"清净则志意治"的"苍天之气"，才能做到"虽有贼邪弗能害也"。反之则"内闭九窍，外壅肌肉，卫气散解"。《黄帝内经》认为"夫百病之生也，皆生于风寒暑湿燥火，以之化之变也"。

中医认为"天食人以五气，地食人以五味"。然万物皆应有度，过则为害。老子认为"五色令人目盲；五音令人耳聋；五味令人口爽，驰骋畋猎，令人心发狂；难得之货，令人行妨"。《黄帝内经》认为"阴之所生，本在五味"；阴之五官，也"伤在五味"。表现为"故味过于酸，肝气以津，脾气乃绝。味过于咸，大骨气劳，短肌，心气抑"等。当人体受邪之后，呈现阴阳消长斗争之势，在人体正气与邪气消长的过程中，"阴平阳秘"才能恢复人体"和"的状态；当人体阴阳失和则出现"阳胜则阴病，阴胜则阳病"，"阴不胜其阳，则脉流薄疾，并乃狂；阳不胜其阴，则五脏气争，九窍不通"。这种以"守中"为"和"的思维在《道德经》中有体现，如过度的呈现某一状态或思维者不能达到相应的目的，表现为"企者不立；跨者不行；自见者不明；自是者不彰；自伐者无功；自矜者不长"。其在道称为"余食赘形"，"物或恶之，故有道者不处"。

（3）对治疗思路的影响：中医治疗疾病，以阴阳为本，谨守病机，辨阴阳气血之盛衰，适时调之为道。疾病的形成也是有由小及大、由表及里、由浅入深的过程，正如老子所言"合抱之木，生于毫末；九成之台，起于累土"。老子思想在治疗疾病时主要体现在由浅入深的治疗思路、维持阴阳平衡的思路、声东击西、以拙取巧以及治未病的思想等方面。

（4）道家学说中的医道：医道之贵在于救死扶伤，作为医者应不失初心，"慎终如始，则无败事"；同时应进退有度，知止知耻。医者随着医疗技术的提高，也不居功自大，应"为而弗恃，功成而不居"，懂得让一部分功劳给其他医者。虽"人命至重，有贵千金"，医者一方以济之，德贵于千金，而取得回报时，应以知足为度。老子认为，"罪，莫大于厚欲；祸，莫大于不知足；咎，莫大于欲得。故知足之足，常足矣"。惟有"知足不辱，知止不殆"，方可以长久。过分追求名利则会导致"大费""厚亡"，正所谓"名与身孰亲。身与货孰多。得与亡孰病。甚爱必大费；多藏必厚亡"。

老子崇尚水之德，医之道也应以水德为贵，处下才能善纳。欲成医道百谷之王应能容且大，正如老子所言"江海之所以能为百谷王者，以其善下之，故能为百谷王"。医者应善于接纳各种意见，借鉴各方的长处。为而不争，利而不害。医道艰难，在求"道"路上难免有所得失，作为医者也应加强自身修养，面对失利或得意时应宠辱不惊。老子认为，"宠为下。得之若惊，失之若惊，是谓宠辱若惊"。医道也贵在奉献，做到不在意"身"外之名利，不"贵大患若身？"做到"及吾无身"，心怀天下，具有老子所言之"贵以身为天下，若可寄于天下，爱以身为天下者，若可托天下"之人格修养，才能成为真正的大医。

3. 结语

老子继承和发展了《易经》阴阳对立统一、互根互用、相互转化等哲学思想，深刻阐释了世间万物的规律——"道"，"道"是道家学说的核心思想。道家学说对中医文化的形成和发展也具有重要意义，老子的核心思想指导了中医认识生命、分析疾病病因病机、治疗疾病思路的形成、养生，以及成为大医之"道"的原则和医者修养的标准。

三、五行学说对中医的影响

五行学说是一个复杂的体系，有学者认为其起源于"五方说""五材说""五数"和"五方"等。其在中国传统文化中占有重要的历史地位，对中医的思维模式有着深远的影响，是中医学整体观念和辨证论治的思想源泉。五行学说中医用以解释人体生命活动、病理变化及与自然环境的关系，并用以指导医疗实践。

1. 五行学说概述

五行最早见于《尚书》，即"木曰曲直、火曰炎上、土爰稼穑、金曰从革、水曰润下"。因此有学者将"五行"这一概念的形成推至商代乃至夏代。五行学说的形成具有重要意义，将五行学说进行升华，可以看出宇宙之间不论何种物质、现象、特性等均在五行之范围内。汉代将五行与阴阳学说合流已趋成熟，《辅行诀》中关于四象层面的阴阳属性，亦以五行体用进行表达。

2. 五行学说的文化内涵

（1）以五为尊的中华文化思想：古人认为五为数祖，如河图记载"天一生水地六成之，地二生火天七成之，天三生木地八成之。地四生金天九成之。天五生土，地十成之"。一、二、三、四、五分别加五后为六、七、八、九、十，两组数字其实是相同的，只是奇数属阳，偶数属阴，阴阳属性不同。明代张介宾撰《类经图翼》也认为，"天数五，一三五七九是也；地数五，二四六八十是也；天数二十五，五其五也，地数三十，六其五也；小衍为十，两其五也，大衍五十，十其五也。故又曰五为数祖"。数字的产生先于文字，原本只是计量符号。随着古人对天地、宇宙等认识的逐渐深化，作为计数的"五"开始与日月运行、方位、季节等世间万物产生联系，进而由计量取数向抽象方向转化。古人认为"万物虽多，数不过五"，生数里五为最大，成数均是在生数上再加五，至十为极。这种"以五为尊"的观念深刻地影响着中国社会生活的方方面面，也为先民所崇拜。

（2）方位与五行相应的宇宙观：方位的确立也是古人对时空认识的重要进步。古人在确立政治、经济、军事时，均"以土中治天下"思想为指导。在《易经》卦辞中有"东、西、南、北"不同方位的记载。并将不同方位赋予代表天、地、雷、风、水、火、山、泽八种自然现象的不同卦象。通过古人的观察，逐步形成了方位与五行相应的思想体系，五行与方位相应，东、西、南、北、中，分别与木、金、火、水、土相应，同时阴阳、五方、五行和八卦等概念相互关联而形成的宇宙观是中华文化的核心，是古人适应自然、改造自然、认识世界的钥匙。

（3）五行代表气的运动规律："气"字最早见于甲骨文，字形如云气之样。古人认为气是宇宙中最根本的物质，气生化了万物，也可以把无形之物化为有形，把有形物化为无形。通过气的运动而"生两仪，两仪生四象，四象生八卦"。阴阳、五行的互化、相生、相克、转化等也有相对稳定的气体运动机制。气的运动形式如环无端，无论自然之气还是人体之气，均表现为"独立而不改，周行而不殆"。日夜交替、季节变化均为气机所致，虽为四季、四时，呈现寒、热、温、凉之"象"，但均为"一气耳"。五行是阴阳之气相互作用下的进一步分化，是对阴阳运行规律的细化，具有阴阳相互生克的运动状态和规律。

3. 五行学说与中医

《黄帝内经》融合五行和阴阳学说，并与藏象理论相结合，用五行类比五脏的生理、病理，构建了藏象理论，形成了中医五行思维模式，以"天人合一"的角度来认识人体内五脏、六腑以及其他物质功能的关系。并通过取象比类的方法进行辨证论治，指导临床治疗疾病。

（1）五行学说与人体气机运动：气也是构成人体的基本物质，人体也是一小宇宙，在人体气机运动中，也呈现"独立而不改，周行而不殆"的规律。万物、时空如此，人亦如此。人体气机运动由脏腑等正常功能来维持。《黄帝内经》将人体五脏与五行相应，即肝、心、脾、肺、肾分别与木、火、土、金、水相应，脏腑通过经络互为表里，共同完成人体气机运动。黄元御所著的《四圣心源》中认为，人体气机也是一圆运动。左升右降，阳性直上，阴性直下。心火在上当下降以温肾水，肾水在下应上升以制约心火；肝属木从左升，肺属金从右降。脾胃在中间，脾主升，胃主降，脾胃如轴，一升一降，全身阴阳交合，彼此相随。

（2）五行学说与脏腑关系：中医将五行用于描述人体五脏系统（肝、心、脾、肺、肾）的功能和关系，即为藏象，藏象不限于具体的解剖上的五脏，而是功能概念上的系统。五脏通过表里、经络等与六腑形成功能上的联系。通过观天取象，五脏又与五方、五色、五音、季节、五志、形体等相应，形成一套完整的"天人相应"的藏象理论体系。中医通过五行学说除了将人体按照五行分属外，运用了五行生克制化理论，来阐明脏腑之间的相互滋生、相互制约的关系。五行相生相克思维也包含着五行平衡与机制克制的意义。

（3）五行学说与病因病机：利用五行相生、相克关系对病机进行阐释。相生失常方面，如脾失健运，运化水湿不力而生痰湿，导致肺为之喘满的母病及子病机，即"脾为生痰之源，肺为贮痰之器"；同理，肺气虚损会累及脾气不足而出现纳少、腹胀、腹泻等"子盗母气"病机。相克失常方面，金能克木，金太过则出现肝木被肺金乘克而出现胁痛等证；脾土被肝木所乘克出现腹中热、发黄等证。肝木太盛，则可反侮肺金而出现"木火刑金"。在五色、五味等引起发病方面也有论述，过于偏嗜某种食物也将引起相应脏腑发生疾病，如《黄帝内经》所云"故味过于酸，肝气以津，脾气乃绝。味过于咸，大骨气劳，短肌，心气抑"等。

（4）五行学说与辨证论治：依照宇宙本体生化论的天—道—阴阳—五行—万物，进行取象定类，以此类推。有诸类必有诸外，通过对症状、舌脉，异常味、色等进行辨证论治，如《素问》云："诊病之始，五决为纪，欲知其始，先建其母。所谓五决者，五脉也。""夫脉之小、大、滑、涩、浮、沉，可以指别；五脏之象，可以类推；五脏相音，可以意识；五色微诊，可以目察。能合脉色，可以万全。""所复传"的前提是其他四行旺而不衰。又如《伤寒论·平脉法》言："西方肺脉，其形何似？师曰：肺者，金也，名太阴。其脉毛浮也，肺病自得此脉。若得缓迟者，皆愈；若得数者，则剧。何以知之？数者南方火，火克西方金，法当痈肿，为难治也。"说明可通过五行理论进行病机的辨识。

治疗方面，五行理论帮助确定治疗原则。如根据五行相生原理，确定"虚则补其子，实则泄其母"，如培土生金法、金水相生法等；以五行相克原理确立的抑木扶土、培土制水等。

在用药方面也有相应体现,如《金匮要略》言:"夫肝之病,补用酸,助用焦苦,益用甘味之药调之。酸入肝,焦苦入心,甘入脾。脾能伤肾,肾气微弱,则水不行;水不行,则心火气盛……"此外,既病防变方面,也有五病禁类,如《灵枢》云:"五禁:肝病禁辛,心病禁咸,脾病禁酸,肾病禁甘,肺病禁苦。"指出肝病木型体质人,要禁止吃辛辣之食物和药物等。此五禁也是能通过五行生克关系进行推导,对临床具有重要指导意义。

4. 结语

五行学说在中国传统文化中占有重要的历史地位,对中医的思维模式有着深远的影响,是中医学整体观念和辨证论治的思想源泉。五行学说对人体生命活动、病理变化及与自然环境的关系等方面均有深远的影响,并用于指导医疗实践。

第二节 · 《伤寒论》中的六经病

一、太阳病

《伤寒论》开篇以太阳病为首,且内容最多,除中风、伤寒等证型外,其变证之广、治法之精细,在六经病中均是首位。从古至今,有关太阳病的含义,论述颇多。有从经脉立论者,有从营卫论证者,有从脏腑论证者,各家著书立论,开篇列案以求证治,为中医学者从多角度理解太阳病提供了不同维度的指引。结合中医产生的历史文化背景,以中华文化思维来理解太阳病,在一定程度上融合文化及医学理论或有不同体悟。

1. 太阳主表之理

《易经》中以"— —"代表阴,"——"代表阳,"太极生两仪,两仪生四象"。分别用太阴、少阳、少阴、太阳来表示四象。"太,大也",在四象里,太阳即阳最多,也可称为老阳。太阳为阳中之阳,为巨阳。古人在"仰以观于天文,俯以察于地理"的实践过程中,发现太阳居高位,遥不可及,且是地球热量最直接的来源。太阳阳热居外,"天包载万物于内"。

《黄帝内经》所言"阳者,天气也,主外""太阳为一身之藩篱,主肤表而统荣卫""故阳气者,一日而主外""太阴主内,太阳主外"等,均是《黄帝内经》太阳主外、主表的阐释。人与自然相应,太阳的阳气巨大且旺盛,故能发挥主表、卫外的功能。

2. 卫气主要发挥太阳主表的功能

在自然界,太阳的光热为万物提供能量。"天之大宝,只此一丸红日。"(《类经附翼》)太阳通过宣通的能力将能量进行传输而发挥功能。古人秉承道家思想认为,人亦为一小宇宙。"人法自然",人体在"一息真阳"的温煦、助养下,通过吸收自然之气,与水谷精微相合,助养化生五脏六腑、四肢百骸而成"形而下"之形;同时形成宗气、卫气、营气等发挥"形而上"的功能。诸气虽由一气所化,然功能各异,卫气即是人体太阳之气。太阳之气通过卫气行于脉外,实现太阳主表的功能。因为"卫者,水谷之悍气也,其气慓疾滑利,不能入于脉也,故循皮肤之中,分肉之间"。卫气表现为"温分肉、充皮肤、肥腠理、司开合者"的功能。卫气充足"则分肉解利,皮肤调柔,腠理致密矣"。当人体体表受邪而发生太阳病时,卫气最先发挥抗邪的功能,当正胜邪负、阴阳自和时,人体则安。当正不胜邪,卫气受损时,则出现恶风、恶寒、汗出等症状。

3. 营卫失和是太阳病的核心病机

如前所述,当人体机体受邪时,卫气最先发挥卫外之职,力求抗邪于外。在与邪气进行抗争的过程中,卫气的消耗是由营血来进行补充。正常情况下"营行脉中,卫行脉外",营卫之气周流全身,共同发挥抵御外邪的作用。营卫之气可相互转化、相互为用。当人体感受风之阳邪时,风性主动,善于疏泄。当卫气不能战胜风邪且耗伤太过时,则毛孔开阖失司而汗出;营血作为卫气的重要补充,一方面营血趋于脉外补充卫气,一方面又因属阳之卫气失去守阴与内的功能,则表现为自汗出。

4. 表受邪——脉浮

"脉浮"为太阳病提纲的主证,也是对病机的描述。从《易经》象比类到《黄帝内经》阐释了太阳主表的理,当"两虚相得"发生太阳病时,则最先表现为"脉浮"的象。《脉经》云脉浮为"举之有余,按之不足",脉浮出提示机体正气鼓动于外,抗邪于表的病机。表者外也,一切发于外,现于表的病变均可从太阳病论治,如麻桂各半汤证之身痒,对应现代疾病名如荨麻疹、皮肤瘙痒症等。

5. 表与肺相合——喘、鼻鸣

太阳为巨阳。"积阳为天,积阴为地。"天地之阴阳,唯有"刚柔相推",使"天气下降气流于地,地气上升,气腾于天"(《素问》)方能生万物。正所谓"万物负阴而抱阳,冲气以为和"(《道德经》)。天地阴阳之交感以气为介,以气为化。然天地之气虽分阴阳,实为一耳。天地之气,春生冬藏,如环无端。"天地之间,动静之为者,无非气也;人身之内,转运升降者,亦气也。"(《先醒斋医学广笔记》)天人相应,人以气为主,气息不运则神机化灭。苍天之气居上,当以清净为用方能"阳气固"。

人身之气由肺所主,阴阳之气也应时时交感,在天之气化为津液如"雾露之溉"洒陈五脏六腑。肺主一身之气,为"五脏六腑之盖也"。"阴成形,阳化气",卫外之气由肺所主,卫外之形皮毛与肺相合,即《素问》云"肺之合皮也,其荣毛也"。这也是肺主表的原因。当出现外邪从外侵犯人体发生太阳病时,在外之邪合于在内之肺而出现喘、鼻鸣。

6. 太阳经受邪——头项强痛

经脉是人体运行气血之通道,《灵枢》中描述经脉的功能为"决死生,处百病,调虚实"。经脉的作用为"行血气而营阴阳,濡筋骨,利关节者也"。经脉对人体生理具有统领作用。在诊断和治疗疾病时,"不可不通"经脉之理。《黄帝内经》所载分属太阳的经脉为膀胱经及小肠经。《黄帝内经》言"背为阳,腹为阴",膀胱经及小肠经均循行于人体阳面。足太阳膀胱经,最为表浅,主一身之表。寒邪侵袭人体,太阳经脉受邪则头项强痛、体痛。

7. 阳得阳助——太阳病欲解时从巳至未上

月落日升,昼夜更替,在黑暗与光明的交替中,呈现了自然阴阳之气的消长转化。以天为象,四季中因夏季太阳射到地面的热最多属火。一日之中,午时太阳射到地面的最为强烈,亦为阳中之阳,即太阳。然阳气消长非一时而发,而是阴阳此消彼长的过程,"平旦人气生,日中而阳气隆,日西而阳气虚","平旦至日中,天之阳,阳中之阳也"。《伤寒来苏集》(柯韵伯)亦云:"巳未为阳中之阳,故太阳主之。"人体在一天当中的阴阳之气也随时辰变化而呈现不同的消长,《素问》中记载:"平旦人气生,日中而阳气隆,日西而阳气虚。"即巳至未时人体阳气最旺盛。当发生太阳病时,虽然疾病的发生、转归"多以旦慧、慧安、夕加、夜甚"。但当"脏独主其病"时,太阳相对应的时间也是疾病高峰之时。临床上可见太阳病以上午至中午发热最为多见。当疾病趋向于好转之时,人体的太阳经气借助巳至未时大自然阳气最盛之时而祛邪于外,而出现"阳病欲解时从巳至未上"的规律。

8. 太阳病治则

"阴阳未判,一气混茫",指出气含阴阳,清浊相混,清则浮升,浊则沉降是自然之性。升为阳,降为阴,"阴阳者,升降之道路也"。左升右降,阴阳与五行相合,金、木、水、火分列四方,木升金降,则"水火既济",生化不息,四季交替,日夜轮回,如环无端,土居中央为圆运动之轴,是气机运动的枢纽。《黄帝内经》将人体五脏、五味等与五行相应。中医认为,人体气机运动与自然相应,乃是一圆。肝木升发,肺金降藏,脾胃分列阴阳之土为轴。如《素问·水热穴论》云:"春者,木始治,肝气始生。"肝为阳春升发之始,为万物生化之源。

卫外之气需由肝之升发方能化生有源,抗邪于外。肝主卫气可以从以下几个方面得到印证。从卫气生成方面来看,卫气源于水谷,而"食气入胃"后,要"散精于肝"才能"输精于皮毛"。从卫气升发起点来看,"卫出于下焦",下焦乃肝肾所主。全身之气的产生,都源于元气。肾中元气升发,开合有度,需依赖于肝之升发。正如《医学衷中参西录》云:"肝为肾行其气。"肝为刚脏,是将军之官,与卫气慓疾滑利的特性以及"卫外而为固"的功能符合。最后从卫气气机方面来看,卫气从下焦不断向上向外的运动,靠肝主升发来完成。

9. 结语

"易与天地准,故能弥纶天地之道"。太阳为四象之一,也称老阳。太阳为阳中之阳,为巨阳。天圆地方,天尊地卑。太阳居上,主外;苍天之气当清静,与地气交互方能生万物。天人相应,肺为华盖,如"天包载万物于内"。太阳之气由肺所主,太阳之表与肺相合,太阳之经隶属膀胱。"一阴一阳谓之道,偏阴偏阳谓之疾。"太阳病,或伤于风,或伤于寒,均为在表之疾,当以汗而解。发汗之品,以升发为用,"以类取象",五行、五色应五脏,桂枝、麻黄借助肝之升发,以奏发汗之功。

二、阳明病

无论天地之气还是人身之气,均处于不断运动和相互转化的过程。阳明主阖,以清降为顺;阳明主里,与胃土相应,以通为用。主阖之气机逆乱则不恶寒,反恶热,汗自出;胃土为腑,受邪则胃家实。阳明属燥金,燥不胜湿而发黄。治当以通、降为本,以复元中气。

1. 阳明气机特点

如果以三分法来认识气机运动,则开、枢、阖是一元之气、阴阳之气的气机运动方式。古人认为,无论是升发、温热之阳气,还是敛降、寒凉之阴气,其气机运动均处于不断地循环、相互转化的过程中。如以阳气为例,当阴极之时,则"一阳"生,表现为由阴向阳转化的枢机,即少阳主枢;当阳气不断得到滋助,呈现阳气最为旺盛之太阳时,其气机则表现为以升散、开发为主的状态,即太阳主开;当阳气至盛,其开的气机运动到达极致,此时一阴生,阳气气机则表现为以闭合为主的状态,即阳明主阖。阳气闭合乃阴生之根。如此循环,不断转换。古人将此气机运动比喻为橐籥,橐籥是冶炼时用以鼓风吹火装置。正所谓"天地之间,其犹橐籥乎?虚而不屈,动而愈出。"(《道德经》)这也正与岐伯解释阳明乃"两阳合明"一致。

2. 阳明主里

天地之气,可"分为阴阳,判为四时,列为五行"。天地之气交感,升降浮沉中,季节交替。四季轮回,如圆无端。人体也是一小宇宙,在人体气机圆运动中,气机之升、降、浮、沉分别与五行、五脏之木(肝)、金(肺)、火(心)、水(肾)相应。在此圆运动中,土居中央如轴列为阴阳,是人体气机运动之枢纽。《黄帝内经》认为,土乃胃也,与阳明相应,也即"阳明者胃脉也,胃者土也"。胃居中焦,属里,阳明属胃,亦主里。胃为阳土,脾为阴土,互为表里。"黄帝问曰:太阴阳明为表里,脾胃脉也,生病而异者何也?岐伯对曰:阴阳异位,更虚更实,更逆更从,或从内,或从外,所从不同,故病异名也。"(《素问》)

3. 阳明受邪——胃家实

《伤寒论》阳明病提纲为"阳明之为病,胃家实是也"。此胃家不止为胃,也包括大肠、小肠,《黄帝内经》载:"大肠、小肠皆属于胃。"胃、大肠、小肠均主食物及水液消化吸收,均为在天之气所生,气机以降为顺。因"胃家"均为六腑,以通为用,当人体发生阳明病时,主要表现为胃家受无形邪热或有形之邪阻滞,通降气机不利而表现为腹满而喘,发热汗出,或大便硬而谵语等。

4. 阳明主阖之气机逆乱——不恶寒,反恶热,汗自出

人体气机乃一圆运动。左升右降,阳性直上,阴性直下。阴阳交合,彼此相随而成一圆运动。用三分法来认识阳气时,阳明实为一种阳极转阴的气机运行状态,也即阳明主阖,以降为顺。然阳明之性为两阳相合,阳主热,主动。当阳明受邪,主阖之气机逆乱时则表现为气血亢盛,自里而外的亢奋状态,主要表现为身热,不恶寒,反恶热。当人体津液未伤,内里亢盛之阳热则蒸腾津液外泄,表现为汗自出,或濈然汗出。

5. 阳明经受邪——血热及神志改变

中医经脉命名充分借助了阴阳三分法。经脉是运行气血的主要通道,"行血气而营阴阳,濡筋骨,利关节者也"。经脉可反映人体处于疾病中的状态,有"决生死,处百病,调虚实"的作用,是沟通人体上下、脏腑内外的重要通道。阳明经脉包括手阳明大肠经和足阳明胃经。手阳明之脉"起于大指次指之端",沿上肢外侧上行,过面颊,挟口及鼻孔;"主津液所生病者,目黄,口干"。足阳明胃经起于鼻翼旁(迎香穴),挟鼻上行,后至额前,并循腹、胸部,贯穿全身。《医宗金鉴》中指出葛根入阳明经,可治阳明病证,"葛根浮长表阳明,缘缘面赤额头疼,发热恶寒而无汗,目痛鼻干卧不宁"。同时足阳明经病时,除表现腹满痛等胃家实症状外,还常因阳热过盛而热扰心神,出现"病至则恶人与火……甚则欲上高而

歌,弃衣而走"(《灵枢》)的神志改变症状;以及"主血所生病者,狂疟温淫汗出,衄衊"等临床特征。

6. 申至戌属阳明——日晡潮热

西周已使用时辰制,与地支相配一天分为十二时辰。"阳明病欲解时,从申至戌上",提示阳明经气在一日内相对旺盛时间为申至戌。当正胜邪负时,申至戌时则为阳明病欲解之时;当邪盛于内时,则呈现"脏独主其病",阳明相对应时辰也是疾病高峰之时,表现为日晡潮热。如《伤寒贯珠集》所述:"申酉戌时,日晡时也。阳明潮热,发于日晡。阳明病解,亦于日晡。则申酉戌为阳明之时,其病者,邪气于是发;其解者,正气于是复也。"

7. 燥不敌湿——发黄证

中医认为"中气如轴,四维如轮",人身之中气即脾胃。胃为阳土主降,以燥主令;脾为阴土主升,以湿主令。中气左升右降,斡旋运转不停。虽然阳明以燥主令,然李可认为"阳明之燥热永不敌太阴之寒湿"。黄元御《四圣心源》中也指出:"阴易进而阳易退,湿胜者常多,燥胜者常少。"因此,临床阳明病表现为燥湿相扰,湿热不得外泄而无汗、身黄等发黄症。

8. 胃阳不足——能食名中风,不能食名中寒

阳明主燥,以阳热为用方能腐熟水谷。然而当存素体胃阳不足,或入里之病邪较重时,则表现为与亢奋或燥化特点相反的病机状态,即中风和中寒。风为阳邪,伤胃阳之势较弱,故阳明病中风后仍能食;寒为阴邪,寒伤阳,素体胃阳不足,燥化无力,两虚相得致腐熟无权则不能食,甚者水谷不别,水饮不化则小便不利,饮停中焦,饮水则哕,或上逆致眩、致咳等诸多变证。

9. 阳明病治则

阳明气机当以清降为顺。当邪气或从太阳、少阳传入阳明,或为正阳明发为阳明病时,其热证表现为气机亢奋、燔烁状态;热势偏上,侵扰胸膈者,治当清宣胸膈郁热,拟栀子豉汤主之。栀子味苦寒,色黄,亦得金色,为阳明之药,专清阳明热气;合苦、辛、凉之淡豆豉,除烦,宣发郁热。实热重者,镇以西方白虎,方中石膏为《神农本草经》之中品,其味辛性微寒,其质重色白,擅能清肃过于升发之热势,使气机恢复收敛之势而主治阳明热证,及中风寒热、心下逆气、惊喘诸症。

阳明实证为腑气不通,积滞壅塞化燥阻滞气机,胃腑不通则满痛不止;"气有余便是火",火热化燥,伤津、耗气;甚则扰乱心神、迫血动血。欲降如夏日之炎热火势,唯有釜底抽薪,折热势之源方能使气机归于敛降。虽为阳明实证,然热与实各有偏甚,三承气各司其职。方中大黄,得土之正气正色,如将军之勇,擅"荡涤肠胃,通利水谷,调中化食",使胃家得通,推陈致新,复归其用;津液得保,气机和顺。

10. 结语

中医学为中华文化之瑰宝,根于易理;人与天应,求道为旨。阳明病势如火热之势燔灼津血,惊扰神明;或燥湿互结,熏蒸内外;或中阳不足,失于受纳。虽症状各异,然气机逆乱为要,治当复其气机运动,以归其圆,方能保全津气以防"神机化灭"。古之三分法以定

阳明之气用,阖阳敛降方能助阴生长。天之气机升降收藏,如环如圆;人之气机升降有序,"中气如轴,四维如轮"。气机逆乱,病势其众,治求复常,以归阳明燥金之体用。

三、少阳病

"少阳为嫩阳,为日之初出,寒留于半表者,不遽散,热出于半里者,未即舒;邪正相争,往来寒热,更实更虚,休作有时"。其疾病状态变化多端,如《伤寒论》所述之"寒热往来",及小柴胡汤证中的七个或然证。人与自然相应,以人为"象",结合四象观及"少阳主枢"认识人体,可解释少阳病主证及特点。

1. 易理之少阳

《易经》中以"━ ━"代表阴,"━━"代表阳,以"═ ═"代表少阳。少阳为两仪之阴生一阳爻而成。在四象的基础上,阴阳交互为用。象不同,少阳含义有异。少阳与太阳、阳明相对,为一阳,是稚阳、嫩阳、弱阳,其所化之"火"亦为"小火"。春季乃一岁之首,阳气始发,阳气始动,故四季之春属少阳。《黄帝内经》曰:"人以天地之气生,四时之法成。""春三月,此谓发陈,天地俱生,万物以荣。"春季以风气当令,木旺于春,肝属木,风气通于肝。"肝者,……此为阳中之少阳,通于春气。"《素问》指出:"逆春气,则少阳不升,肝气内变。"肝与胆互为表里,因此,少阳病多与肝、胆有关,与少阳相应之春季应注重养护肝、胆之木气,防止过度升发或受寒邪所伤。临床上,多种与肝功能失调而引起的疾病于春季多发。

2. 少阳主半表半里

《黄帝内经》曰:"夫言人之阴阳,则外为阳,内为阴。"《伤寒论》云:"伤寒五六日,头汗出,微恶寒,手足冷,心下满,口不欲食,大便硬,脉细者,此为阳微结,必有表,复有里也。脉沉,亦在里也。汗出为阳微,假令纯阴结,不得复有外证,悉入在里,此为半在里半在外也。"虽然后世对仲景论少阳病为半表半里也颇有争议之声,但如果以表里病位来阐述病之阴阳则可充分体现其"中风,往来寒热"的主要特征。正如黄元御在《素灵微蕴》所言:"少阳居二阳三阴之中,半表半里,午后阴长阳消,阴盛而侵阳分,表闭而寒来……胜复迭乘,则往来寒热。"

3. 少阳主枢

开、枢、阖是一元之气、阴阳之气的气机运动方式。"一阳"生,一阳即为由阴向阳转化的枢机即少阳主枢。以内外分阴阳,内外之通道属少阳。内外和表里同属病位范畴,外为阳,内为阴。人体气血运行"阴阳相贯,如环无端",昼行于阴,夜行于阴,但为一气耳。取象比类法认识人体内外,则沟通内外并处阳位之通道则属少阳,如咽、耳、目、口、鼻等。经方大家胡希恕亦指出少阳病易在孔窍部位发生病象。结合足少阳胆经循行路线及《伤寒论》提纲证里所言"口苦,咽干,目眩""两耳无所闻,目赤"即为明示。

《黄帝内经》云"伤寒一日,巨阳受之……二日阳明之……三日少阳受之……四日太阴受之。"《伤寒论》亦云:"伤寒三日,三阳为尽,三阴当受邪。"由此可以看出,少阳乃阴阳之交界,也即"少阳主枢"的具体体现。

4. 胸背的交界为少阳——胸胁苦满

《黄帝内经》言"背为阳,腹为阴","少阳主枢",胸背交界之胸胁乃为阴阳交替之"枢",胸胁即为少阳。经脉循行路线中,足之三阳经及阳经之海的督脉经分布于背部,阴经经脉和任脉经过腹部,胸胁部位则是足少阳胆经所循部位。因此,当少阳病发作时,常伴有《伤寒论》记载之胸胁苦满、胁下满痛等症。

5. 胆属少阳——胸满烦惊、谵语

《黄帝内经》:"言人身之脏腑中阴阳,则脏为阴,腑为阳","胆、胃、大肠、小肠、膀胱、三焦六腑皆为阳"。胆为六腑之一,具有泻而不藏的生理特性,同时胆又为奇恒之腑。奇恒之腑胆在形态上具有与腑相似的特点,但在功能上具备脏之藏而不泻的特性。因此,胆的生理特性为泄中有藏、阳中有阴,胆所处位置亦为腹(阴)背(阳)交界之胸胁,故胆属少阳。同时胆为"中正之官,决断出焉","十一脏皆取决于胆"。因此少阳病时常伴有"心烦、胸中烦、嘿嘿不欲饮食",甚或出现柴胡加龙骨牡蛎汤证之胸满烦惊、谵语。同时也可影响腑而现大柴胡汤证、柴胡加芒硝汤证和脏之柴胡桂枝干姜汤方证。

6. 鸡鸣至平旦为少阳

夜为阴,昼为阳。昼夜更替,月落日升,自然之气呈现消长转化。人与自然相应,人体阴阳的消长如《素问》所云:"平旦人气生,日中而阳气隆,日西而阳气虚。""鸡鸣至平旦,天之阴,阴中之阳也。"阴中之阳即少阳。西周已使用十二时辰制,鸡鸣之时,天色由暗渐明。王安石《登飞来峰》云:"飞来山上千寻塔,闻说鸡鸣见日升。"平旦为太阳露出地平线,万物开始蠢蠢欲动。鸡鸣至平旦为阳气萌动,阴气渐消之时。在疾病发生、转归方面,百病也"多以旦慧、慧安、夕加、夜甚"。少阳病也常因得自然之气相助而有向愈之势。正如《伤寒论》所述"少阳病欲解时,从寅至辰上"。但当"脏独主其病"时,少阳对应时间也是疾病高峰之时。中医将小儿喻为"少阳"之体,如张锡纯《医学衷中参西录》云"盖小儿虽为少阳之体,而少阳实为稚阳,有若草木之萌芽,娇嫩畏寒"。临床上小儿发热也以寅至辰时为多见,成人患少阳发热亦然。

7. 少阳经受邪——情志、水液、气机等功能紊乱

经脉为一个周而复始、如环无端的系统。经脉是人体运行气血之通道,正所谓为"行血气而营阴阳,濡筋骨,利关节者也"。同时,经脉通过手足阴阳表里经的连接而使人体成为一个有机整体。《灵枢》中描述经脉的功能为"决死生,处百病,调虚实"。由此可见,经脉对人体生理具有统领作用。在诊断和治疗疾病时,"不可不通"经脉之理。《黄帝内经》所载分属少阳的经脉为胆经和三焦经。在手足少阳经在循行路线上,其主要特点为走孔窍、布胸胁、入胸中、散心包、循肢侧。结合胆和三焦的生理功能,此特点高度概括了少阳病以孔窍、胸胁病变为主证,以寒热往来为发热特点,兼见情志、水液、气机等功能紊乱而表现为多个或然证的病机特征。

8. 少阳病治则

在治疗方面,因少阳为弱阳、小阳,治疗少阳病忌用汗、吐、下之法,当以"生而勿杀,予而勿夺,赏而勿罚"的和解之法为准绳,防止出现"汗则谵语""吐下则悸而惊"。小柴胡汤

中寒热并用、去滓再煎也是和解之法的重要体现。因少阳主枢的气机特点,导致少阳病兼夹证多现,小柴胡汤加减中有七个或然证,每证均有对应方药加减和禁忌,充分体现了少阳病治法和经方应用的灵活性。

9. 结语

医易同理。"一阴一阳之谓道,继之者善也,成之者性也",人与自然相应,人当"其知道者,法于阴阳,和于术数",医当"察色按脉,先辨阴阳",方能"谨熟阴阳,无与众谋"。少阳乃四象之一,以宏观为象,少阳为阴阳交替之界;"道法自然",以人为象,少阳病在病位、病性、转化等方面亦提示为阴阳出入之界,而并非只是胆经病。少阳为弱阳,少阳病表现多在提纲证之基础上合并多种兼证。临床上,以阴阳为纲,以少阳病为切入点,辨识病机,辨明病性兼夹,可有效发挥经方作用。

四、太阴病

1. 易理之太阴

《黄帝内经》根据阴阳数量的多少,把阴阳分为三阴三阳。关于三阴的描述:一阴,厥阴也;二阴,少阴也;三阴,太阴也。三阴者,其数为至阴,其象为"☷☷"坤。《周易》象辞曰:"至哉坤元,万物资生,乃顺承天。"坤,至阴至柔,以"厚德载物"为核心,能承载万物。坤为纯阴之象,其性柔顺,承受"乾"健之气为万物资生之源泉。因其宽厚,无物赖其资生。坤其德在时间上无穷无尽,在空间上广阔无边。世间万物无不蒙受坤之恩而生。《文言》曰:"坤,至柔而动也刚,至静而德方,后得主而有常,含万物而化光。"

2. 太阴为三阴,主开为土

如前所述,太阴者为三阴,为至阴,其象为坤。坤其体为阴为至柔而顺,其用为动,方能现刚而资万物。《素问·阴阳离合论》曰:"愿闻三阴三阳之离合也……太阳为开,阳明为阖,少阳为枢……愿闻三阴……太阴为开,厥阴为阖,少阴为枢……"开、阖、枢是中医基础理论中非常重要的部分,是三阴三阳气机的概述,三者缺一不可。开、阖、枢就是气的升降出入运动,气的升降出入运动是自然规律及所有生命存在的根本。

太阴主"开",一方面可使阳气内入转为收藏,另一方面是向外宣发布散的作用。气机以向外向上之升发为顺。生理上,属太阴之肺主一身之气,主行水,主宣发与肃降;脾主运化津液,主升清,二者共同配合,行气化湿。同时,随着太阴开的过程,阳气潜藏,以暖土温水,使土不湿而水不寒。乾为天,坤为地、为土,"土爱稼穑"。土具有载物、生化、收成的特性。脾胃具有腐熟水谷、运化精微、化生气血的功能。

3. 表里之太阴

阴阳表里具有相对性,虽言阳主外,阴主内,然如张景岳所言:"此总三阴为言,亦有内外之分也。太阴为开,居阴分之表也;厥阴为阖,居阴分之里也;少阴为枢,居阴分之中也。开者主出,阖者主入,枢者主出入之间,亦与三阴之义同。""开"是经脉相对位于人体浅表的部位,和外界的联系更为接近,因而也有开放的作用。太阳为表,太阴为里中之表,俱属于开。太阴为里中之表,在《伤寒论》中有"太阴病,脉浮者,可发汗,宜桂枝汤""太阴中风,四肢烦疼,脉浮者,可发汗,宜桂枝汤"的相关论述。

4. 经络、脏腑之太阴

太阴属肺脾二经。《灵枢·经脉》中记录有太阴两条经脉的循行路线,经脉的运行加强了内脏与四肢的联系,充分体现了脾主四肢的生理功能。经脉是气血运行的通道,虽太阴为至阴,其体为三阴,然其用为开,如肺主通调水道,运行体内水液于周身肌肤;脾主运化水谷,为胃行其津液,吸收并转输到全身脏腑。如《素问·经脉别论》中记载:"饮入于胃,游溢精气,上输于脾。脾气散精,上归于肺,通调水道,下输膀胱。水精四布,五经并行。"人亦为一小天地,脾胃于五行中属土,在人体中治理中央,养育四旁。不独主时,旺于六月长夏和四季末各十八日。

5. 病理中的太阴

太阴为至阴,其病理性质为里虚寒证,病情的进一步发展很容易变为全身性虚寒的少阴病。太阴不开则水谷不能运化,表现为腹满而吐食不下;太阴开太过则表现为下利、便溏。《素问·阴阳应象大论》曰:"清气在下,则生飧泄。"也道出了脾气不升而发泻泄的病机所在。若"开"机太过,则产生吐利;"开"机不利,胃行津液功能不畅,则导致脾约证;转输不利,则寒湿发黄。从太阴之肺脾功能来看,肺为华盖,主治节。其功能在于宣发肃降,上输皮毛,下通水道。而升降之中,又以宣发为要。外邪侵犯,首先犯肺。肺气不宣,则卫表不固,而见表证。脾为后天之本,乃气血生化之源。《素问·经脉别论》提到饮食入胃,经脾土运化,变成水谷精微,通过脾的升清散精,上归于肺,与天地清气相合,奉心化赤,变生气血。故气血生成,津液布散,都离不开脾的运化水谷和升清散精功能。饮食所伤,首先犯脾。脾气受损,则出现泄泻等症。太阴功能的健全与否决定于脾的功能健旺和中气的正常与否。若脾气衰减,升发乏力,阳根乏源则发展为虚寒的少阴寒化证。肺合皮毛,若手太阴肺"开"机不利,则主要表现在太阳病中。

6. 太阴病治疗思路

《伤寒论》中言,太阴病"当温之,宜服四逆辈"。同时因太阴主表,当受风邪侵扰出现太阴中风时,治当以桂枝汤发汗而解。后世"脾胃论"认为,若太阴"开"机不利,阳热不潜,阳热可化为浮游贼火,且火不生土,治当健脾除湿,以助太阴"开"机,可选李东垣补脾胃泻阴火升阳汤加减。

五、少阴病

1. 易理之少阴

《系辞》有云:"易有太极,是生两仪,两仪生四象。"在太极图里,少阴为上阴下阳,卦象为☳,为阴极阳还的时候。在五运六气里,少阴被论释为标本异气,即标为少阴,本为君火,中见太阳,少阴君火主春分后至小满前。少阴上阴下阳,含水火阴阳之气,为精之处。

2. 少阴为一阴,主枢

有关少阴主枢自古至今阐述者颇多。《说文解字》中"枢"为"户枢也",也就是门户的转轴,是门开合状态的关键点,枢为轴,无轴或轴失灵则影响门的开合状态。少阴位居厥阴、太阴之间,为三阴之枢,乃从阳入阴、从阴出阳之所。

目前多数学者认为少阴主枢包含以下几个方面:①少阴枢为里之枢,此枢机真阳藏于坎水中,真阳足则升,能交通心肾之火,是人生长立命之根本,也是人体生死之枢。②少阴之枢为枢转藏在肾阴中的真阳得以温升,少阴是代表阴转阳的变化。③少阴肾是藏阴精之所在,通过太阴脾、肺开以纳阴到少阴肾,少阴在阴精的收储与释放中处于中枢的地位。④"少阴为枢"体现的是阴阳相随,水火既济。少阴为水火之脏,包括心肾。肾水要上承于心,心火要下交于肾,人体才能保持阴阳平衡、水火既济。⑤从"六经病欲解时"来看,少阴病欲解时从子至寅上,少阴与少阳主枢相应且是接续的,是人体气机流注一周之枢机。

3. 表里之少阴

太阳与少阴互为表里。生理方面,太阳膀胱之气,根于肾。膀胱主藏津液,其津液循环、代谢须赖肾阳的温化蒸腾,经三焦达体表,其阳气即随足太阳膀胱经运行周身,温煦肌肤,润泽皮毛,滋养腠理。《灵枢》云:"肾合三焦、膀胱,三焦膀胱者,腠理毫毛其应。"太阳主表的功能,与肾、膀胱、三焦等脏腑的气化功能密切相关。只有少阴阳气充盛于内,太阳始能卫外而为固。经络方面,足太阳膀胱经与足少阴肾经、手太阳小肠经与手少阴心经各互为表里,经络相互络属,脏腑相互联系,彼此相互依存、相互为用,又相互制约。

4. 经络、脏腑之少阴

少阴兼水火二气,统心肾二脏,水火二气相辅相成,又相互制约。肾水上滋心火,转化为热能,心脏发挥其热能,反过来又促进肾脏对于精气吸取、储藏与转化,这就是相辅相成,生生不息。同时,一方面肾水上承,使心火不亢;另一方面,心火下交,能使肾水行而不泛,这就是相制相约。心肾相交,水火既济,方可避免病态的出现。

经络方面,足少阴肾的经脉从肺出络心,注胸中,循喉咙,系舌本,手少阴的经脉下膈络小肠,因此心烦、咽痛、咽干、下利腹痛等症状,也常是一些少阴经络病。

5. 病理中的少阴

少阴病提纲条文为"少阴之为病,脉微细,但欲寐"。阳气衰微,鼓动血行乏力则脉微;阴血不足,脉道不充则脉细,因此,脉微细主气血两虚。少阴病虽脉为细微,但因其为水火阴阳之气,有从阴化寒和从阳化热的两种证型。少阴病寒则真阳衰微,热则邪热深入,"逆传心包"。寒化证表现为心肾阳气虚衰,阴寒内盛,出现恶寒、下利、厥逆等证;热化证表现为肾阴不足,心火亢盛,心烦不得眠、口燥、咽痛等。

少阴与太阳互为表里方面,因太阳主一身之表,外邪侵犯人体,首犯太阳。若素体里阳不足,或失治误治,护表御邪功能不足,则风寒之邪可长驱直入而内中少阴。即《伤寒论》曰:"病人脉阴阳俱紧,反汗出者,亡阳也,此属少阴。"少阴病,若邪从热化,则可由阴转阳,由里出表,由脏及腑,而出现热入膀胱的见证。"少阴病八九日,一身手足尽热者,以热在膀胱,必便血也"。

少阴病因主一身之水、火,为人体阴阳之根本。少阴病因失治、误治易导致火水不济、阴阳离决,发展成为难治证、不治证或死证,也是少阴主枢,枢机不利,阴阳不相承接的表现。

6. 少阴病治疗思路

少阴病的本质是比较严重的阳虚或阴虚，基本治法应当是温阳或补阴。当出现少阴寒化证时，急当温里，治疗用四逆汤，严重时出现阴盛戴阳，则用白通汤、通脉四逆汤等；并有阳虚水泛时，治用真武汤等。热化证为，从阳化热的证候，宜滋阴清热，用黄连阿胶汤；兼见阳明证，病现阴液欲竭者，当急下存阴。同时，少阴病还有许多复杂的兼夹证，寒、热、痰、湿、水气等均可出现，其治法也必须随证灵活应用。

"少阴病欲解时，从子至寅上"，子至寅上为 23 点至次日 5 点，此时段为阳气萌动，阳生而阴消，阳进阴退之时，心肾之阳得自然之阳相助则有望邪退病解。

六、厥阴病

有关厥阴病的认识，历来被医家所重视，但认识上仍存在分歧。多数学者认为厥阴病就是寒热错杂、阴阳失调的一组证候群。正所谓"凡厥者，阴阳之气不相顺接，便为厥"。若按六经传变规律而论，则厥阴病乃六经病的最后阶段，或从寒化，或从热化，其病机的关键在于正气与邪气盛衰。阴进而阳生，则阳气来复，其病当愈；阳气不复，其病危殆。

1. 易理之厥阴

《黄帝内经》继承和发挥了易学的核心理论，即阴阳互根互用，相互转化的机制。三阴三阳中，分别代表阴阳之气的属性和阴阳气的多少。在三阴中，厥阴代表阳气最微弱的阶段，作为阴尽阳生的转折点。厥，《康熙字典》对其的解释是"短也"。《素问·至真要大论》云"厥阴何也"，岐伯曰"两阴交尽也"。两阴交尽则为寒之极，当阴寒开始走向了衰退，而阳气则相反地由衰转复。当阴寒由盛转衰时，阳气也必将来复，转为少阳，也即阴尽终于厥阴，而阳生始于少阳。从卦象上看，厥阴也属于一阳生于五阴之下，阴极而阳复。此阶段阴阳二气均衰微，处于人体生命力最低状态，也是疾病最严重的阶段。

2. 厥阴为两阴交尽，主阖

从阴阳消长出发，厥阴当属阴极生阳的状态。三阴病中，病至厥阴时不仅阳气衰弱，而且阴气处于微弱的阶段，处于阴阳两虚的危重阶段。此类危重患者，如果能得到及时有效的治疗，则表现为阴极阳生，转危为安；反之，则阴阳两竭而分离，走向死亡。因此，厥阴病处于疾病发展的末期。其厥热胜复，是正气极度衰弱，调动人体所有力量作最后一次生死存亡的斗争。此时，如果正胜邪，则由阴出阳，病则向愈。如果邪胜正，转为厥逆亡阳、亡阴，则阴阳并竭而亡。

有关开、枢、阖中，阳明与厥阴均主阖。如前所述，阳明是两阳合明，是万物发展至两阳合明的阶段，其主阖为阳气应从地表面逐渐敛降之意。厥阴为两阴交尽。厥阴之阖是指正常阴气用事至极，具有阴尽生阳的气化特点，在自然界表现为阳气上升、"少火生气"。若厥阴可以正常"阖"，则阴极生阳，自然界由夜转日。若厥阴失阖，则易出现自然界及人身生机委顿或异常火热之象。

3. 表里之厥阴

《医宗金鉴》卷八云："厥阴者，阴尽阳生之脏，与少阳为表里者也。故其阴阳错杂，寒热混淆,邪主其经,从化各异。"三阴病中,"少阴为表、太阴为里、厥阴为半表半里"。根据《黄帝内经》论述,厥阴与其相表里的少阳存在"厥阴之上,风气治之,中见少阳;少阳之上,火气治之,中见厥阴"的规律。三阴三阳在标本之气从化中有一定规律,《素问·至真要大论》曰:"帝曰:六气标本,所从不同,奈何?岐伯曰:气有从本者,有从标本者,有不从标本者也。帝曰:愿卒闻之。岐伯曰:少阳太阴从本,少阴太阳从本从标,阳明厥阴,不从标本,从乎中也。故从本者,化生于本,从标本者,有标本之化,从中者,以中气为化也。"少阳从本化仍为火,厥阴从中化,中化为少阳之火。由此可知,正常状态下,厥阴功能的正常发挥,即可中化为少阳火,进一步发挥"少火生气"之力,生命生生不息。厥阴从中化为表里的少阳之火如果太过或不及,人体即会患病。太过则为热厥,不及时为寒厥,甚至神机化灭。

4. 经络、脏腑之厥阴

厥阴病的脏腑经络定位为手厥阴心包和足厥阴肝。六经皆有虚实寒热,厥阴病亦然。热厥,或是热入心包而神志昏迷,或是热动肝风而痉厥抽搐,或是阴津耗竭,肝失濡养,虚风内动等候。厥阴寒厥,或为寒邪壅滞筋脉,肝寒挟胃浊循经上逆则呕吐涎沫,寒邪上犯巅顶则头等。临床上厥阴病发展至热厥或寒厥阶段多伴有神志昏迷的表现,可以用邪陷心包来解释相关临床表现和病机,这在温病学中表述确切无疑。

5. 病理中的厥阴

如前所述,厥阴处于阴极盛之时。此时,若厥阴可以正常"阖",则阴极生阳,自然界由夜转日,亦为"厥阴阖,开太阳"之理。而若厥阴失阖,则易出现自然界和人体阴阳厥逆或错杂现象。《素问》厥阴病篇中的主证有二,一为昏厥,二为痉厥。虽有"伤寒厥阴篇,竟是千古疑案"论述,但历代医家均认为厥阴为六经的最后阶段,正邪相争至最后阶段,可以出现两个发展方向,若邪盛正去则亡,正复邪去则生。厥阴为阴之尽,阴尽则阳生。

寒证以厥逆、下利、除中、哕逆、冷结关元等为主要表现;热证则表现为热厥、热利、痈脓、喉痹等症。也有表现为寒热错杂者,或中寒格热,或上热下寒。厥阴病虽有寒极而死的,但亦有一阳来复的可能。阴阳交争,表现为厥热胜复,阳气来复,则阴阳交合而愈,阳气不复,则阴阳离决而死。

病理上表现为阴阳错杂、寒热混淆之厥阴病,病情发展过程中不可能是静止的,多表现为一个动态的过程,必然发生此长彼消、此消彼长的变化。在证候上表现为厥与热的胜复。在气化方面"厥阴之上,风气治之,中见少阳",又厥阴"不从标本,从乎中也"。厥阴病还有一个比较显著的病理特点,易见中气之化。厥阴病表现为一阳来复。

厥阴病为两阴交尽,那阴阳胜复定有不同表现,医家张路玉在《伤寒缵论》将厥阴证分为阴进未愈、纯阴无阳、阴阳错杂、纯阳无阴、阳进欲愈五种类型,也有一定的参考价值。

6. 厥阴病治疗思路

厥阴病的治疗包括温法、清法及和法。温法主要包括四逆汤、当归四逆汤、吴茱萸汤、当归四逆汤加吴茱萸生姜汤;清法主要有白虎汤、白头翁汤;和法主要有乌梅汤、干姜黄芩黄连人参汤、麻黄升麻汤等。但因为厥阴病是阴阳错杂,寒热混淆的病变,所以在治疗上必须阴阳兼顾而不能偏于一面。乌梅汤、干姜黄芩黄连人参汤、麻黄升麻汤均体现了寒热并用的特殊治疗思路。

第三节 · "四步辨证法"思路概述

中医辨证思维基于阴阳学说,正所谓"治病必求于本"。以阴阳为总纲进行病因、病性、病位辨证并指导治疗是中医的核心。中医初学者躬行临床时,应建立以中华文化为核心的思维模式来进行疾病诊断和治疗。然临床中屡见临证时辨证思维混乱,理法方药逻辑性不强,不能抓住核心病机,导致遣方用药后疗效不理想。出现此类现象的原因除没有建立正确的中医思维外,也没有逐层深入剖析核心病机的方法。针对以上难点,我们总结了"四步辨证法",并进行临证辨证检验,发现通过此四步法能较清晰地将临床繁杂的证候特征进行快速、简单的归纳总结,并得出其核心病机,进而达到有目的地遣方,提高临床疗效。

第一步:辨实证(阳证)、虚证(阴证)

何谓虚实?《素问·通评虚实论》说:"邪气盛则实,精气夺则虚。"如果从正邪双方斗争的力量对比来看,虚证虽然有正气不足,但邪气也不盛,没有形成以邪气盛为主要矛盾的病机;实证虽然表现为邪气过盛,但机体正气尚未衰,表现为正邪斗争剧烈的病机。临证中,通过四诊可快速收集到大量临床信息,然繁杂的基础疾病、主诉、体征、现代医学理化检查等,常导致我们对患者是实证或虚证产生困惑,而且临床就诊患者中虚实夹杂、寒热错杂者多见。然急症患者却非如此,因其疾病急性发作的特点,均有导致急症发生为主要矛盾的突出一面。临床中应综合应用四诊法,灵活分析,避免以偏概全而误诊。

如发热患者,就诊时语音响亮,虽有恶寒,发作时寒战明显,但并未因发热出现明显"但欲寐"的表现,舌呈红色,脉轻取即得;在诊疗过程中医护稍有"怠慢"便"以理激争",此类患者必为实证、阳证。与之相反,患者就诊过程中精神萎靡、行动迟缓、声音低沉,舌淡,脉沉细者,多为虚证、阴证。然临床也有部分因正邪斗争激烈,出现气机闭郁者,不能简单从问诊中辨识虚实真假时,应综合进行分析。如风寒袭表严重时,可能因全身酸痛而出现嗜卧、懒言、无就诊欲望等,但通过仔细问诊和舌脉可以进行辨识。需指出的是,临床不能以热势高低作为虚实辨证依据,例如临终患者处于阴阳离决时反而呈现高热状态。

再如腹痛患者,可通过询问疼痛性质、持续时间、是否喜按喜温等进行虚实的辨别。患者虽然表情痛苦,呻吟之声高亢,但是腹部触诊时疼痛部位柔软,喜按喜温,此类患者为虚证、阴证。也有老年患者,腹痛不甚,卧床蜷缩,四肢欠温,声音低微,腹部触诊腹肌紧张,拒按、拒揉,结合影像检查可见腹部有急腹症表现,此类患者主要矛盾为实证、阳证。

如头痛患者,实证者表现为疼痛激烈,时时欲以头撞物以求缓解,伴声音高亢,四肢躁动,脉多呈弦实之象。虚证头痛多表现为痛势较轻,缠绵不愈,虽时有加重难忍,但其严重程度或舌脉均表现为以气血不足为核心。

总之,通过综合分析,急症患者均能辨别其矛盾主要方面,以求分清虚实。但疾病是一个动态发展的过程,疾病虚和实的状态只是相对的,在治疗过程中虚和实的变化有其时效性。如脾胃虚弱者因运化不足而产生燥屎或积液等病理产物导致腹痛、发热等急症时,当辨为实证、阳证;当病理产物通过泻下或清利的方式去除后,其核心病机则表现为以脾胃虚弱为主的状态。这也正是经方治疗汗、吐、下法应中病即止的原因所在。如《伤寒论》少阴病中记载"少阴病,自利清水,色纯青,心下必痛,口干燥者,急下之,宜大承气汤"便是。此类现象临床并非少见,也提示医者临证当做到"观其脉证,知犯何逆,随证治之"。

第二步:辨热证(阳证)、寒证(阴证)

《黄帝内经》曰:"阳胜则热""阴胜则寒"。阳盛是指当阳邪侵犯人体,"邪并于阳"而使机体阳气亢盛所致的一种病理状态。热代表的是阳的属性,故说"阳盛则热"。阴胜则寒指阴气偏胜,使人体功能减退,进而产生寒性的病变,亦称"阴盛则内寒"。

临床急症患者,因为发热就诊者多见,常发热或恶寒并见,当临床症状与病机表现一致时,其寒证、热证之性易辨,然临床上更多表现为寒热真假。此类寒热真假并非只是表现在阴阳格拒的危重状态。

以发热患者为例,来阐述如何辨别寒热真假。《伤寒论》中记载:"病人身大热,反欲近衣者,热在皮肤,寒在骨髓也。身大寒,反不欲近衣者,寒在皮肤,热在骨髓也。"此条目中明确记有通过是否近衣被来进行辨识,具有非常重要的临床意义,在我们问诊中可以通过观察或问诊来识别。如发热患者,夏天就诊时身着厚衣者,虽热势明显,但真寒为其本。冬天就诊者,除表现为亢奋状态外,还可见患者衣着单薄,则本为真热也。笔者曾于冬日接诊数例阳明经、腑病患者,记忆犹新,严寒冬日却表现为不欲着厚衣被时,即可辨为真热,这比较容易,但当患者神志状态不甚清醒时,这一条"标准"则不够充分,应进一步通过舌、脉进行验证。临床上辨识寒热真假的另一个明确信息为饮水之偏嗜。患者因为发热或多或少均有津液代谢障碍,恶寒甚者但时时欲索冷饮以解烦渴,其寒为假寒无疑;高热者欲饮热饮以求自和,甚见冷饮则退却者,其热为假热也。

如头痛患者,因阳邪致病者,其头痛多欲以冷敷痛处为主,因伤于寒而致头痛者,多欲避风避寒,头裹厚物来就诊,同时也可以通过经脉循行部位以辨识头痛的寒热属性。如阳明病头痛者,多因阳邪上攻,以额头疼痛为主,常合并有"面赤"等症;少阳病以头两侧为主等。

如胸痛患者,胸为中阳所居,临床胸痛急症者以阴证、寒证多见。如冠心病心绞痛者,虽因疼痛剧烈而躁动不安,但常表现为面青、肢冷为主。但也有因于肺热叶焦发于肺痈而致胸痛者,虽热起之初有恶寒之象,然临床表现可见躁热、气粗、不欲近衣被等真热之征。

如腹痛患者,因于燥屎内结者多为热证,表现为腹痛剧烈且热欲索冷饮;因于中阳式微,脏器失于温养者多为寒证,虽因阴寒内结气机不利而发热,但以衣被时时保暖者多见。然临床亦可见脏结腹痛剧烈者,因阴寒内盛致阴阳格拒,上下不通,表现为腹痛甚,伴口干、口苦、烦热躁动不安者,非以大建中汤不能奏效。

总之,临床寒热混杂者多见,病证相合者易辨,然存在寒热真假者居多。若真热假寒或真寒假热辨治失误,假如正气未衰者尚有纠正之余地,然严重者如阴阳格拒者,误治将会进一步损伤人体正气,甚至有生命危险。故临床辨证务必综合四诊,谨慎辨识。

第三步:辨六经或脏腑(三阳经为阳,三阴经为阴;腑为阳,脏为阴)

前两步辨识可称为宏观辨证,即通过四诊合参,整体辨别急症患者病性。通过以上两步可初步得到患者是实寒证、实热证、虚寒证、虚热证中的哪一类情况,尚不能实现精准病位的辨识。紧接着第三步为精准病位辨识,辨病变所在脏腑或经络。

以腹痛患者为例:廖某,男,40岁,2021年11月8日。主诉为"腹痛1日"。患者1周前因"颈椎间盘突出症"行颈椎手术治疗,目前卧床状态,近1周大便干结,烦热不安,口渴,恶心未呕,腹部胀痛拒按。使用甘油灌肠剂后未缓解。近1日大便无,有矢气,小便稍黄赤,纳差。舌红少津,苔稍黄,脉弦数。腹部CT提示肠腔小肠积气积液,小肠不全梗阻可能。采用"四步辨证法"的前两步先辨证此患者为实热证。进一步辨析发现,患者腹痛、大便难下为主症,此为里证,符合阳明病篇提纲之"阳明之为病,胃家实是也"。此即辨为阳明病,处以大承气汤而腹痛缓解。

此步辨证需要对《伤寒论》条文非常熟悉,通过对条文的熟练掌握方能快速识别相应经、腑病证。《伤寒论》三阴、三阳病中均有核心症状或病机的提纲条文,如太阳病之"脉浮,头项强痛而恶寒",阳明病之"胃家实"等,少阴病之"脉微细,但欲寐也"。基于对条文的熟练和对核心病机的理解,相对单一者不难辨别,然临床急症患者,或因于失治、误治,或因基础疾病等,导致多经病变共现者多见。因此,第三步辨证应综合分析,辨识主要病位,以及或合病或并病,并依据《伤寒论》治疗原则进行先治、后治或组方治疗。

以发热患者为例:仰某,男,45岁,2019年8月4日就诊。主诉为"发热5日"。患者吹空调后发热,最高39℃,发热,伴左侧头痛,颈项不适,咽痛,汗出,恶寒,全身酸痛,口干,时饮,饮水无明显冷热偏嗜,伴口苦,无恶心、呕吐,无咳嗽,大便偏稀,小便可。舌淡红,苔薄白,脉弦细。采用"四步辨证法"的前两步可辨该患者为实热证。通过症状分析,除有明显太阳中风证之发热、汗出、颈项不适外,还有少阳病之咽痛、口干、大便偏稀等,结合舌脉,可辨为太阳少阳合病。治以柴胡桂枝汤而愈。

此步辨证也即病位定位,采用六经辨证法。六经辨证中,病位主要分为三个层次,即表、里、半表半里。因三阴三阳又互为表里,即太阳与少阴、阳明与太阴、少阳与厥阴互为表里,如此划分为学习经方者提供了六经辨证的捷径。临床亦不能简单将三阳病归为阳热实证,三阴证归为虚寒证。如大黄附子汤、三物备急散、大建中汤证等,此类患者临床辨证多为实寒证、病位辨析当为三阴病为主。因此,此辨证以辨病位(表、里、半表半里)为要,其次结合四诊进行脏腑或经络定位辨证,方能实现精准辨证。此外,病位定位还可参考当代经方大家胡希恕之法,将六经辨证体系与八纲辨证进行有机结合。

以发热患者为例:赵某,男,60岁,2020年10月20日就诊。主诉为"发热半月余"。患者受凉后发热,起始为低热,未以重视。近5日病情加强,高热,最高39.8℃,就诊于发热门诊,抗感染补液已6日无好转。接诊时症见发热,体温39.8℃,每日午后发热,热势多缠绵至夜晚,服退热药后可汗出热退,无咽痛,时咳嗽,口干,喜热饮,口苦明显,汗出少,无全身酸痛,伴恶寒,乏力明显,四肢困重,纳少,大便偏少,小便少,稍黄。脉沉细,舌淡胖。此患者发热,乏力明显,四肢困重,纳少;口干,喜热饮,脉沉细,整体辨为虚寒证。结合典型症状,患者有咳嗽,口干、口苦等少阳病特征,综合辨析为少阴少阳合病,治以小柴胡合四逆汤而愈。

经方中有明确记载,表里合病者,应先表后里。如:太阳病,外证未解,不可下也,下之为逆。欲解外者,宜桂枝汤。

太阳病,先发汗不解,而复下之,脉浮者不愈。浮为在外,而反下之,故令不愈。今脉浮,故知在外,当须解外则愈,宜桂枝汤。

伤寒大下后,复发汗,心下痞,恶寒者,表未解也。不可攻痞,当先解表,表解乃可攻痞,解表宜桂枝汤,攻痞宜大黄黄连泻心汤。

若太阳少阳合病,少阳阳明合病可合方治疗。主要有柴胡桂枝汤证和大柴胡汤证,如:伤寒六七日,发热,微恶寒,支节烦疼,微呕,心下支结,外证未去者,柴胡桂枝汤主之。

太阳病,过经十余日,反二三下之,后四五日,柴胡证仍在者,先与小柴胡汤。呕不止,心下急,郁郁微烦者,为未解也,与大柴胡汤下之则愈。

伤寒十余日,热结在里,复往未寒热者,与大柴胡汤。

伤寒发热,汗出不解,心中痞硬,呕吐而下利者,大柴胡汤主之。

三阳合病治从少阳者。如:阳明中风,脉弦浮大而短气,腹都满,胁下及心痛,久按之气不通。鼻干,不得汗,嗜卧,一身及目悉黄,小便难,有潮热,时时哕,耳前后肿,刺之小差,外不解,病过十日,脉续浮者,与小柴胡汤。

三阳合病,未经误治,津液尚未虚者,白虎汤主之。

三阳合病,腹满身重,难以转侧,口不仁,面垢,谵语遗尿。发汗则谵语,下之则额上生汗,手足逆冷。若自汗出者,白虎汤主之。

单一病位的辨析较为简单,涉及多经合病或并病时,仲景确立了大致的治疗法则。但临床实际较为复杂,当灵活应对。当多经病症同时出现时,建议先处理主要矛盾,即哪经主证明显取哪经治疗为主;若难以明确孰经为主孰经为次,则选合方进行治疗。

第四步:辨兼夹病邪(病邪分阴阳)

通过前三步辨证分析,已基本明确某一急症的核心病机,并能列出相应治则、治法和方药。但临床疾病常合并有其他病理产物而致病,此类病邪有的是原疾病的正常病理产物,有的病邪潜藏在患者素体自身。病邪,或因于外感,或因于内伤,或因于情志等。兼夹病邪的辨识,除通过典型症状外,也可以通过触诊或现代理化检查进行识别,如腹部影像学检查发现肠道积气或积粪者,如胸、腹水,如血管内瘀血形成等。

如果将此类病邪进行相应分类,主要有气、火、湿、饮、痰、燥屎、瘀血等。临床辨治中,除抓住主要病机还应辨明兼夹病邪,并选择合适方剂加减治疗。张仲景在经方的辨证应用中,出现兼夹病邪时,以经方加减治之,并有一定规律可循。如小柴胡汤证中见水饮咳者,常加干姜、细辛、五味子;桂枝厚朴杏仁汤证中见气机郁滞而喘者,加杏仁、厚朴;厚朴生姜半夏甘草人参汤证中见气滞腹胀者,重用厚朴;因于水饮兼见眩晕、心悸、水肿、小便不利等,多重用半夏和茯苓等。

除以经方加减进行治疗,病邪重者还可进行经方合方治疗。如因气滞而出现"四逆"、腹胀、手脚冰凉者,合四逆散;如下焦瘀血者,根据严重程度加桂枝茯苓丸、抵当汤(丸);如燥屎内结者,合承气汤;如热扰胸膈者,合小陷胸汤等。

总之,通过以上四步法可对常见急症进行病机及兼夹病邪的识别,依据病机灵活应用经方进行加减治疗各类急症,临床应用中也可不拘泥于此四步先后,熟练者可快速进行综合分析,去伪存真、立法组方,达到治疗之目的。

参考文献

[1] 王永炎.易理医理相通气运学说之渊薮——读《素问·六元正纪大论篇》的感悟[J].北京中医药大学学报,2021,44(11):965-968.

[2] 李亚飞,张其成.意象的世界:《黄庭经》的医易思想研究[J].中华中医药杂志,2022,37(06):3071-3075.

[3] 罗浩,于红,熊益亮,等.历代易医代表性实践方法探赜[J].中华中医药杂志,2019,34(02):539-541.

[4] 张阳,李军祥,陶国水,等.《易氏医按》五运六气临证治验探析[J].中华中医药杂志,2022,37(10):6075-6077.

[5] 齐磊,刘志超,张其成.《万氏家传养生四要》医易思想探析[J].中医杂志,2019,60(01):88-90.

[6] 张煜,李傅尧,李峰.基于《道德经》的中医精神养生健康人格体系的构建[J].辽宁中医杂志,2014,41(08):1634-1635.

[7] 戴晓辉,单凯,李琬瑜,等.从小补肾汤浅析《辅行诀》中道家术数的应用[J].中国民间疗法,2020,28(20):13-14.

[8] 李宝金,李桃花.金元医家窦汉卿与道家关系探讨[J].中国针灸,2020,40(02):221-225.

[9] 林合华.先秦道家"自然"观念与《黄帝内经》的医哲思想[J].中华中医药杂志,2020,35(09):4395-4398.

[10] 何潞潞.《道德经》中"上善若水"传统文化的传承与发展路径探析[J].汉字文化,2023,(06):193-195.

第二章
太 阳 病

桂枝汤治发热

① 掌握桂枝汤的条文、主症。

② 掌握桂枝汤的病机、辨证要点。

③ 熟悉桂枝汤用法和注意事项。

原 文

《伤寒论》

① 太阳中风,阳浮而阴弱,阳浮者,热自发;阴弱者,汗自出。啬啬恶寒,淅淅恶风,翕翕发热,鼻鸣干呕者,桂枝汤主之。(12)

② 太阳病,头痛、发热、汗出、恶风,桂枝汤主之。(13)

③ 太阳病,下之后,其气上冲者,可与桂枝汤,方用前法;若不上冲者,不得与之。(15)

④ 太阳病三日,已发汗,若吐、若下、若温针,仍不解者,此为坏病,桂枝不中与之也。观其脉证,知犯何逆,随证治之。桂枝本为解肌,若其人脉浮紧、发热、汗不出者,不可与之也。常须识此,勿令误也。(16)

⑤ 若酒客病,不可与桂枝汤,得之则呕,以酒客不喜甘故也。(17)

⑥ 凡服桂枝汤吐者,其后必吐脓血也。(19)

⑦ 太阳病,初服桂枝汤,反烦,不解者,先刺风池、风府,却与桂枝汤则愈。(24)

⑧ 服桂枝汤,或下之,仍头项强痛、翕翕发热、无汗、心下满微痛、小便不利者,桂枝去桂加茯苓白术汤主之。(28)

⑨ 太阳病,外证未解,脉浮弱者,当以汗解,宜桂枝汤。(42)

⑩ 太阳病,外证未解,不可下也,下之为逆;欲解外者,宜桂枝汤。(44)

⑪ 太阳病,先发汗不解,而复下之,脉浮者不愈。浮为在外,而反下之,故令不愈。今

脉浮,故在外,当须解外则愈,宜桂枝汤。(45)

⑫ 病常自汗出者,此为荣气和。荣气和者,外不谐,以卫气不共荣气谐和故尔。以荣行脉中,卫行脉外。复发其汗,荣卫和则愈。宜桂枝汤。(53)

⑬ 病患脏无他病,时发热、自汗出,而不愈者,此卫气不和也。先其时发汗则愈,宜桂枝汤。(54)

⑭ 伤寒不大便六七日,头痛有热者,与承气汤;其小便清(一云大便清)者,知不在里,仍在表也,当须发汗;若头痛者必衄。宜桂枝汤。(55)

⑮ 伤寒发汗已解,半日许复烦,脉浮数者,可更发汗,宜桂枝汤。(57)

⑯ 伤寒,医下之,续得下利清谷不止,身疼痛者,急当救里;后身疼痛,清便自调者,急当救表,救里宜四逆汤,救表宜桂枝汤。(91)

⑰ 太阳病,发热、汗出者,此为荣弱卫强,故使汗出。欲救邪风者,宜桂枝汤。(95)

⑱ 伤寒大下后,复发汗,心下痞,恶寒者,表未解也,不可攻痞,当先解表,表解乃可攻痞,解表宜桂枝汤,攻痞宜大黄黄连泻心汤。(164)

⑲ 阳明病,脉迟、汗出多、微恶寒者,表未解也,可发汗,宜桂枝汤。(235)

⑳ 病患烦热,汗出则解;又如疟状,日晡所发热者,属阳明也。脉实者,宜下之;脉浮虚者,宜发汗。下之与大承气汤,发汗宜桂枝汤。(240)

㉑ 太阴病,脉浮者,可发汗,宜桂枝汤。(276)

㉒ 下利腹胀满,身体疼痛者,先温其里,乃攻其表;温里宜四逆汤,攻表宜桂枝汤。(372)

㉓ 吐利止而身痛不休者,当消息和解其外,宜桂枝汤小和之。(387)

桂 枝 汤 方

桂枝三两(去皮),芍药三两,甘草二两(炙),生姜三两(切),大枣十二枚(擘)。

上五味,㕮咀,以水七升,微火煮取三升,适寒温,服一升。服已须臾,啜热稀粥一升余,以助药力。温覆令一时许,遍身漐漐微似有汗者益佳,不可令如水流漓,病必不除。若一服汗出病瘥,停后服,不必尽剂;若不汗,更服,依前法;又不汗,后服小促其间,半日许令三服尽。若病重者,一日一夜服,周时观之,服一剂尽,病证犹在者,更作服;若汗不出,乃服至二三剂。禁生冷、粘滑、肉、面、五辛、酒酪、臭恶等物。

· 病　案 ·

张某,男,46岁。2022年12月14日初诊。

"发热1日"。昨日起病,恶寒发热、体温最高到39℃,咽痛明显、头痛、汗出,口服布洛芬退热时汗出更明显,无明显咳嗽咳痰,无腹痛腹泻,无呕吐,无胸闷气喘。追问病史,患者平素易劳累后出汗。

查体：咽部无充血，心肺听诊无异常。舌苔薄白，脉浮数。

实验室检查：新冠病毒核酸检测阳性。

· 辨证思路 ·

（一）四步辨证法

患者因感染了新冠病毒，出现发热、咽痛等症状，今无明显细菌感染，胸部 CT 无异常。建议患者考虑中药治疗以改善新冠病毒感染的临床症状，经患者同意，考虑予中药治疗以求缓解。

第一步：辨实证（阳证）、虚证（阴证）

患者中年男性，感受疫毒之邪后突然起病、病程短，症见高热恶寒、咽痛，结合舌苔脉象，辨为实证。

第二步：辨热证（阳证）、寒证（阴证）

太阳中风证与太阳伤寒证相对，都是感受风寒之邪所致，是太阳病表证中表虚与表实的两类不同证候。除了发热、恶寒或恶风、脉浮等表证具有的共同特点之外，表虚与表实的主要区别在于是否有汗出。汗出为表虚，无汗为表实。太阳中风证之所以与太阳伤寒不同，是因为感邪之人的阴阳血气的差异而表现出不同的病机变化，出现了表实或表虚的症状。风寒之邪属阴邪，与"风为阳邪，其性善行而数变"的属性不同。如果认为"风为阳邪"即是阳证、热证，那应该损伤人体的阴气，不会出现恶寒发热等邪伤卫阳的症状。故本病主要是风寒之邪的寒证。

第三步：辨六经或脏腑（三阳经为阳，三阴经为阴；腑为阳，脏为阴）

第一层：患者为太阳中风病。"太阳之为病，脉浮，头项强痛而恶寒"是太阳病的总纲领。本病患者见发热、汗出、头项强痛，在太阳病总纲领的基础上符合"太阳病，发热、汗出恶风、脉缓者，名为中风"之太阳病中风的证候。

第二层：太阳病，可以内传少阳，也可以传至阳明。"伤寒三日，阳明脉大"，说明太阳病感邪三日，邪气可传入阳明经见脉洪大之象，此患者脉象浮数，不符合阳明病证脉象。少阳病也见发热恶寒，但其发热为"往来寒热，休作有时，嘿嘿不欲饮食"。如果邪入少阳，正邪交争，邪胜则寒，正胜则热，故见寒热往来，此患者为高热恶寒，未见寒热往来。故本病以太阳病为主。

第三层：太阳病发汗后，如果表邪未解，邪气循经入腑，膀胱气化不利，导致太阳蓄水证，症见"脉浮，小便不利，微热消渴"。或者表邪不解，邪气循经入腑化热，与血结于膀胱导致太阳蓄血证，症见"其人如狂，血自下"。后者太阳病发汗后，汗出过多，损伤津液，至"胃中干"。本患者感邪初起，无邪气循经入腑，也未损伤到脏。

第四步：辨兼夹病邪（病邪分阴阳）

本患者在寒冬季节感受疫毒，本属于温病范畴。"太阳病，发热而渴，不恶寒者，为温病"。如感受温热之邪，起病即有热盛之象而见发热，温为阳邪，故不恶寒。本患者在寒冬季节感受疫毒，加之平素体虚易出汗，症见"发热恶寒、头痛、汗出"为主症，故以风寒邪外束为主。

当风邪与其他邪气协同致病时,则应该根据其协同之邪来分析其属性,而不能单纯指风为阳邪。比如风寒、风湿,其性属阴,而风温、风热,其性属阳。伤寒病虽然以"冬伤于寒,感而即病"为主,但是四时之中,风气皆存。挟寒之风,便为寒风,故风寒邪气常常协同致病。在讨论邪气属性时,其主要目的是为了认清邪气所致疾病的性质,以便为明确治疗立法提供依据。譬如风寒、风湿,其性属阴,故其病之治当以辛温、辛热为法。风温、风热,其性属阳,故其病之治当以辛凉、辛寒为法。如果邪气之属性与所致疾病之治疗立法无关,则无所谓其属阴或属阳。

(二) 病机

通过以上分析,本病为风寒之邪袭表,卫强营弱,营卫失和之太阳中风证。风寒之邪伤于卫阳,邪正相交,卫阳因抗邪而浮盛于外,并呈现出病理性的亢奋,故见发热。风寒之邪伤于卫阳,卫气温煦肌肤的功能失司,故见恶寒。太阳经脉循行于头、项部,太阳经脉受邪,经气不利,则见头痛。太阳经循行至咽喉,故见咽痛。由于卫阳被伤,卫外失司,加之风主疏泄,营阴外越而为汗,故见出汗。

(三) 治则治法

解肌发表,调和营卫。

(四) 处方

桂枝 9 g,白芍 9 g,生姜 6 g,炙甘草 6 g,大枣 4 枚,清半夏 9 g。3 剂。

复诊:热退,自觉头晕,不思食。处方:上方减清半夏,加炒麦芽 9 g,3 剂而愈。

(五) 方证解析

"太阳病,发热、汗出、恶风,脉缓者,名为中风。""太阳中风,阳浮而阴弱,阳浮者,热自发;阴弱者,汗自出。啬啬恶寒,淅淅恶风,翕翕发热,鼻鸣干呕者,桂枝汤主之。"太阳中风证的汗出、脉浮缓,既能揭示营卫不和,卫强营弱的病机,又能区别于无汗、脉浮紧的太阳伤寒证,这里所体现的太阳表虚证,只是与太阳伤寒的表实证相对而言的,并非真正的虚证。太阳病中风的脉象是阳浮而阴弱,阳是指浮取,阴是指沉取。太阳中风是风邪伤于卫,所以脉见浮脉,是阳浮。营阴不足,所以沉取脉就是迟缓无力的,是阴弱。阳浮而阴弱是太阳中风脉浮缓的一个具体描写。阳浮者热自发,阴弱者汗自出,说明中风的发热和汗出都比较快,和伤寒阳气闭郁以后的发热不同。阳浮就是卫分受邪,风阳并于卫阳,所以发热。卫强,卫有风邪而强,营阴得不到卫的保护而外越,加上风阳之邪的开泄,所以在发热的同时伴出汗。从描述中又反映出太阳中风的发热、汗出是有次第先后之分的。"啬啬恶寒,淅淅恶风",是微恶风寒的互辞。太阳中风发热汗出以后,毛窍开泄,会出现微恶风寒。"啬啬"指怯冷貌,是对恶寒的形容。"淅淅"是形容恶风的程度就像冷水浇身一样。"翕翕发热",卫阳被风邪所伤,虽然发热快,但是热在表,不是蒸蒸发热,而是像穿衣盖被过厚所捂出来的发热,所以叫翕翕发热。鼻鸣干呕,风邪上行,影响肺胃,肺气不利就会鼻鸣,胃气上逆就会干呕。针对这种病情,应该用桂枝汤主之。

本方是治疗外感风寒表虚证的常用方剂。方中桂枝辛温,解肌通阳、发汗解表为主药;辅以白芍敛阴和营,且可阻止桂枝以防发汗太过而伤阴。桂芍相配,一散一收,调和营卫,使表解里和。生姜助桂枝以辛散卫分表邪。大枣助芍药养营,姜枣合用,又加强桂芍调和营卫之功,共为佐药。甘草调和诸药为使药。上药合用,共奏解肌发表、调和营卫之功。

·注意事项·

本方服用过程中不宜过汗;汗后病不解,表证仍在,还可再次服用桂枝汤;如果汗出过多,不宜再服用桂枝汤,需停止;汗出不止,以温粉扑之,如龙骨粉、牡蛎粉等收敛药物。服用桂枝汤期间,禁食生冷、黏滑、肉面、五辛、酒酪、臭恶等物。

·现代应用·

经方用桂枝汤治疗太阳中风、产后中风、妊娠呕吐等;当今临床用于治疗感冒、空调综合征、过敏性鼻炎、荨麻疹、老年皮肤瘙痒症、多发性脉管炎、多形红斑、冻疮、小儿多动症等疾病。

桂枝加葛根汤治颈项强痛

学习目的

① 掌握桂枝加葛根汤病机、辨证要点。
② 掌握桂枝加葛根汤适应证。
③ 熟悉桂枝加葛根汤用法和注意事项。

·原 文·

《伤寒论》

太阳病,项背强几几,反汗出恶风者,桂枝加葛根汤主之。(14)

桂枝加葛根汤方

葛根四两,麻黄三两(去节),芍药二两,生姜三两(切),甘草二两(炙),大枣十二枚(擘),桂枝二两(去皮)。

上七味,以水一斗,先煮麻黄、葛根,减二升,去上沫,内诸药,煮取三升,去滓。温服一升,覆取微似汗,不须啜粥,余如桂枝法将息及禁忌。

· 病 案 ·

王某,男,45岁。2022年11月21日初诊。

"反复颈项强痛伴头晕3年余,加重1周"。患者3年前开始出现颈项强痛不适,伴轻微头晕及后枕部酸胀痛,每因久坐伏案劳累或脖子吹风后上述症状加重,近半年来上述症状发作较频繁,并伴见双肩胛部酸胀痛,且头晕症状时轻时重,偶有头痛症状。1周前患者因受风寒后致颈痛及头晕症状加重,并偶有头痛、出汗、恶风等症状。

查体:一般情况可,颈项部肌肉较紧张,转动欠灵活,颈4~7椎棘突及棘间隙两侧缘均有不同程度压痛(十),尤以颈4~5椎棘突及棘间隙两侧压痛为明显,未引起明显放射痛,双侧肩胛骨内侧缘压痛,双侧肩胛冈上、下窝处压痛,双上肢无明显压痛,叩顶试验(十),旋颈试验(十),臂丛神经牵拉试验(一)。心肺听诊无异常。舌淡苔白,脉浮缓。

辅助检查:颈椎MRI检查示颈4~5椎间盘中偏左突出,颈椎退行性变。

· 辨证思路 ·

(一) 四步辨证法

患者中年男性,因久坐伏案而致颈部劳损,加之受凉而发病。患者平素常有颈项强痛、头晕等症状,本次因受风寒后颈部不能转动来我院急诊就诊,经患者同意,考虑予中药治疗以求缓解。

第一步:辨实证(阳证)、虚证(阴证)

患者中年男性,反复发病3年余,但本次因感受风寒之邪后导致颈痛及头晕症状加重,并伴有头痛、出汗、恶风等症状。病程短,结合舌苔脉象,为实证。

第二步:辨热证(阳证)、寒证(阴证)

本患者有明显的诱因,是感受风寒之邪后出现"头痛、项强、汗出、恶风,脉浮缓"之症状。风寒之邪为阴邪,故为寒证(阴证)。

第三步:辨六经或脏腑(三阳经为阳,三阴经为阴;腑为阳,脏为阴)

第一层:患者太阳经病。"太阳之为病,脉浮,头项强痛而恶寒",是太阳病的总纲领。太阳病本有头项强痛,本病患者不但项强,而且连及背部,出现项背连及后背均转动不利的症状。说明和太阳病头项强痛相比,太阳经脉经气不利的病变范围更大。所以根据临床特点,本病邪气重点客于太阳经脉,致使经气不畅,气血失和,津液受阻,经脉拘挛。

第二层:太阳病,可以内传少阳,也可以传至阳明。"伤寒三日,阳明脉大",说明太阳病感邪三日,邪气可传入阳明经见脉洪大之象,此患者脉象浮数不符合阳明病证脉象。少阳病也见发热恶寒,但其发热为"往来寒热,休作有时,嘿嘿不欲饮食"。如果邪入少阳,正邪交争,邪胜则寒,正胜则热,故见寒热往来,此患者寒热症状不明显,但无寒热往来,无壮热口渴。故本病仍以太阳病为主。

第三层:太阳病发汗后,如果表邪未解,邪气循经入腑,膀胱气化不利,导致太阳蓄水证,症见"脉浮,小便不利,微热消渴"。或者表邪不解,邪气循经入腑化热,与血结于膀胱导致太阳蓄血证,症见"其人如狂,血自下"。本患者感受风寒之邪,客于太阳经,邪气尚未循经入腑,未损及脏。

第四步:辨兼夹病邪(病邪分阴阳)

一般而言,经脉拘挛者,多为寒邪伤经所致,因为寒主收引,容易导致经气不利,但同时会伴有无汗、恶风寒之证,但本病却见汗出。由汗出恶风可知本病属太阳中风证,以风邪侵袭太阳经脉导致经气不利所致。当风邪与其他邪气协同致病时,应该根据其协同之邪来分析其属性,而不能单纯指风为阳邪。比如风寒、风湿,其性属阴;而风温、风热,其性属阳。本病患者在秋冬季节交换之时发病,"冬伤于寒,感而即病",故以风寒邪气为主要病邪。

(二)病机

通过以上分析,此患者为太阳病,风寒之邪于太阳经脉,太阳经气不利所致。患者中年男性,秋冬季节发病。"冬伤于寒,感而即病",故以风寒邪气为主要病邪。风寒之邪客于太阳经脉,太阳经脉循行于头、项部,致使经气不畅,气血失和,津液受阻,经脉拘挛,故见颈项疼痛、转动不利、头痛、遇寒加重。风寒之邪伤于卫阳,卫气温煦肌肤的功能失司,故见恶寒。由于卫阳被伤,卫外失司,加之风主疏泄,营阴外越而为汗,故见出汗。

(三)治则治法

解肌祛风,疏通经脉。

(四)处方

桂枝 10 g,葛根 20 g,白芍 15 g,甘草 6 g,生姜 9 g,大枣 7 枚,羌活 12 g,丹参 15 g,天麻 10 g,当归 12 g,全蝎粉 6 g(装胶囊吞服)。7 剂。

嘱水煎取汁分 3 次服,每日 1 剂,并以药渣热敷颈部,7 剂为 1 个疗程。7 日后患者复诊诉颈项强痛症状基本消失,仍感轻微头晕,余未诉不适,舌淡红,苔薄白,脉细涩。在上方的基础上去生姜、大枣,加茯苓 20 g、党参 15 g、白术 15 g。水煎取汁分 3 次服,每日 1 剂,并以药渣热敷颈部,患者再服 14 剂后临床诸症消失。

(五)方证解析

"太阳病,项背强几几,反汗出恶风者,桂枝加葛根汤主之"。太阳病本有头项强痛,如果连及背部,出现项背几几,后项部连及后背紧固转动不利,这和太阳病头项强痛相比,经气不利的病变范围更大,可知邪气重点客于太阳经脉,致使经气不畅,气血失和,津液受阻,经脉拘挛所致。"反汗出恶风",是本证的辨证关键。一般而言,经脉拘急者,多为寒邪伤经所致,这是因为寒主收引,容易导致经气不利的缘故。如此会伴有无汗、恶风寒之证,但本证却见汗出。由汗出恶风可知本病属太阳中风证,兼风邪侵袭太阳经脉导致经气不利所致。故以桂枝汤解肌祛风,调和营卫,加葛根升津液,舒经脉,驱除经脉中的邪气。

· 注意事项 ·

太阳病当以发汗解表为主,但不宜过汗;汗后病不解,表证仍在,还可再次服用桂枝汤;如果汗出过多,不宜再服用桂枝汤,需停止;汗出不止,以温粉扑之,如龙骨粉、牡蛎粉等收敛药物。服用桂枝汤期间,禁食生冷、黏滑、肉面、五辛、酒酪、臭恶等物。

· 现代应用 ·

风寒感冒日久不愈;麻疹初起,疹出不畅;落枕、颈椎病、头痛、神经症、高血压、荨麻疹等,以上病症见桂枝加葛根汤方证皆可随证加减。

桂枝加附子汤治产后自汗不止

学习目的

① 掌握桂枝加附子汤病机、辨证要点。

② 掌握桂枝加附子汤适应证。

③ 熟悉桂枝加附子汤用法和注意事项。

· 原 文 ·

《伤寒论》

太阳病,发汗,遂漏不止,其人恶风,小便难,四肢微急,难以屈伸者,桂枝加附子汤主之。(20)

桂枝加附子汤方

桂枝三两,芍药三两,甘草二两(炙),生姜三两(切),附子一枚(炮,去皮,破八片),大枣十二枚(擘)。

上六味,以水七升,煮取三升,去滓,温服一升。将息如前法。

· 病 案 ·

凌某,女,35岁。2020年4月20日就诊。

"产后1个月,自汗不止"。患者现产后1个月,自产后第3日开始出现自汗,遇风加重,目前自汗明显,外出吹风后遍身湿透,无发热,伴有四肢不温,恶风寒,胃纳可,大便正常,小便短少。

查体:唇淡白,心肺听诊无异常。舌淡苔白,脉细。

· 辨证思路 ·

（一）四步辨证法

患者青年女性，产后 1 个月，出现自汗明显，西医检查均正常，自汗症状无法缓解，遂寻求中医药治疗，辨证如下。

第一步：辨实证（阳证）、虚证（阴证）

患者产后导致急性气血亏虚，卫气虚则自汗不止，汗生于阴而出于阳，汗出过多，导致急性的伤阳损液，阳气亏虚导致四肢不温，舌淡苔白，脉细，故为虚证。

第二步：辨热证（阳证）、寒证（阴证）

患者产后导致急性气血亏虚，汗出过多，导致急性的伤阳损液致阴阳两虚，此患者以四肢不温、舌淡苔白、脉细的阳虚为主，故为寒证。

第三步：辨六经或脏腑（三阳经为阳，三阴经为阴；腑为阳，脏为阴）

第一层：此患者恶风寒、四肢不温、脉细，应与少阴阳虚证相鉴别。《伤寒论》第 20 条曰："太阳病，发汗，遂漏不止，其人恶风，小便难，四肢微急，难以屈伸者，桂枝加附子汤主之。"桂枝加附子汤证的四肢不温往往伴有四肢微急，难以屈伸，是因为此类患者气血亏虚、阴阳两伤为其本，故而导致四肢筋脉失去阳气的温煦与阴液的濡养。《伤寒论》第 304 条曰："少阴病，得之一二日，口中和，其背恶寒者，当灸之，附子汤主之。"《伤寒论》第 305 条言："少阴病，身体痛，手足寒，骨节痛，脉沉者，附子汤主之。"附子汤证的四肢不温是因为少阴阳虚，寒湿凝滞于肌肤骨节而致身体痛、四肢不温为主，伴有背恶寒不是太阳表证，而是寒湿凝滞于督脉损伤阳气所致。其脉象沉，也是少阴阳虚无力鼓动的原因。本患者因产后急性气血亏虚，气虚则固摄作用减弱导致自汗，汗出太多而至伤阳损液，阴阳两伤的局面。伴有恶风寒，是因为过汗伤阳，表阳虚弱，腠理不固，不能耐受风袭的缘故，故还是急性表阳虚为主。故辨证为太阳表虚中风证。

第二层：太阳病，可以内传少阳，也可以传至阳明。"伤寒，发热，汗出不解，心中痞硬，呕吐而不利者，大柴胡汤主之"，提示我们，太阳伤寒如邪入少阳化热，热郁胆腑形成胆腑热实证，也可以出现汗出不止，但同时伴有发热、心下痞硬、呕吐等胆腑实热的症状，此患者没有相关临床表现。"伤寒若吐若下后，七八日不解，热结在里，表里俱热，时时恶风，大渴，舌上干燥而烦，欲饮水数升者，白虎加人参汤主之"指出，如果太阳经邪入阳明，阳明胃经邪热弥漫周身，充斥内外，里热逼迫津液外越，也可见大汗出，同时腠理开泄，不胜风袭，故有"时时恶风"之证。但阳明经证还伴有口渴、心烦、发热等里热实证，此患者无以上诸症。故患者以太阳经病为主。

第三层：太阳病发汗后，如果表邪未解，邪气循经入腑，膀胱气化不利，导致太阳蓄水证，症见"脉浮，小便不利，微热消渴"。此患者有小便短少的症状，是因为患者汗出过多伤阳损阴，加之气血不足，化源不足，气化失司所致。或者表邪不解，邪气循经入腑化热，与血结于膀胱导致太阳蓄血证，症见"小便自利，其人如狂者"。本患者小便短少，但未见瘀热上扰心神的躁狂之症，故邪气以客于太阳经为主，尚未循经入腑，未损伤脏。

第四步：辨兼夹病邪（病邪分阴阳）

一般而言，四肢拘挛者，多为寒邪伤经所致，因寒主收引，易致经气不利，并伴有无汗、恶风寒之证，但本病却见汗出。由汗出、恶风可知本病属太阳中风证，以风邪侵袭太阳经脉导致经气不利所致。当风邪与其他邪气协同致病时，应根据其协同之邪来分析其属性，而不能单纯指风为阳邪。比如风寒、风湿，其性属阴；而风温、风热，其性属阳。本病患者在春季发病，故以风邪为主要病邪。

（二）病机

通过以上分析，此患者急性气血亏虚，卫阳不固，为风邪客于太阳经脉导致太阳中风表虚证。患者中年女性，春季发病。《黄帝内经》云："春三月，此谓发陈，天地俱生，万物以荣，夜卧早起，广步于庭，被发缓形，以使志生，生而勿杀，予而勿夺，赏而勿罚，此春气之应，养生之道也。"春季阳气初升，本应该在春天顾护阳气，但患者在此时生产并导致急性气血亏虚。《素问·调经论》说："人之所有者，血与气耳。"《景岳全书·血证》又说："人有阴阳，即为血气。阳主气，故气全则神旺；阴主血，故血盛则形强。人生所赖，唯斯而已。"气属阳，血属阴，具有互根互用的关系。气有推动、激发、固摄等作用，血有营养、滋润等作用。患者急性气血亏虚，卫气虚则卫外功能不足，肌表失于固护，汗孔开合失司导致自汗出。汗生于阴而出于阳，是阳气蒸化阴液而成。患者汗出过多导致伤阳损液，阴阳两伤。此外，汗出过多损伤卫阳，卫阳虚弱，腠理不固，不能耐受风邪，故见恶风寒；风主疏泄，卫阳不固，故遇风自汗加重。汗出过多，气虚亏虚，气血生化不足，导致小便短少。四肢筋脉失去阳气的温煦与阴液的濡养，导致四肢不温。唇舌淡白、脉细均为急性气血亏虚之症。

（三）治则治法

益气扶阳，敛汗止漏。

（四）处方

制附子 10 g（先煎），桂枝 9 g，白芍 9 g，生姜 10 g，大枣 10 g，北黄芪 30 g，炙甘草 10 g。7 剂。

嘱水煎服，每日 1 剂，连服 7 剂，7 日后自汗明显好转，肢温，在服用 1 周后自汗止。

（五）方证解析

"太阳病，发汗，遂漏不止，其人恶风，小便难，四肢微急，难以屈伸者，桂枝加附子汤主之"，意指桂枝加附子汤治太阳中风，兼阳虚汗漏证。症见汗漏不止，恶风，小便难，四肢微急，难以屈伸。太阳病可因发汗太过，致肌表卫阳虚损，腠理不固，使漏汗不止。本病是由于急性气血亏虚导致的卫阳虚汗漏证。《黄帝内经》曰："阳气者，精则养神，柔则养筋。"今汗出过多，阳伤阴损，使四肢失之阳气温煦，筋脉失之阴液濡润，故四肢不温、微急，难以屈伸。

本证为卫阳虚弱，表邪未解，汗出过多导致阴阳两伤。治用桂枝加附子汤，以桂枝汤解肌祛风，调和营卫，加附子温经回阳，固阳以摄阴。本证气血亏虚，阴阳两伤，为什么只取扶阳解表而不去补阴补血呢？这是因为有形之阴液不能速生，无形之阳气所当急固。阴液虽有损伤，但阴伤缘于汗泄，汗泄缘于阳虚不固。而扶阳就可以固表，固表可以敛汗，敛汗就可以摄阴。阳生则阴长，阳气恢复，气化功能正常，阴液就可以自行恢复，此为固阳摄阴之法。正如陆渊雷《伤寒论今释》所云:"津伤而阳不亡者,其津自能再生,阳亡而津不伤者,其津亦无后继,是以良工治病,不患津之伤,而患阳之亡。"此外,桂枝汤中有芍药、大枣和炙甘草,酸甘合而化阴,在一定程度上,可以起到助阴的效果。

注意事项

桂枝加附子汤用于治疗阳虚外感,也用于治疗阳虚汗漏。临证若汗漏严重者,可加五味子、龙骨、牡蛎;若卫阳虚甚者,可重用附子;若伴卫气虚者,加黄芪、白术;若阴津亏损甚者,重用芍药。

现代应用

本方临床用于治疗阳虚感冒,阳虚汗证,膀胱虚寒、约束无力的遗尿,阳虚型更年期综合征,心阳不振,气虚血瘀型病毒性心肌炎、室性早搏等。

桂枝加芍药生姜各一两人参三两新加汤治腰痛

学习目的

① 掌握桂枝加芍药生姜各一两人参三两新加汤病机、辨证要点。
② 掌握桂枝加芍药生姜各一两人参三两新加汤适应证。
③ 熟悉桂枝加芍药生姜各一两人参三两新加汤用法和注意事项。

原 文

《伤寒论》

发汗后,身疼痛,脉沉迟者,桂枝加芍药生姜各一两人参三两新加汤主之。(62)

桂枝加芍药生姜各一两人参三两新加汤方

桂枝三两(去皮),芍药四两,甘草二两(炙),人参三两,大枣十二枚(擘),生姜四两。

以水一斗二升,煮取三升,去滓,温服一升。

病 案

张某,男,28岁。2022年11月就诊。

"腰背疼痛半年余,加重1周"。患者腰背疼痛半年余,时轻时重,轻时尚可轻微活动,重时俯仰转侧受限,咳嗽吸气引痛,平素动则汗出。近1周受寒后,腰背疼痛加重,伴有发热,时有汗出,腰背怕冷,左腿酸困发冷,饮食、二便正常。既往长期伏案工作。

查体:舌质淡红,苔白微腻,脉象沉缓无力。

· 辨证思路 ·

(一) 四步辨证法

患者青年男性,既往长期伏案工作,久坐而腰部肌肉劳损,加之受凉而发病。患者平素常有腰背疼痛半年余,本次因受风寒后腰部疼痛加重伴发热来我院急诊就诊。患者欲予中药治疗以求腰部疼痛缓解。

第一步:辨实证 (阳证)、虚证 (阴证)

患者虽为青年男性,此次外感风寒后,脉象沉缓无力,故为虚证。

第二步:辨热证 (阳证)、寒证 (阴证)

患者腰背部疼痛半年余,遇寒加重,左腿发冷,舌苔白微腻,故为寒证。

第三步:辨六经或脏腑 (三阳经为阳,三阴经为阴;腑为阳,脏为阴)

第一层:患者为太阳经脉病。"太阳之为病,脉浮,头项强痛而恶寒"是太阳病的总纲领。本病患者表现为足太阳膀胱经循行于腰背部,风寒之邪客于膀胱经脉,筋脉失养,故见腰背疼痛。若身疼痛伴脉浮者,多为表不解,可再发汗解表;目前患者脉象沉缓无力,说明病情发生了新变化。脉沉主病在里,脉缓主营血不足。故此患者腰背疼痛是汗后损伤营血,致使筋脉肌肤失养,属于不荣则痛,失养则痛,虚则痛。故患者病邪在太阳经脉,汗出恶寒可见太阳中风表虚证。

第二层:太阳病,可内传少阳,也可传至阳明。"伤寒四五日,身热恶风,颈项强,胁下满,手足温而渴者,小柴胡汤主之",少阳之脉从耳下缺盆行身之侧,可见腰部两侧的疼痛。如太阳之邪内传少阳,少阳受邪,经气不利,会伴有胸胁两侧胀满不适,此患者没有"胁下满"之少阳症状,故表邪未传少阳。如果出现"手足温而渴",说明邪入阳明、里热渐盛,本案患者口不渴、左腿发冷,故邪在太阳经脉。

第三层:太阳病发汗后,如果表邪未解,邪气循经入腑,膀胱气化不利,导致太阳蓄水证,症见"脉浮,小便不利,微热消渴"。或者表邪不解,邪气循经入腑化热,与血结于膀胱导致太阳蓄血证,症见"其人如狂,血自下"。本患者感受风寒之邪,客于太阳经,邪气尚未循经入腑,未伤及脏。

第四步:辨兼夹病邪 (病邪分阴阳)

本病患者在秋冬季节交换之时发病,"冬伤于寒,感而即病",故以风寒邪气为主要病邪。本患者症见左腿酸困发冷,苔白微腻,风寒邪气夹杂有湿邪,湿为阴邪,其性重浊、黏滞,故见下肢酸困,舌苔白腻。

(二) 病机

通过以上分析,此患者为太阳病,风寒之邪客于太阳经脉,太阳经失于荣养所致。患者青年男性,秋冬季节发病。"冬伤于寒,感而即病",故以风寒邪气为主要病邪。患者平素长期伏案工作,《黄帝内经》云:"久视伤血,久卧伤气,久坐伤肉,久立伤骨,久行伤筋,是谓五劳所伤。"患者久坐伤于气血,故见气血不足,阴血盈亏,故本病患者未经发汗,脉象仍沉缓无力,属素体亏虚之人,气虚则气不摄津故见平素易汗出。本次外感风寒,邪气客于太阳经脉,太阳经脉循行于腰背部,致使经气不畅,气血失和,津液受阻,经脉拘挛,故见腰背疼痛、俯仰转侧受限。风寒之邪伤于卫阳,卫气温煦肌肤的功能失司,故见遇寒加重。由于卫阳被伤,卫外失司,加之风主疏泄,营阴外越而为汗,故见出汗。

（三）治则治法

解肌祛风,益气和营,舒筋止痛。

（四）处方

桂枝 10 g,白芍 15 g,炙草 6 g,党参 15 g,生姜 10 片,红枣 6 枚。7 剂,每日 1 剂,每日 2 次。

7 剂中药后二诊:腰痛较前缓解,汗出亦减,腿仍酸困,脉舌如前,原方再服 14 剂,症状消失。

（五）方证解析

如素有营血不足者受外寒,初起头痛、恶寒、脉浮,因本有营血不足,遇寒邪阻滞经脉,致气血不通,营血更亏,使得肌肉失于荣养,导致周身酸痛而无力,并且较之前更为恶风,按脉沉而迟缓,当以桂枝汤加益气养营并增强散寒之法,即以桂枝加芍药生姜各一两人参三两新加汤主治之。桂枝新加汤为桂枝汤加重芍药生姜用量,再加人参而成。方以桂枝汤调和营卫,重用芍药以增加和营养血之功;加重生姜用量,外则协桂枝有宣通阳气之用,内则和畅中焦,以利气血生化之源;人参味甘微苦,益气生津,以补汗后之虚。诸药合用,可调营卫,益气血,除身痛,扶正祛邪,故有无表证皆可使用。

虚弱之人,平素有阳虚和阴血不足之分。若阳虚而汗漏不止者,则采用桂枝加附子汤;若阴血受损而身痛脉沉迟者,则用新加汤。临床上,凡见由于气血虚损,不能濡养肌肉筋脉所致肢体疼痛及倦怠、懒动、肌肉无力等症,均可用本方加减。本方所治身痛,其疼痛感觉为周身绵绵作痛,酸困的感觉多于疼痛,稍有劳累则疼痛加剧,休息后减轻,脉多现沉缓或细弱,经年累月不愈。大凡属肢体肌肉筋脉失养之证,应以调和营卫、通调血脉为前提,再配以益气补血之品方能起效。本方运用时,不论有无表证,但见身疼痛,脉沉迟而属气营不足者,均可投之。若未发汗,素体阴虚,外感有汗,身疼痛者亦可投之。

· 注意事项 ·

仲景当时所用之人参,过度挖掘而几乎灭绝,现在有与之相比之山参,但因为价格昂贵而不能推广使用,一般可看其寒热偏重而用红参、白参、西洋参代替之,或次以党参代替。

· 现代应用 ·

现代临证,运用本方时,不论有无表证,但见身疼痛、脉沉迟而属气营不足者,均可投之;若未经发汗,素体阴虚,外感有汗,身疼痛者,亦可投之;亦可用于阴阳易、妊娠恶阻、产后高热、产后身痛、经行身痛、不安腿综合征等病症而见本方证者。

麻黄汤治发热

学习目的

① 掌握麻黄汤病机、辨证要点。

② 掌握麻黄汤适应证。

③ 熟悉麻黄汤用法和注意事项。

原 文

《伤寒论》

① 太阳病,或已发热,或未发热,必恶寒,体痛,呕逆,脉阴阳俱紧者,名为伤寒。(3)

② 太阳病,头痛发热,身疼腰痛,骨节疼痛,恶风,无汗而喘者,麻黄汤主之。(35)

③ 脉浮者,病在表,可发汗,宜麻黄汤。(51)

④ 脉浮而数者,可发汗,宜麻黄汤。(52)

⑤ 太阳与阳明合病,喘而胸满者,不可下,宜麻黄汤。(36)

⑥ 阳明病,脉浮,无汗而喘者,发汗则愈,宜麻黄汤。(235)

⑦ 太阳病,十日以去,脉浮细而嗜卧者,外已解也。设胸满胁痛者,与小柴胡汤。脉但浮者,与麻黄汤。(37)

⑧ 太阳病,脉浮紧,无汗,发热,身疼痛,八九日不解,表证仍在,此当发其汗。服药已微除,其人发烦,目瞑,剧者必衄,衄乃解,所以然者,阳气重故也,麻黄汤主之。(46)

⑨ 伤寒脉浮紧,不发汗,因致衄者,麻黄汤主之。(55)

麻 黄 汤 方

麻黄三两(去节),桂枝二两(去皮),甘草一两(炙),杏仁七十个(去皮尖)。

上四味,以水九升,先煮麻黄,减二升,去上沫,内诸药,煮取二升半,去滓,温服八合,复取微似汗,不须啜粥,余如桂枝法将息。

病 案

刘某,男,50岁。2022年12月28日就诊。

"发热2日"。2日前因工作需要出差外行,途中不慎感受风寒之邪,当晚即发高热,体温达39.8℃,恶寒甚重,盖棉被仍恶寒、发抖,全身关节疼痛,未出汗,皮肤滚烫。昨开始出现咽痛、咳嗽,无痰。

查体:咽部充血,心肺听诊无异常。舌苔薄白,脉浮紧有力。

· 辨证思路 ·

(一) 四步辨证法

患者在冬季受寒后出现发热、咽痛、咳嗽等症状,无明显细菌感染,新冠病毒核酸阴性,胸部CT无异常。急诊科医生建议患者考虑中药治疗可以改善临床症状,经患者同意,考虑予中药治疗以求缓解。

第一步:辨实证(阳证)、虚证(阴证)

患者中年男性,感受寒邪之邪后突然起病、病程短,症见高热恶寒、无汗、咽痛、咳嗽,结合脉浮紧有力,辨为实证。

第二步:辨热证(阳证)、寒证(阴证)

本患者是在冬季感受寒邪,寒邪伤人表阳所致的风寒表实证。寒邪袭表,寒为阴邪,最易伤人阳气,卫阳被伤,温煦失司,故恶寒先出现且症状较重,即使盖被也不能减轻;表寒闭郁,阳气不得宣泄,闭郁到一定程度,则见发热。寒为阴邪,其性凝滞收引,筋脉拘挛,使太阳经脉的气血失和,筋脉失养故见全身关节疼痛。患者诸症均为寒邪束表所致。

太阳伤寒证与太阳中风证,都是感受风寒之邪所致,是太阳病表证的两个主要的证候,均有发热、恶寒或恶风、脉浮等表证具有的共同特点之外,表虚与表实的主要区别在于是否有汗出。汗出为表虚,无汗为表实。太阳中风证之所以与太阳伤寒不同,是因为感邪之人的阴阳血气的差异而表现出不同的病机变化,出现了表实或表虚的症状。风寒之邪属阴邪,与"风为阳邪,其性善行而数变"的属性不同。如果认为"风为阳邪"即是阳证、热证,那应该损伤人体的阴气,不会出现恶寒、发热等邪伤卫阳的症状。故本病主要是风寒之邪的寒证。

第三步:辨六经或脏腑(三阳经为阳,三阴经为阴;腑为阳,脏为阴)

第一层:患者为太阳伤寒证。"太阳之为病,脉浮,头项强痛而恶寒"是太阳病的总纲领。本病患者见发热、无汗出、骨节疼痛,是在太阳病总纲领的基础上符合"太阳病,或已发热,或未发热,必恶寒,体痛,呕逆,脉阴阳俱紧者,名为伤寒"之太阳病伤寒证。太阳伤寒证与太阳中风证,都是感受风寒之邪所致的两个太阳病表证,均有发热、恶寒或恶风、脉浮等表证的共同特点。太阳伤寒证之所以与太阳中风证不同,是因为感邪之人的阴阳血气的差异而表现出不同的病机变化,出现了表实或表虚的症状。太阳伤寒,因寒邪闭表,卫闭营郁,故见无汗。而太阳中风,是风邪袭表,卫外失固,营阴外泄,营卫失和,故见汗出。两者的鉴别关键在于有汗无汗。此患者恶寒重而无汗,故辨证为太阳伤寒证。

第二层:太阳病,可以内传少阳,也可以传至阳明。"太阳与阳明合病,喘而胸满者,不可下,宜麻黄汤",提示若太阳伤寒内传阳明,症见阳明腑实证之腹满而喘,为邪气内传壅滞胃肠,浊气上逆所致。同时伴有发热、恶寒,喘而胸满,仍是风寒外束,肺气被阻的伤寒表实证,所以即使见到大便不通的阳明腑实证,仍以解表散寒、开宣肺气治疗为主。目前此患者还未见阳明腑实证,故以太阳伤寒证为主。"太阳病,十日以去,脉浮细而嗜卧者,外已解也。设胸满胁痛者,与小柴胡汤。脉但浮者,与麻黄汤",提示患太阳病十日以上,也有外邪已解,但因一时正气未复而嗜睡卧床者,只需要静养等慢慢恢复。如果转变为胸满胁痛者,胸胁乃少阳经脉所经过之部位,即表邪内传入少阳,则应该与小柴胡汤治疗。此患者未见小柴胡汤证的症状,未内传少阳,以太阳伤寒证为主。

第三层:太阳伤寒发汗后,如果表邪未解,邪气循经入腑,膀胱气化不利,导致太阳蓄水证,症见"脉浮,小便不利,微热消渴"。或者表邪不解,邪气循经入腑化热,与血结于膀胱导致太阳蓄血证,症见"其人如狂,血自下"。另外,"太阳中风,脉浮紧,发热恶寒,身疼痛,不汗出而烦躁者,大青龙汤主之",提示如果太阳伤寒,寒邪闭表,阳郁化热,郁久出现郁热扰心的烦躁之症,证属外有寒邪闭表,内有郁热扰心。此者感受寒邪初起,邪气尚未循经入腑,未郁而化热伤及脏。

第四步:辨兼夹病邪(病邪分阴阳)

本患者在寒冬季节感受寒邪,属于伤寒病范畴,无明显兼夹病邪。

(二)病机

通过以上分析,本病病机为风寒之邪袭表,损伤卫阳,营阴郁滞所致的太阳伤寒表实证。太阳经卫表感受风寒之邪,导致太阳经本经之气寒化太过,形成太阳表寒,因营卫充足,所主之卫气凝聚于表,失于温表,感觉异常,恶其有余,故恶寒重,虽盖被仍不能缓解,此为表寒之主症;卫阳闭聚与邪相争而发热,毛孔随寒化闭而不开故无汗;营卫与寒化邪气相争于表而脉浮,寒束而脉紧,因积热而脉数,邪正俱实故按之不弱"脉有力";膀胱经脉从头下项夹脊,寒束经脉,寒主收引,寒主痛,寒伤肌表,外闭卫阳,内郁营阴,使营阴气血凝滞,经脉拘挛,故见体表肌肉乃至骨关节疼痛;因肺主卫其合皮毛,皮毛失宣,卫气闭阻,肺气宣降自然也受影响,故见咳喘。

(三)治则治法

辛温发汗,解表散寒。

(四)处方

麻黄9g,桂枝6g,杏仁12g,炙甘草9g。3剂。

第1日剂煎煮1碗500mL服药后,患者周身汗出而热退,但仍有怕冷症状。第2日继续服用500mL一次,已无怕冷症状,全身酸痛缓解,嘱停药。

(五)方证解析

太阳伤寒表实证,有头痛、发热、身疼、腰痛、骨节疼痛、恶风、无汗、气喘典型的八个证候,均是由于卫阳被遏,腠理闭塞所致,故治以辛温发汗。故本方以麻黄、桂枝并为主药,祛表邪、通营卫。麻黄辛温发表,主宣发卫阳兼通经脉,其走气分,通营阴则略不足,但加之桂枝走营分,辛温散寒,主温畅营通卫,二者合用以恢复营卫正常宣通畅达的状态,并散寒邪,使毛孔开合复常,积阳宣散,卫气正常出表,发热恶寒除;同时二者皆能宣通经脉,气血营阴畅通,寒散而不凝,故得痛消,后世称二者为足太阳膀胱经之主药。杏仁,苦中带甘性温,主下气,与麻黄并用以恢复肺气宣降,故咳喘可安。炙甘草,味甘性平,与桂枝相配,辛甘发散,宣通阳气,并助麻黄发汗。

· 注意事项 ·

麻黄汤中麻黄与桂枝的比例很关键,即麻黄比桂枝为3:2,当然临床上也可以根据不同需要而变化,煎出 500mL,分 3 碗,温服 1 碗,如不汗出或汗出不畅则可继服。考虑仲景用的药量大约是现代的 3～5 倍,即一两代用 3g 或者 5g,所以我们现在可以煎成 1 碗服用,以保证药效。服药后需盖被温覆,避风寒。因胃气津液尚足,故不必喝热稀粥,以免鼓动正气发汗过多。余饮食调护注意同桂枝汤,饮食宜清淡,忌食生冷、肥甘、荤腥、厚腻及奶酪腐败恶臭之类的食品。麻黄汤属峻汗剂,临床应用时需要注意患者的体质,阴虚、阳虚、气虚亏虚、津液亏虚者禁用或慎用。

· 现代应用 ·

感冒、流感证见发热、恶寒,全身骨楚,无汗,脉浮紧者;呼吸系统疾病,如上呼吸道感染、肺炎、支气管哮喘、鼻炎、扁桃体炎、支气管炎证属表寒者;泌尿系统疾病,如肾炎水肿及其他某些水肿病证属阳水者;皮肤病,如银屑病、荨麻疹等。阴肺主皮毛,麻黄汤具有宣肺走表的作用,故对皮肤病属表寒者有效。

葛根汤治头痛

学习目的

① 掌握葛根汤病机、辨证要点。
② 掌握葛根汤适应证。
③ 熟悉葛根汤用法和注意事项。

· 原 文 ·

《伤寒论》

① 太阳病,项背强几几,无汗恶风(者),葛根汤主之。(31)
② 太阳与阳明合病者,必自下利,葛根汤主之。(32)

葛 根 汤 方

葛根四两,麻黄(去节)三两,桂枝(去皮)二两,芍药(切)二两,甘草(炙)二两,生姜(切)三两,大枣(擘)十二枚。

上七味,以水一斗,先煮麻黄、葛根,减二升,去白沫,内诸药,煮取三升,去滓,温服一升。覆取微似汗,余如桂枝法将息及禁忌。

· 病　案 ·

韩某,男,38岁。2021年11月2日就诊。

"右侧头痛2年,加重2日"。患者顽固性偏头痛2年,常连及前额及眉棱骨。曾经口服中药,效果不明显,疼痛明显时口服散利痛止痛片治疗,久治不愈。近两日劳累受冷后,头痛加重,无法入睡,来院就诊。颈项及后背经常有拘急感,头痛甚时拘紧更重。伴有无汗恶寒,鼻流清涕,头目眩晕,睡眠不佳。

查体:咽部无充血,颈项转动不利,心肺听诊无异常。舌淡苔白,脉浮略数。

· 辨证思路 ·

(一) 四步辨证法

患者反复偏头痛多年,近两日因感受外邪后头痛加重,伴有鼻塞流涕、无汗恶寒等上呼吸道感染症状来我院急诊就诊。查体见颈项转动不利;血常规、C反应蛋白无异常,头颅CT无异常。长期靠止痛片缓解头痛。仔细分析患者病情,考虑予中药治疗以求缓解。

第一步:辨实证(阳证)、虚证(阴证)

患者偏头痛2年,本次因感受寒邪导致头痛加重,脉浮略数,为实证。

第二步:辨热证(阳证)、寒证(阴证)

患者感于寒,出现头痛、颈项及后背拘急感,恶寒无汗等表实寒证候,故寒证为主要证候。

第三步:辨六经或脏腑(三阳经为阳,三阴经为阴;腑为阳,脏为阴)

第一层:辨太阳病,患者头痛,无汗恶寒,与太阳病伤寒提纲之"太阳病,或已发热,或未发热,必恶寒,体痛,呕逆,脉阴阳俱紧者,名为伤寒"相符。患者外感寒邪,但未出现发热,以头痛、颈项及后背疼痛,寒邪客于太阳经病为主,故本案患者辨为太阳病。

第二层:辨明表证还是里证。太阳内接少阳、阳明经,患者无半表半里的寒热往来之象;大便通畅、胃纳可,也尚无病邪入阳明之征,故以太阳表证为主。

第三层:辨明太阳经证还是太阳腑证。本患者主诉中明确伴有无汗恶寒、脉浮略数等太阳经证。太阳腑证为邪气在表未解而内传膀胱,主要可能出现太阳蓄水和太阳蓄血两种证型。本例患者没有明显的太阳腑证症状。

第四步：辨兼夹病邪（病邪分阴阳）

如上所诉，此患者辨为太阳经病。邪气在表未解而内传膀胱出现太阳腑证，主要可能出现太阳蓄水和太阳蓄血两种证型。此患者水饮内停、瘀血等之候不显，亦无其他痰、湿等病邪夹杂。

（二）病机

通过以上分析，患者为太阳经病。寒邪客于太阳经脉，经脉不通则痛故见头痛、颈项及后背疼痛。舌淡苔白，脉浮略数，均为太阳经病证候。

（三）治则治法

发汗解肌。

（四）处方

麻黄 4 g，葛根 18 g，桂枝 12 g，白芍 12 g，炙甘草 6 g，生姜 12 g，大枣 12 枚。

麻黄、葛根两药先煎，去上沫，服药后覆取微汗，避风寒。3 剂药后，脊背有热感，继而身有小汗出，头痛、项急随之而减。原方再服，至 7 剂，头痛、项急诸症皆愈。

（五）方证解析

此条论述太阳伤寒兼经输不利的证治。项背拘急不舒，为风寒袭表，邪客太阳经，经输不利，气血运行不畅。现见无汗恶风，则为太阳表实证，治以葛根汤，发汗解表，生津舒经。从用药来看，葛根汤就是在桂枝汤的基础上加麻黄、葛根。合桂枝汤而不用麻黄汤，是取桂枝汤解肌祛风寒，而避麻黄汤大发汗伤津液之弊。但方中加麻黄，是因为本证表实无汗，恐桂枝汤加葛根不能胜任，可见本证与桂枝加葛根汤的主要区别在于有汗与无汗，不在于风寒孰多孰少。

注意事项

体形瘦弱、体弱多病、瘦弱面白多汗、心功能不良及心律不齐者慎用。服用本方后，如有心悸多汗、有虚弱感者，需减量或停服。本方宜餐后服用。

现代应用

此患者应注意排除急性脑血管疾病。葛根汤适用于恶寒无汗、头痛、身痛、颈项腰背强痛、嗜睡、易疲劳、大便溏薄为特征的疾病。

大青龙汤治慢性支气管炎急性发作

学习目的

① 掌握大青龙汤病机、辨证要点。
② 掌握大青龙汤适应证。
③ 熟悉大青龙汤用法和注意事项。

原 文

《伤寒论》

① 太阳中风，脉浮紧，发热恶寒，身疼痛，不汗出而烦躁者，大青龙汤主之。若脉微弱，汗出恶风者，不可服之。服之则厥逆、筋惕肉瞤，此为逆也。(38)

② 伤寒脉浮缓，身不疼，但重，乍有轻时，无少阴证者，大青龙汤发之。(39)

大青龙汤方

麻黄(去节)六两，桂枝二两，甘草(炙)二两，杏仁(去皮，尖)四十枚，生姜(切)三两，大枣(擘)十二枚，石膏(碎，绵裹)如鸡子大。

上七味，以水九升，先煮麻黄，减二升，去上沫，内诸药，煮取三升，去滓，温服一升，取微似汗，汗出多者，温粉粉之。一服汗者，停后服。若复服，汗多亡阳，遂虚，恶风，烦躁，不得眠也。

病 案

姜某，男，60岁。2021年11月30日就诊。

"反复咳痰喘20余年，加重3日"。患者素有老慢支病史20余年，每年季节变化时发作1~2次，短则1个月，长则数月，发作时伴有烦躁，西医诊为"慢性阻塞性肺疾病"。近3日天气骤冷，患者突然咳喘，发热恶寒，烦躁不安，来我院急诊就诊，因气喘明显故予急诊留观吸氧。患者咳嗽气喘，痰白黏稠，痰多，渴喜冷饮，面赤，无汗，烦躁，大便正常。

查体：面赤，两肺呼吸音粗，闻及少许哮鸣音，腹软，无压痛。舌尖红，苔薄白，脉浮数。

实验室及辅助检查：血常规示白细胞 $11.2×10^9/L$，C反应蛋白 42 mg/L，胸部 CT 见肺气肿、肺大疱。

辨证思路

(一) 四步辨证法

患者有老慢支病史20余年，近3日因气候变化外感寒邪出现咳痰喘症状加重来我院急诊就诊。实验室检查见炎症指标偏高，但胸部CT无明显肺部感染影像学表现。目前经抗感染解痉平喘，患者气喘好转，但仍存在咳嗽、痰多黄黏稠、烦躁等症状。仔细分析患者病情，考虑予中药治疗以求缓解。

第一步：辨实证(阳证)、虚证(阴证)

患者近期因季节变化感受寒邪，寒邪受犯太阳经出现恶寒发热、无汗而喘等表实证，舌尖红、苔薄白、脉浮数均为实证表现。

第二步：辨热证（阳证）、寒证（阴证）

患者发热、恶寒、不汗出，这是风寒外感的表实证。此患者兼有烦躁、渴喜冷饮、面赤，说明阳明有热。此病为寒在外束，热在内郁的外寒内热证。

第三步：辨六经或脏腑（三阳经为阳，三阴经为阴；腑为阳，脏为阴）

第一层：患者为太阳病。患者发热恶寒无汗，符合太阳病麻黄汤证。

第二层：太阳病，可以内传少阳，也可以传至阳明。患者当汗不汗，卫阳被表寒闭郁而化热，内传阳明，阳明经邪热内扰，出现烦躁、口渴喜冷饮，未出现"往来寒热，休作有时，嘿嘿不欲饮食"之少阳证，也未出现"阳明之为病，胃家实是也"的阳明腑实证，所以患者为太阳阳明经合病。

第三层：辨明太阳阳明经证还是腑证。太阳腑证为邪气在表未解而内传膀胱，主要可能出现太阳蓄水和太阳蓄血两种证型。太阳蓄水证，症见"脉浮，小便不利，微热消渴"。太阳蓄血证，症见"其人如狂，血自下"。阳明腑实证，症见胃肠道痞满燥实。本患者感受风寒之邪，客于太阳阳明经，有发热恶寒、烦躁、渴喜冷饮，但大便正常，邪气尚未循经入腑，故辨为太阳阳明经合病。

第四步：辨兼夹病邪（病邪分阴阳）

患者有老慢支病史 20 余年，素体咳嗽痰多，兼有痰湿之邪，故每次犯病，症见痰多色白。

（二）病机

本证病机为风寒外束，内有邪热，属表寒里热、表里俱实证。张锡纯谓："胸中先有蕴热，又为风寒锢其外表，致胸中蕴热有蓄积外盛之势。"表寒不解，故见脉浮紧、发热恶寒、身疼痛等表实证；当汗不汗，卫阳被表寒闭郁而化热，阳热内扰，故现烦躁、口渴喜冷饮。

（三）治则治法

外散风寒，内清郁热。

（四）处方

麻黄、杏仁、甘草、桂枝、生姜各 10 g，石膏 60 g，桔梗 15 g，大枣 7 枚。

水煎服。服 5 剂后，汗出烦解，咳喘减轻。继服 10 剂，获临床治愈。

（五）方证解析

大青龙汤是对太阳伤寒兼内热烦躁的证治。症见脉浮紧，发热，恶寒，身疼痛，无汗，是典型的风寒外束，卫闭营郁的太阳伤寒表实证，治以麻黄汤。但本证又见"烦躁、渴喜冷饮"，则是由于寒邪闭表，阳郁化热，郁热扰心所致。内热缘于表闭，可见不汗出是烦躁的原因，烦躁是不汗出的结果。证属外有寒邪闭表，内有郁热扰心。故用大青龙汤外散表寒，内清郁热。

大青龙汤用麻黄汤以开太阳而散郁热，桂枝汤去芍药以滋阴和阳，生石膏辛淡而寒去肌中之热。麻黄发汗解表、开宣肺气，因用至六两，则开泄腠理，发汗散寒之力尤著，为君药。桂枝辛温，解肌发汗，助麻黄解表；石膏辛甘而寒，清解里热，并透达郁热，同为臣药。

麻黄得石膏,辛温发表而无助热之弊;石膏得麻黄,大寒清热而无冰伏之虞。杏仁善降肺气,与麻黄相伍,宣降肺气,肺气宣畅,腠理疏通,可助表邪外出;生姜、大枣合用,调营卫以襄解表,和脾胃以资汗源,共为佐药。甘草益气和中,既缓辛温峻散之力,又防石膏寒凉伤中,且能调和诸药,为佐使药。本方为治疗外感风寒,内有郁热证之常用方。

注意事项

麻黄汤为峻汗之剂,大青龙汤又在其基础上倍用麻黄,则辛温发汗之力更猛。若审证不确,不可轻投。所以仲景在文中特别提出"脉微弱,汗出,恶风者,不可服之"。"脉微弱"示其里虚,"汗出恶风者"又为表虚,表里俱虚,则为大青龙汤之禁例。如不慎而误用之,必大汗亡阳损阴,四肢筋脉失于温养,或手足逆冷,筋肉跳动,或恶风,烦躁,失眠,种种变化,不一而足。

现代应用

现代临床主要将大青龙汤应用于流感发热、支气管哮喘、慢性支气管炎合并感染、汗腺闭塞症、荨麻疹、痤疮等疾病,以外有表寒,里有郁热为辨证要点。

小青龙汤治急性支气管炎

学习目的

① 掌握小青龙汤病机、辨证要点。

② 掌握小青龙汤适应证。

③ 熟悉小青龙汤用法和注意事项。

原 文

《伤寒论》

① 伤寒表不解,心下有水气,干呕发热而咳,或渴,或利,或噎,或小便不利,少腹满,或喘者,小青龙汤主之。(40)

② 伤寒,心下有水气,咳而微喘,发热不渴。服汤已,渴者,此寒去欲解也,小青龙汤主之。(41)

③ 咳逆倚息不得卧,小青龙汤主之。

小青龙汤方

麻黄（去节）、芍药、细辛、干姜、甘草（炙）、桂枝（去皮）各三两,五味子半升,半夏半升。

上八味,以水一斗,先煮麻黄,减二升,去上沫,内诸药,煮取三升,去滓,温服一升。若渴,去半夏加瓜蒌根三两。若微利,去麻黄,加荛花如一鸡子,熬令赤色。若噎者,去麻黄加附子一枚（炮）,若小便不利,少腹满者,去麻黄加茯苓四两;若喘者去麻黄加杏仁半升（去皮尖）。

· 病 案 ·

顾某,男,66 岁。2020 年 12 月就诊。

"咳嗽气喘 1 周"。患者因冬季受寒后出现恶寒发热,咳嗽咳痰、痰多色白,伴有气喘,不能平卧,时有胸闷,无胸痛,无双下肢水肿。患者既往 10 年前有鼻咽癌放疗病史,长期进食呛咳。

查体:两肺闻及散在哮鸣音,心律齐,HR 100 次/分,舌淡红,苔白腻,舌质湿润流涎,脉浮濡。

实验室及辅助检查:胸部 CT 见两肺弥漫性细支气管炎。血常规示白细胞 $13.5 \times 10^9/L$,C 反应蛋白 55 mg/L。

· 辨证思路 ·

（一）四步辨证法

患者有鼻咽癌病史,放疗后损伤咽喉部,导致长期进食呛咳,本次入院后给予留置胃管,改善呛咳症状。本次入院时患者胸部 CT 有明显的感染灶,给予抗生素抗感染治疗 3 日后,患者咳嗽气喘好转,但仍存在痰多色白,痰吐不尽,西药无法改善的临床症状,仔细分析患者病情,考虑予中药治疗以求缓解。

第一步：辨实证（阳证）、虚证（阴证）

本例患者在冬季外感寒邪之后,出现发热恶寒咳嗽等急性上呼吸道症状,属外感实证;但结合患者有鼻咽癌放疗病史,素体亏虚,长期嘴巴流涎,结合舌苔、脉象属虚实夹杂证。

第二步：辨热证（阳证）、寒证（阴证）

患者痰多,色白,痰吐不尽,长期口水多,嘴巴流涎,均为痰湿内阻之证,为寒证。

第三步：辨六经或脏腑（三阳经为阳,三阴经为阴；腑为阳,脏为阴）

第一层:患者风寒束表,皮毛闭塞,卫阳被遏,营阴郁滞,故见恶寒发热,属太阳表实证。

第二层：太阳病，可以内传少阳，也可以传递至阳明。本病患者没有少阳病之"往来寒热，休作有时，嘿嘿不欲饮食"，也没有阳明病之大热汗出的表现，故以太阳经病为主。

第三层：辨明太阳经证还是太阳腑证。太阳腑证为邪气在表未解而内传膀胱，主要可能出现太阳蓄水和太阳蓄血两种证型。太阳蓄水证，症见"脉浮，小便不利，微热消渴"。本病患者有鼻咽癌放疗病史，素体亏虚，长期嘴巴流涎，可见素体有痰饮之邪。外感寒邪，引动内饮，内外合邪，水寒射肺，肺失宣降故见咳嗽气喘。而水饮内停膀胱，膀胱气化不利，可见小便不利的症状。但此患者小便正常，故未传至太阳膀胱经。太阳蓄血证，症见"其人如狂，血自下"，患者也未见其症。故辨为太阳经病。

第四步：辨兼夹病邪（病邪分阴阳）

患者平素口水多，嘴巴流涎，说明患者素有水引内停，本次感受寒邪之后，表寒引动内饮，水寒相搏，内外相引，饮动不居，水寒射肺，肺失宣降，故咳喘痰多而稀。故兼水湿痰饮之邪。

（二）病机

通过以上分析，此患者为太阳病，兼有水饮证。风寒束表，皮毛闭塞，卫阳被遏，营阴郁滞，故见恶寒发热。素有水饮之人，一旦感受外邪，每致表寒引动内饮，《难经·四十九难》说："形寒饮冷则伤肺。"水寒相搏，内外相引，饮动不居，水寒射肺，肺失宣降，故咳喘痰多而稀；水停心下，阻滞气机，故胸痞；舌苔白滑、脉浮濡为外寒里饮之佐证。

（三）治则治法

解表散寒，温肺化饮。

（四）处方

麻黄9g，芍药10g，制半夏10g，干姜6g，细辛3g，五味子6g，炙甘草9g，桂枝9g。7剂。

以上药物用水煎服，每日2次，每次200mL，服7剂后，咳痰好转，痰量减少，色白，口水多。患者继续服药2个月，复查胸部CT肺部感染已基本吸收。

（五）方证解析

"伤寒表不解，心下有水气，干呕发热而咳，或渴，或利，或噎，或小便不利，少腹满，或喘者，小青龙汤主之"。"伤寒，心下有水气，咳而微喘，发热不渴。服汤已，渴者，此寒去欲解也，小青龙汤主之"。"咳逆倚息不得卧，小青龙汤主之"。小青龙汤的病机关键是"伤寒表不解，心下有水气"，即外有寒邪闭表，内有水饮停留。干呕是水饮扰胃，胃气上逆所致；发热是表证未解的表现，并应有恶寒、无汗等特征。外寒引动内饮，内外合邪，水寒射肺，肺失宣降，故见咳或喘。此证之喘咳，临床特征是咳吐大量的清稀白色泡沫痰。水饮为有形之邪，随三焦气机的升降出入而随处致病。水走肠间，清浊不分则下利；水寒滞气，气机不利则噎；水引内停膀胱，气化不利则小便不利，甚则少腹胀满，诸多之症，均为水饮内停所致。

小青龙汤主治外感风寒，寒饮内停之证。故治宜解表与化饮配合，一举而表里双解。方中麻黄、桂枝相须为君，发汗散寒以解表邪，且麻黄又能宣发肺气而平喘咳，桂枝化气行水以利里饮之化。干姜、细辛为臣，温肺化饮，兼助麻、桂解表祛邪。然而素有痰饮，脾肺本虚,若纯用辛温发散之品,恐耗伤肺气,故佐以五味子敛肺止咳、芍药和营养血,二药与辛散之品相配,一散一收,既可增强止咳平喘之功,又可制约诸药辛散温燥太过之弊;半夏燥湿化痰,和胃降逆,亦为佐药。炙甘草兼为佐使之药,既可益气和中,又能调和辛散酸收之品。药虽八味,配伍严谨,散中有收,开中有合,使风寒解,水饮去,宣降复,则诸症自平。

· 注意事项 ·

因本方中干姜、细辛、桂枝温化之力较强,确属水寒相搏于肺者,方宜使用。痰热咳嗽或者阴虚干咳、无痰、苔少者,禁用小青龙汤。

· 现代应用 ·

小青龙汤常用于治疗慢性支气管炎、支气管哮喘、肺气肿,以及慢性支气管炎急性发作、肺炎、肺水肿、肺心病等属于寒饮犯肺者。

桂枝麻黄各半汤治发热

学习目的

① 掌握桂枝麻黄各半汤病机、辨证要点。
② 掌握桂枝麻黄各半汤适应证。
③ 熟悉桂枝麻黄各半汤用法和注意事项。

· 原 文 ·

《伤寒论》

太阳病,得之八九日,如疟状,发热恶寒,热多寒少,其人不呕,清便欲自可,一日二三度发。脉微缓者,为欲愈也;脉微而恶寒者,此阴阳俱虚,不可更发汗、更下、更吐也;面色反有热色者,未欲解也,以其不能得小汗出,身必痒,宜桂枝麻黄各半汤。(23)

桂枝麻黄各半汤方

桂枝一两十六铢(去皮),芍药一两,生姜一两(切),甘草一两(炙),麻黄一两(去节),大枣四枚(擘),杏仁二十四枚(汤浸,去皮尖及两仁者)。

上七味,以水五升,先煮麻黄一二沸,去上沫,内诸药,煮取一升八合,去滓,温服六合。本云:桂枝汤三合,麻黄汤三合,并为六合,顿服。将息如下法。

· 病　案 ·

杨某,女性,26 岁。2022 年 1 月 5 日初诊。

患者因受寒后发热已 5 日,口服对乙酰氨基酚 1 日 1 次,药效过后仍有发热。今发热 38.0 ℃,来急诊就诊。目前有恶寒怕冷,无汗,冷后身热,全身关节及肌肉酸痛,二便正常。

查体:咽部无充血,心肺听诊无异常。舌苔薄白,脉稍紧数。

· 辨证思路 ·

(一) 四步辨证法

患者受寒后发热已近 1 周,吃了感冒药后体温不退,效果不明显,今血常规、C 反应蛋白正常,胸部 CT 无异常;无针对性的西药可以治疗,予中药治疗。

第一步:辨实证(阳证)、虚证(阴证)

患者见发热恶寒、无汗、身痛,为伤寒表实证。

第二步:辨热证(阳证)、寒证(阴证)

患者外感寒邪,见发热恶寒、无汗、舌苔薄白、脉紧的实寒证,目前口干口苦、烦躁等内热之象不明显。故为寒证。

第三步:辨六经或脏腑(三阳经为阳,三阴经为阴;腑为阳,脏为阴)

第一层:患者以太阳伤寒表实证为主。患者发热恶寒、无汗、身痛,为太阳伤寒表实证。

第二层:太阳病,可以内传少阳,也可以传至阳明。本病患者脉不弦,口不苦,知邪未入少阳,二便正常,更未传阳明,可见正气尚足,邪仍在太阳经。故以太阳经病为主。

第三层:太阳病发汗后,如果表邪未解,邪气循经入腑,膀胱气化不利,导致太阳蓄水证,症见"脉浮,小便不利,微热消渴"。此患者无小便短少的症状,或者表邪不解,邪气循经入腑化热,与血结于膀胱,导致太阳蓄血证,症见"小便自利,其人如狂者"。本患者小便自利,但未见瘀热上扰心神的躁狂之症,故邪气以客于太阳经为主,尚未循经入腑,未损及脏。

第四步:辨兼夹病邪(病邪分阴阳)

目前患者以发热、恶寒、无汗、身痛的表寒证为主,未见明显夹杂病邪。

(二) 病机

如上所诉,患者辨为太阳经病。患者目前热势不盛,不宜峻剂发散,故拟桂麻各半汤。《伤寒来苏集》曰:"太阳病;得之八九日,如疟状,发热恶寒,热多寒少,面有赤色者,是阳气拂郁在表不得越。因前此当汗不汗,其身必痒。法当小发汗,故以桂麻二汤各取三分之一,合为半服而急服之。盖八九日来,正气已虚,表邪未解,不可不汗,又不可多汗。多汗则转属阳明,不汗则转属少阳。此欲只从太阳而愈,不再作经,故立此法耳。"本患者发热时间长,已近 1 周,太阳病日久,表郁不解,病延已久,邪微正衰,故见发热恶寒,热多寒少,无汗,形如疟。可见其热势不盛,不宜峻用麻黄汤剂发汗,故符合桂麻各半汤证。

(三) 治则治法

疏达肌腠,轻解表邪,调和营卫。

(四) 处方

桂枝6g,芍药6g,生姜6g,甘草9g,麻黄6g,杏仁6g,大枣4枚。每日煎服1剂,分2次服。

患者归后立即煎药服用,服第1煎后上述症状减轻大半,服第2煎后发热、怕冷、身痛等症状消失,体温降至正常,第3日已无发热、身痛症状,服用3日止。

(五) 方证解析

本方为太阳病日久,表郁不解之证治。因其热势不盛,不宜峻用麻黄汤剂发汗,故符合桂麻各半汤证。本方既用于有麻黄汤证,又有桂枝汤证者。表邪怫郁,乃非桂枝汤所能胜任,但病程已久,邪微正衰,又非麻黄汤峻汗所能适应,故二方合之,变大剂为小剂,则解表发汗而不伤正,调和营卫而不留邪。方中桂枝汤调和营卫,为汗液之地;麻黄汤疏达皮毛,为汗液之用;且芍药、草、枣之酸收甘缓,配生姜、麻、桂之辛甘发散,有刚柔并济,达小汗以邪解,而无过汗伤正之弊。所以本方用于邪气郁于表,正气抗邪不得外出之太阳病。

· 注意事项 ·

风热表证者及阴虚火旺者不宜使用本方;本方不宜久服,见汗出者不必再服。

· 现代应用 ·

现代临证,本方用于外感、流行性感冒及其他热性病,症见因表邪稽留较久,仍有脉浮,头痛,发热,恶寒;因不能得小汗出,而身痒,病欲自解,又不得汗,而现面有发热之红色;一日间两次发热,恶寒,似疟非疟等。亦可用于荨麻疹、皮肤瘙痒症、湿疹初期、产后发热等病症而见本方证者。

麻黄杏仁甘草石膏汤治发热

学习目的

① 掌握麻黄杏仁甘草石膏汤病机、辨证要点。
② 掌握麻黄杏仁甘草石膏汤适应证。
③ 熟悉麻黄杏仁甘草石膏汤用法和注意事项。

原 文

《伤寒论》

① 发汗后,不可更行桂枝汤,汗出而喘,无大热者,可与麻黄杏仁甘草石膏汤。(63)

② 下之后,不可更行桂枝汤,若汗出而喘,无大热者,可与麻黄杏仁甘草石膏汤(162)

麻黄杏仁甘草石膏汤

麻黄(去节)四两,杏仁(去皮尖)五十个,甘草(炙)二两,石膏(碎,绵裹)半斤。

上四味,以水七升,煮麻黄,减二升,去上沫,内诸药,煮取二升,去滓。温服一升。

病 案

张某,男,30 岁。2021 年 11 月 4 日就诊。

"发热伴咽痛 6 日"。患者因受寒后出现发热体温最高 39 ℃,伴有明显咽痛,无汗,头痛,全身骨头酸痛,微喘,自服用退热药及双黄连口服液,症状不缓解。3 日前于我院急诊就诊,诊断为急性化脓性扁桃体炎,目前已青霉素补液 3 日。刻下:咽痛不缓解,无法进食,伴微喘、恶寒,无汗,口渴思饮,全身骨头酸痛仍有,二便正常。

查体:扁桃体鲜红肿大,双侧皆有米粒大小之脓点。舌淡红,苔薄黄,脉滑数有力。

实验室及辅助检查:血常规示白细胞 16×10^9/L,C 反应蛋白 33 mg/L,胸部 CT 无异常。

辨证思路

(一)四步辨证法

患者,青年男性,感受寒邪之后出现咽痛、发热、无汗等症状,诊断为急性化脓性扁桃体炎,已经在急诊青霉素抗感染 3 日。目前体温已退,但咽痛不缓解,无法进食,遂寻求中药治疗。

第一步:辨实证(阳证)、虚证(阴证)

患者病起以发热、咽痛、无汗、全身酸痛,以太阳伤寒表实病证为主。

第二步:辨热证(阳证)、寒证(阴证)

本例患者因寒邪袭肺,表寒所束,郁而化热,故见肺热症状:咽痛、微喘,脉滑数有力。数为经热不泄,滑为阳盛热壅也。咽痛化脓者,此为太阳表寒闭,肺气失敛,火气上逆也。故患者以热证为主。

第三步:辨六经或脏腑(三阳经为阳,三阴经为阴;腑为阳,脏为阴)

第一层:患者发热、恶寒,无汗、全身疼痛,是太阳伤寒表实证。

第二层:太阳病,可以内传少阳,也可以传至阳明。本例患者无大热、大渴、大汗出等阳明里实热证,也无"寒热往来"之少阳证。本证患者是表寒郁而化热邪热壅滞于肺,肺气上逆而见咽痛、微喘,病位在肺,不在胃肠。故为太阳病。

第三层:太阳病发汗后,如果表邪未解,邪气循经入腑,膀胱气化不利,导致太阳蓄水证,症见"脉浮,小便不利,微热消渴"。此患者无小便短少的症状,或者表邪不解,邪气循经入腑化热,与血结于膀胱导致太阳蓄血证,症见"小便自利,其人如狂者"。本患者小便自利,但未见瘀热上扰心神的躁狂之症,故邪气以客于太阳经为主,尚未循经入腑,未损及脏。

第四步:辨兼夹病邪(病邪分阴阳)

太阳经属膀胱与小肠,心与小肠相表里、肾与膀胱相表里,其生理病理关系密切。因太阳主一身之表,统一身之营卫,则卫外功能固密。营卫失调,则见伤风与伤寒证候。伤风属营阴不足,卫失固外开阖之权;伤寒则属于卫阳被遏,营血因而郁滞不通。太阳病表邪不解或治疗不当,则可能侵入伤及少阴心肾,而发生变证。如太阳病证兼有水饮即小青龙汤证,太阳病证兼有内热烦躁即大青龙汤证;如太阳与阳明合病,症见下利或呕逆,即大柴胡汤证。太阳病内传膀胱,由于病邪传入气分和血分的不同,故有蓄水和蓄血两种证候。本例患者兼证不明显。

(二)病机

通过以上分析,此患者为太阳病,兼有里热证。患者太阳伤寒兼内热证,有大青龙汤证和麻黄杏仁甘草石膏汤证。大青龙汤证主要是发汗峻剂,只能用于表里俱实之证,可见大热、大渴、大汗出等阳明里实热证。而本患者青年男性,秋冬季节发病。秋冬季节交换,易忘添衣加被而受寒。寒邪袭表,表寒被卫阳所束,郁而化热,故见无汗发热;太阳经脉受邪,经气不利,故见经脉循行部位疼痛。邪热经手太阳小肠循行至咽喉,邪热壅滞咽喉,故见咽红咽痛。邪热袭肺,肺失宣降,肺气上逆,故见微喘。故舌淡红,苔薄黄,脉滑数有力为主脉。故本病机为风寒袭表,邪郁化热,邪热壅肺而喘。

(三)治则治法

辛凉疏表,清肺平喘。

(四)处方

麻黄9g,杏仁10g,石膏15g,甘草6g,金银花15g,薄荷6g。

药后当晚,咽痛好转,可进食。3剂后,咽痛完全消失,无发热咳嗽。

(五)方证解析

在《伤寒论》中涉及喘证的有:寒邪闭表,肺失宣降,证见无汗而喘的麻黄汤证;外寒内引,水寒射肺,肺失宣降而喘或咳的小青龙汤证;中风兼肺气不利,有汗而喘的桂枝加厚朴杏子汤证;阳明实热迫肺,肺气上逆而见多汗、微喘或喘冒不得卧证。本条主证是"汗出而喘",除外麻黄汤证和小青龙汤证的无汗而喘。"无大热",即无阳明里实证,除外阳明里热实邪迫肺致喘。本病的喘,病位在肺,汗出是肺热逼迫津液外越所致,证属邪热壅肺,肺气上逆。治以麻杏石甘汤清热宣肺平喘。

方中麻黄辛温,宣肺平喘,解表散邪。《本草正义》曰:"麻黄轻清上浮,专疏肺郁,宣泄气机,是为治外感第一要药。虽曰解表,实为开肺;虽曰散寒,实为泄邪。风寒固得之而外散,即温热亦无不赖之以宣通。"石膏辛甘大寒,清泄肺热以生津。二药相伍,一以宣肺为主,一以清肺为主,合而用之,既宣散肺中风热,又清宣肺中郁热,共为君药。石膏倍于麻黄,相制为用。全方主以辛凉,麻黄得石膏,宣肺平喘而不助热;石膏得麻黄,清解肺热而不凉遏。杏仁苦温,宣利肺气以平喘咳,与麻黄相配则宣降相因,与石膏相伍则清肃协同,是为臣药。炙甘草既能益气和中,又防石膏寒凉伤中,更能调和于寒温宣降之间,为佐使药。四药合用,共奏辛凉宣肺、清热平喘之功。

注意事项

仲景原方麻黄 60 g,杏仁 20 g,炙甘草 30 g,生石膏 125 g,药物剂量较大。大剂量生麻黄可致心率加快、烦躁、兴奋睡不着觉,如有心律失常、心脏病基础的患者,需减量。另外,生麻黄最好单独先煮,轻其辛温燥烈之性。根据不同患者的体质情况,药物可酌情减量。

现代应用

发热和咳喘性疾病多见本方证。如大叶性肺炎、支气管哮喘、病毒性肺炎、过敏性支气管哮喘、麻疹性肺炎、急性支气管炎、老年性慢性支气管炎、小支气管肺炎、嗜酸细胞增多性肺炎、肺脓肿、百日咳、流行性感冒、流行性出血热、流行性脑炎、药物热等;五官科疾病,如化脓性鼻窦炎、鼻衄、酒渣鼻、化脓性中耳炎、急性舌炎、白喉、化脓性扁桃体炎、化脓性角膜炎、暴发性结膜炎、角膜溃疡、泪囊炎等;皮肤科疾病,如泛发性牛皮癣、银屑病、接触性皮炎、荨麻疹、玫瑰糠疹等;其他,如急性尿道炎、痔疮、睾丸炎、术后尿潴留、遗尿等,可根据临床加减应用本方。

葛根黄芩黄连汤治脓血便

学习目的

① 掌握葛根黄芩黄连汤病机、辨证要点。
② 掌握葛根黄芩黄连汤适应证。
③ 熟悉葛根黄芩黄连汤用法和注意事项。

原　文

《伤寒论》

太阳病,桂枝症,医反下之,利遂不止,脉促者,表未解也,喘而汗出者,葛根黄芩黄连

汤主之。(34)

葛根黄芩黄连汤方

葛根半斤,甘草二两(炙),黄芩三两,黄连三两。

上四味,以水八升,先煮葛根,减二升,内诸药,煮取二升,去滓,分温再服。

·病　案·

孙某,男,42 岁。2019 年 8 月 10 日初诊。

"腹痛伴便脓血 2 日"。患者诉既往溃疡性结肠炎数十年,近 2 日着凉后发热,怕冷少汗,脐周腹痛,大便里急后重,脓血便,口苦。

查体:腹软,脐周压痛,麦氏征(一),莫氏征(一)。舌红,苔黄腻,脉浮滑。

辅助检查:腹部 CT 提示结肠壁增厚水肿征象。

辨证思路

(一)四步辨证法

患者溃疡性结肠炎数十年,反复发作腹痛伴脓血便,此次因嗜食生冷后出现消化道症状,平素服用的西药已难以控制,就诊于急诊。查体可见脐周压痛,腹部 CT 提示结肠壁增厚水肿征象,补液予抗感染、止痛及对症支持治疗,症状改善欠佳,考虑病情有变化可能,遂留观。查房之余仔细分析患者病情,考虑予中药辅助治疗以求缓解。

第一步:辨实证(阳证)、虚证(阴证)

患者中年男性,腹痛、脓血便、发热、无汗、舌红苔黄腻、脉浮滑,呈现阳证、实证证候。

第二步:辨热证(阳证)、寒证(阴证)

患者发热、怕冷少汗、口苦、舌红苔黄腻、脉浮滑,提示患者以热证、阳证为主要证候。

第三步:辨六经或脏腑(三阳经为阳,三阴经为阴;腑为阳,脏为阴)

第一层:辨明表证有无。患者感冒后发热、无汗、全身拘紧不适、脉浮,知系太阳表邪不能外达。

第二层:辨里证有无。腹痛、脓血便、大便里急后重,显然为太阳病变证,病邪入阳明之征。

第三层:辨太阳阳明合病。管窥蠡测,太阳表证未解,阳明里热已炽,而病偏于里,尤怡所谓"其邪陷于里者十之七,而留于表者十之三"(《伤寒名医验案精选》)。表里俱热证,此属于太阳阳明合病。

第四步:辨兼夹病邪(病邪分阴阳)

本病证乃表邪内陷,引起变证,临床适用于急性肠道感染性疾病。若肠道疾病初起,发热恶寒,内有郁热,外有风寒,宜加马齿苋、白头翁等清热解毒祛湿;若有积食,酌加枳实、厚朴、焦三仙等行气导滞；若兼腹痛，酌加炒白芍、木香等缓急止痛；若兼呕吐，酌以半夏、陈皮、竹茹以降逆止呕；若热邪上攻于心，以致神志昏迷，可予安宫牛黄丸或苏合香丸清热解毒、芳香逐秽、开窍醒神。

（二）病机

通过上述分析，以脉印证，知表证未解更兼下利，乃太阳阳明合病，葛根汤治之可也。患者发病正值暑湿梅雨之季，氤氲黏腻缠绵，加之素来脾胃大肠薄弱，热在阳明，湿在太阴，湿热壅盛，故见腹痛、脓血便、大便里急后重，舌脉更是佐证。湿热为黏腻之邪，最难骤化，非易速解，故以求葛根黄芩黄连汤解肌清温，苦化湿热。正如《丁甘仁医案》所云："暑为天之气，湿为地之气，暑湿蕴蒸阳明，湿滞郁于肠间，气机窒塞，胃失降和，湿温兼痢之重症。姑宜泄气分之伏邪，化阳明之垢浊，表里双解，通因通用之意。"

（三）治则治法

表里两解，清热止利。

（四）处方

葛根 30 g，黄芩 15 g，黄连 15 g，白头翁 15 g。5 剂。

二诊（2019 年 8 月 15 日），患者诉大便脓血消失，次数仍频，体温高，无汗。改方为：葛根 50 g，黄芩 15 g，黄连 15 g，白头翁 15 g。3 剂，每日 1 剂。煎法同前，加嘱服药后饮热粥以助药力，2 日后，患者汗出而愈。

（五）方证解析

本例患者重用葛根开表解肌，疏风清热，又嘱患者以热粥助药力发汗，解外畅内，表解而下痢亦除。黄芩、黄连、白头翁化解内火，清热解毒，用量均小于葛根，既可达清热之效，又无阻碍葛根解表之忧。

全方虽仅四味，但效如桴鼓。成无己认为："桂枝证者，邪在表也而反下之，虚其肠胃，为热所乘，遂利不止。邪在表则见阳脉，邪在里则见阴脉。下利脉微迟，邪在里也，促为阳盛，虽下利而脉促者，知表未解也。病有汗出而喘者，为自汗出而喘，邪气外盛所致。喘而汗出，为因喘汗出，里热气逆所致也。葛根芩连汤主治，散表邪，除里热。"

《医学衷中参西录》："凡此等脉，多因外感之热内陷，促其脉之跳动加速，致脉管有所拥挤，偶现此象，名之为促，若有人催促之使然也。故方中重用芩、连，化其下陷之热，而即用葛根之清轻透表者，引其化而欲散之热尽达于外，则表里俱清矣。且喘为肺病，汗为心液，下陷之热既促脉之跳动改其常度，复迫心肺之阳外越，喘而且汗，由斯知方中芩、连，不但取其能清外感内陷之热，并善清心肺之热，而汗喘自愈也。况黄连性能厚肠，又为治下利之要药乎。"

《伤寒恒论》："按本应表解可了之病，而反下之，引邪深入，利遂不止，此刻邪陷于下，若恶风、自汗、身疼仍在者，可与桂枝加葛根汤救之，俾邪复还于表，不治利而利自止，此以葛根黄连黄芩汤，是为脉促、喘、汗，有邪热上攻者言之，故用芩、连之苦寒以降之、止之，用葛根以升之、解之，俾表解热退而利自愈，是亦正治法也。余谓只据脉促、喘、汗，未见有热形实据，而以芩、连之品，冀其止泻，恐未必尽善。夫下利太过，中土业已大伤，此际之脉促者,正气伤也;喘者,气不归元也;汗出者,亡阳之渐也。况喘促一证,有因火而喘者,必有火邪可征;有因外寒促者,亦有寒邪可验;有因肾气痰水上逆而致者,亦有阴象痰湿可证。虚实之间,大有分别,切切不可死守陈法,为方囿也。"

《金镜内台方议》记载葛根黄芩黄连汤可散表清里下气外,还能治"阳明大热下利者,又能治嗜酒之人热喘者,取用不穷也"。方中葛根解肌退热,升脾胃清阳而止泻,其先煮葛根使"解肌之力优而清中之气锐",重用为君。正如《神农本草经》所言,葛根治"身大热""起阴气",既可发散太阳经之表邪,解肌退热,并能断"太阳入阳明之路";"起阴气"即其可升津止泻。黄芩、黄连清热燥湿,善清胃肠湿热而止利,共为臣药。甘草为使药,与葛根配伍,治"五脏六腑寒热邪气",加强清热之力,益气和中。四药合用,外疏内清,表里同治,可使表解里和,身热下利得愈。本方虽能解表清里,但从药物配伍来看,应以清里热为主,故对热泻、热痢,不论有无表证,皆可用之。

· 注意事项 ·

下利而不发热,脉沉迟或微弱,病属虚寒者,不宜用。

· 现代应用 ·

现代临床中,此方多用于各种热邪如湿热、瘀热、郁热、火热等导致的多种疾病。

此类痢疾患者,通过现代西医精准检测明确其为传染性疾病;结合粪便常规、粪便培养及药敏、血象、流行病学等检查,从传染源、传播途径、易感人群三管齐下,定点医院治疗,予以抗感染、容量支持、调节电解质酸碱平衡尤为重要。

桂枝甘草加龙骨牡蛎汤治心悸

学习目的

① 掌握桂枝甘草加龙骨牡蛎汤病机、辨证要点。

② 掌握桂枝甘草加龙骨牡蛎汤适应证。

③ 熟悉桂枝甘草加龙骨牡蛎汤用法和注意事项。

· 原　文 ·

《伤寒论》

火逆,下之,因烧针烦躁者,桂枝甘草龙骨牡蛎汤主之。(118)

桂枝甘草龙骨牡蛎汤方

桂枝一两（去皮），甘草二两（炙），牡蛎二两（熬），龙骨二两。

上四味，以水五升，煮取二升半，去滓。温服八合，日三服。

病　案

吴某，男，28岁。2022年9月23日初诊。

"反复心悸乏力半年余，加重7日"。初诊：汗出明显，自汗和盗汗，眠差，心悸明显，时有怔忡，偶有惊恐感，无胸闷胸痛，二便可，时有恶寒。西医诊断：甲状腺功能亢进。中医诊断：心悸；证属心阳不足。

查体：神清气平，心律不齐，第一心音绝对不等，肺部听诊无异常，双手震颤（＋）。舌淡，苔薄白，脉沉细。

实验室及辅助检查：甲功10项显示甲状腺功能亢进，心电图示心房颤动，B超示甲状腺弥漫性增大。

辨证思路

（一）四步辨证法

患者年轻男性，首次发作心悸、乏力，就诊于急诊，查体可见甲亢眼征、闭目手颤，生化及超声检查提示低血钾、甲状腺功能亢进，补液予补钾及甲巯咪唑对症支持治疗。考虑该患者需进一步检查遂收治住院，查房之余仔细分析患者病情，考虑予中药治疗以求缓解。

第一步：辨实证（阳证）、虚证（阴证）

患者年纪虽轻，但此病证反复半年余，或过劳多虑，或过劳伤气，或多虑伤神，日久心阳虚损，不能固护于上而出现心悸、怔忡、惊恐感。初诊兼汗出明显，时有恶寒，脉沉细，呈现虚证、阴证。

第二步：辨热证（阳证）、寒证（阴证）

根据此病症分析结合舌脉，提示患者为寒证、阴证证候。

第三步：辨六经或脏腑（三阳经为阳，三阴经为阴；腑为阳，脏为阴）

第一层：根据此病症分析，桂枝甘草加龙骨牡蛎汤病证属太阳病变心阳不足证范畴。

第二层：辨明表证有无。本患者主诉中明确汗出明显，无恶寒、发热、脉浮，考虑表证不显著。

第三层：辨里证有无。患者自汗和盗汗，眠差，心悸明显，时有怔忡，偶有惊恐感。一则汗多外泄而损伤心阳，二则使人发生惊恐而心神不定，脉沉细，恐其病以里证为主。

第四步：辨兼夹病邪（病邪分阴阳）

此类病症，根据心阳虚轻症重症不同，药物予加减调配。如兼畏寒肢冷重者，加附子以增加温阳之力；神疲短气明显者，加人参以助补气；失眠重者，加五味子、酸枣仁、茯神养心安神；心前区疼痛甚者，加川芎、丹参活血化瘀止痛。

（二）病机

通过以上分析，此患者为心阳不振证。患者病证起于过劳伤气，多虑伤神，加之工作特殊，常夜作耗神，心气虚而神不敛，日久气虚及阳，心阳不足，心神浮越尤甚，故见反复心悸、惊恐不安。汗出明显，时有恶寒，脉沉细，阳气虚象端露。《素问·生气通天论》载"阳气者，精则养神"，故以桂枝甘草加龙骨牡蛎汤补心阳、安神志，以调和阴阳。原文虽是火逆亡阳之症，实际临床较为少见火逆误治，但见心阳虚弱，阳不外固者，用之效如桴鼓。

（三）治则治法

补益心阳，镇潜安神。

（四）处方

桂枝 18g，炙甘草 25g，龙骨 30g，牡蛎 30g。7剂，每日2次，口服。药后心悸减轻，不感乏力，出汗减轻，睡眠好转。

（五）方证解析

本因火疗而治逆，又行攻下之法，一误再误，使得心阳受损，故心神失养，心神浮越，烦躁不安。《伤寒说意》曰："太阳经病，误用火熏，助其经热，是谓火逆。火逆之证，热在表，不在里，误服下药，虚其里阳，其病不解。因复烧针发汗，亡其表阳，阳根欲脱，遂至烦躁不安。宜桂枝甘草龙骨牡蛎汤，疏木培土，敛神气而除烦躁也。"《伤寒指掌》曰："邵评：火逆、烧针、又复下之。三番误治，阴阳俱已虚竭。烦躁者，惊狂之渐也。心阳内伤，故用桂、甘以复心伤之气，龙、牡以安烦乱之神，的是正法。"《伤寒恒论》曰："本方以桂枝入心助阳，甘草以补养心气，龙骨牡蛎以收敛浮越之正气，安神镇惊，全方有调和阴阳，潜镇心神之功。"陈修园说："此为火逆烦躁者，立交通心肾之法也。"

注意事项

心阴虚烦躁证禁用。

现代应用

本方用以治疗某些心悸、怔忡、自汗、盗汗、遗精、滑精等证。近人推广用于治疗某些心血管系统和神经系统疾病，都有很好疗效。心律失常患者需通过现代西医精准检测寻找病因，并对相关病因或存在的器质性疾病进行规范治疗，尤其排除威胁生命的危急重症。

茯苓桂枝甘草大枣汤治奔豚

学习目的

① 掌握茯苓桂枝甘草大枣汤病机、辨证要点。

② 掌握茯苓桂枝甘草大枣汤适应证。

③ 熟悉茯苓桂枝甘草大枣汤用法和注意事项。

· 原　文 ·

《伤寒论》

发汗后，其人脐下悸，欲作奔豚，茯苓桂枝甘草大枣汤主之。（65）

茯苓桂枝甘草大枣汤

茯苓半斤，桂枝四两（去皮），甘草二两（炙），大枣十五枚。

上四味，以甘澜水一斗，先煮茯苓，减二升，内诸药，煮取三升，去滓，温服一升，日三服。

· 病　案 ·

张某，男，52 岁。2019 年 9 月 10 日初诊。

"脐下跳动不安半年"。患者诉近半年来自觉脐下跳动不安，饱受痛苦，失眠多梦，纳差，小便时有困难，自觉有气从少腹上冲，至胸则心慌、胸闷、气短，甚至恐惧不安，多次于外院就诊，全身体检亦未查出病因。每日发作五六次，上午轻而下午重，情绪不佳时尤甚。西医诊断：神经症。中医诊断：奔豚气；证属阳虚水泛。

查体：腹软，无压痛，反跳痛，麦氏征（一），莫氏征（一）。舌质淡，苔白滑，脉沉弦略滑。

· 辨证思路 ·

（一）四步辨证法

患者因长期情绪不遂，饱受脐下跳动不安，失眠多梦，自觉有气从少腹上冲，至胸则心慌胸闷气短，甚至恐惧不安，多次外院检查甚至偏方治疗，效果不显著，痛苦不堪，遂至我科就诊。结合临床血液及全身体检未见病因，考虑躯体功能障碍，属中医奔豚病范畴，遂予中医中药及心理疏导治疗以求缓解。

第一步：辨实证（阳证）、虚证（阴证）

此证脐下悸动、小便难、气从少腹上冲心胸，此乃系心阳上虚，坐镇无权，而下焦水邪得以上犯所致。其舌质淡，苔白滑，脉沉弦略滑。辨虚证(阴证)为主要证候。

第二步：辨热证（阳证）、寒证（阴证）

本案患者乃系心阳上虚，坐镇无权，而下焦水邪上犯所致，故见脐下悸动、小便难、气从少腹上冲心胸，舌质淡，苔白滑，脉沉弦略滑。辨寒证(阴证)为主要证候。

第三步：辨六经或脏腑（三阳经为阳，三阴经为阴；腑为阳，脏为阴）

根据此病症分析，患者病证属太阳病兼变证范畴。

第一层：奔豚气病，其病因起于情志不遂，尤其忧思、惊恐等。《诸病源候论》载："起于惊恐忧思所生"，"其气乘人，若心中踊踊，如车所惊，如人所恐，不藏不定，饮食辄呕，气满胸中，狂痴不定，妄言妄见……心中闷乱，不欲闻人声，休作有时，乍瘥乍急，呼吸短气，手足厥逆，内烦结痛，温温欲吐……诊其脉来触祝触祝者"。

第二层：本方所主为"欲作奔豚"。奔豚气病，其病邪有热、寒、饮之异。

第三层：奔豚气病，病变有肝、心、肾之别，但上冲之理均与冲脉有关。尤在泾在阐述奔豚病的同时，不但强调了病在肾，而且特别说明"奔豚惊怖，皆自肝病"，"以肝肾同处下焦，而其气并善上逆也"。

第四步：辨兼夹病邪（病邪分阴阳）

奔豚病是以阵发性地自觉有一股气从少腹上冲至胸或咽喉，气息急迫，痛苦万分，犹如欲死之状为特征的一种疾病。临证用茯苓桂枝甘草大枣汤治疗欲作奔豚，或奔豚，若心阳虚甚者，亦可重用桂枝；水饮甚者重用茯苓，再加白术、泽泻、猪苓。另外，张仲景还提出了一些相应的方剂："奔豚气上冲胸，腹痛，往来寒热，奔豚汤主之。""发汗后，烧针令其汗，针处被寒，核起而赤者，必发奔豚，气从少腹上冲心者，灸其核上各一壮，与桂枝加桂汤。""发汗后，其人脐下悸者，欲作奔豚，茯苓桂枝甘草大枣汤主之。""太阳病发汗，汗出不解，其人仍发热，心下悸，头眩，身瞤动，振振欲擗地者，真武汤主之。"

（二）病机

此证气从少腹上冲于胸，名曰奔豚。乃系心阳上虚，坐镇无权，而下焦水邪得以上犯。仲景治此证有二方，若气冲而小便利者，用桂枝加桂汤；气冲而小便不利者，则用茯苓桂枝甘草大枣汤。今脐下悸而又小便困难，乃水停下焦之苓桂枣甘汤证（《新编伤寒论类方》）。心在上位而主火，以其阳气震慑肾水而不泛滥。若心阳虚，心火衰则不能制水于下，若水气发动，表现为气从少腹上冲心胸至咽喉者，已作奔豚；若脐下悸，是为水气初动，与阳气相搏，故为欲作奔豚，其人必有小便不利。奔豚欲作者，以茯苓桂枝甘草大枣汤主之。如奔豚方作，气从少腹上冲心部者，以桂枝加桂汤主之。如奔豚盛作，气上冲胸，头疼腹痛，往来寒热者，以奔豚汤主之。

（三）治则治法

温通心阳，化气行水。

（四）处方

茯苓 50 g，桂枝 10 g，肉桂 6 g，炙甘草 6 g，大枣 15 枚，合欢花 15 g，玫瑰花 15 g，夜交藤 30 g。7 剂，水煎服。回诊诉 3 剂后小便清长，气冲症状明显改善。

（五）方证解析

《伤寒恒论》："既称发汗后其人脐下悸者，是必因发汗而伤及肾阳也，肾阳既衰，不能镇纳下元水气，以致脐下悸，欲作奔豚，法宜回阳为是。原文所主之方，取茯苓以伐肾邪，而使水气下泄，不致上奔，真立法之妙谛也。"《医宗金鉴》云："本方即苓桂术甘汤去白术加大枣倍茯苓也，彼治心下逆满，气冲胸，此则脐下悸欲作奔豚。盖以水停中焦，故用白术，水停下焦，故倍茯苓，其病由汗后而起，自不外乎桂枝之法也。"

方中重用茯苓为主药，淡渗利水，引水下行，并能宁心定悸；桂枝散寒降逆，通阳化气利水；大枣、炙甘草与茯苓相配，健脾益气，培土制水，与桂枝相配，辛甘合化，温通心阳，防水饮上逆。四味合用，共奏温通心阳、化气利水、降饮止逆、交通心肾之功。

· 注意事项 ·

五苓散，散太阳之水停。苓桂术甘汤，泄太阴之水蓄。茯苓桂枝甘草大枣汤，防少阴之水逆，此方堵阳明之水渍，数方增减，不过一二味，而主治各别，能解此，自不敢孟浪处方矣！

· 现代应用 ·

奔豚气发病与易感人群的心理、性格、人格、体质以及遗传基因特质等因素有关。易感人群具有诸如性格敏感多疑、内向、忧郁、焦虑、恐惧、神经衰弱、易受暗示等情志性疾病的气质禀赋。本方临床用于治疗神经症、神经性心悸、假性癫痫、慢性胃炎、慢性肾炎等疾病。

茯苓桂枝白术甘草汤治胃胀

学习目的

① 掌握茯苓桂枝白术甘草汤病机、辨证要点。
② 掌握茯苓桂枝白术甘草汤适应证。
③ 熟悉茯苓桂枝白术甘草汤用法和注意事项。

· 原　文 ·

《伤寒论》

伤寒若吐若下后，心下逆满，气上冲胸，起则头眩，脉沉紧，发汗则动经，身为振振摇

者,茯苓桂枝白术甘草汤主之。(67)

《金匮要略》

① 心下有痰饮,胸胁支满,目眩,脉沉弦者,茯苓桂枝白术甘草汤主之。茯苓四两,桂枝三两,白术三两,甘草二两,上四味,以水六升,煮取三升,分温三服,小便则利。(16)

② 夫短气有微饮,当从小便去之,苓桂术甘汤主之。(17)

茯苓桂枝白术甘草汤方

茯苓四两,桂枝三两(去皮),白术、炙甘草各二两。

上四味,以水六升,煮取三升,去滓。分温三服。

· 病 案 ·

胡某,女,40岁。2005年10月18日初诊。

"胃脘胀痞堵1个月"。近1月胃脘胀痛,胃镜示慢性浅表性胃炎,HP(+),予抗HP四联治疗,胃胀痛加重,自行停用西药。经中药治疗后胃痛缓解,但餐后半小时仍觉胃脘胀满痞堵,行走晃动时可闻胃中有"咕咕"水声,平素怕冷,时而头目眩晕。西医诊断:急性胃肠炎。

查体:腹软,无压痛、反跳痛,麦氏征(一),莫氏征(一)。舌虚胖,边有齿痕,苔薄白腻,脉沉细弦。

· 辨证思路 ·

(一)四步辨证法

患者因饱餐后出现胃脘痞胀等消化道症状,就诊于急诊,查体可见腹略胀满,无压痛,血常规及腹部CT等检查考虑HP相关性胃炎,补液予抑酸护胃及对症支持治疗后仍无好转,因患者病情慢性反复发作,亦是中医优势病种,坐诊之余仔细寻问四诊合参,考虑予中药治疗以求缓解。

第一步:辨实证(阳证)、虚证(阴证)

患者无表证之恶寒、发热等,此证脉沉细弦而非脉浮紧,辨为虚证、里证。

第二步:辨热证(阳证)、寒证(阴证)

平素怕冷,胃脘胀满痞堵,胃中振水声,起则头目眩晕,恐其中阳虚,脾运失职,不能制水,水饮上冲,气上冲胸,或水气蒙蔽清窍,辨阴证、寒证为主要证候。

第三步:辨六经或脏腑(三阳经为阳,三阴经为阴;腑为阳,脏为阴)

第一层:辨太阳病转属厥阴变证。根据病情分析,表证无征,不难判断。

第二层:辨太阳转属厥阴证。正如《伤寒附翼》载:"茯苓桂枝白术甘草汤:治伤寒吐下后,心下逆满,气上冲胸,起则头眩,脉沉紧,复发汗而动经,身为振摇者。此太阳转属厥阴之症也。吐下后,既无下利胃实症,是不转属太阴阳明;心下又不痞硬而逆满,是病已过太阳矣。此非寒邪自外而内结,乃肝邪自下而上达,其气上冲心可知也。下实而上虚,故起则头眩,脉因吐下而沉,是沉为在里矣。复发汗以攻其表,经络空虚,故一身振摇也。夫诸紧为寒,而指下须当深辨。浮沉俱紧者,伤寒初起之脉也;浮紧而沉不紧者,中风脉也。若下后结胸热实而脉沉紧,便不得谓之里寒,此吐下后热气上冲,更非里寒之脉矣。紧者弦之转旋,浮而紧者名弦,是风邪外伤;此沉而紧之弦,是木邪内发。凡厥阴为病,气上冲心。此因吐下后胃中空虚,木邪因而为患,是太阳之转属,而非厥阴之自病也。"

第三层:辨非太阳转属阳明腑实证。阳明病,胃家实是也。此患者胃脘痞满,大便通畅,舌脉亦无燥热之象,故可资鉴别。

第四步:辨兼夹病邪(病邪分阴阳)

水饮病,当辨其六经脏腑病位、水饮轻重缓急分而论治,阳虚甚者,加用温阳药,水饮甚者,加强利水功效。《伤寒寻源》曰:"五苓散,散太阳之水停。苓桂术甘汤,泄太阴之水蓄。茯苓桂枝甘草大枣汤,防少阴之水逆,此方堵阳明之水渍,数方增减,不过一二味,而主治各别,能解此,自不敢孟浪处方矣!"

(二)病机

本例患者平素怕冷,恐其中阳虚,脾运失职,不能制水,水饮上冲,故见胃脘胀满痞堵,胃中振水声;脾主升清,阳虚不能上升于上,清窍反被水气所蒙蔽,故起则头目眩晕。与"心下逆满,起则头眩"不谋而合。脉沉主水病,舌虚胖边有齿痕,苔薄白腻主脾虚水饮不化。《金匮要略》云:"病痰饮者,当以温药和之。"综上分析,本案病机为:脾胃气虚,水气上冲。方证对应,《伤寒寻源》云:"苓桂术甘汤,泄太阴之水蓄。"

(三)治则治法

温阳健脾,利水降冲。

(四)处方

茯苓 30 g,肉桂 10 g,白术 12 g,泽泻 12 g,白芍 20 g,甘草 15 g,青陈皮各 12 g,枳壳 10 g,苏梗 12 g。7 剂。

服药后胃脘痞胀十去其九,胃鸣亦大减,再予原方 7 剂而愈。

(五)方证解析

《医宗金鉴》云:"今误吐下,则胸虚邪陷,故心下逆满,气上冲胸也。若脉浮紧,表仍不解,无汗当用麻黄汤,有汗当用桂枝汤,一汗而胸满气冲可平矣。今脉沉紧,是其人必素有寒饮相挟而成。若不头眩,以瓜蒂散吐之,亦自可除。今乃起则头眩,是又为胸中阳气已虚,不惟不可吐,亦不可汗也。如但以脉之沉紧为实,不顾头眩之虚,而误发其汗,则是无故而动经表,更致卫外之阳亦虚,一身失其所倚,故必振振而摇也。主之以苓桂术甘汤者,涤余与扶阳并施,调卫与和荣共治也。"

《伤寒悬解》云:"吐伤胃阳,则病上逆,浊气冲塞,故心下逆满。阳气浮升而无根,故起则头眩。下泻脾阳,则病下陷,风木抑郁,故脉沉紧。木愈郁而愈升,升发太过,而不得平,故气上冲胸。又复发汗,以亡经中之阳,温气脱泻,木枯风动,于是身体振摇,势如悬旌。此缘于水旺土湿而风木郁动也,苓桂术甘汤,苓、术泻水,桂枝疏木,而甘草补中也。"

《伤寒附翼》云:"茯苓桂枝白术甘草汤……君以茯苓,以清胸中之肺气,则治节出而逆气自降;用桂枝以补心血,则营气复而经络自和;白术培既伤之元气,而胃气可复;甘草调和气血,而营卫以和,则头自不眩而身不振摇矣。若粗工遇之,鲜不认为真武症。"

本方是主治脾阳式微,寒湿内聚而成痰饮的著名经方,药仅四味,然配伍有度,选药精良,用之得当,疗效确切。方中茯苓淡渗利水,宁心益气;桂枝调和营卫,化气通阳;白术健脾燥湿,温运中阳;甘草补中益气,调和诸药。方中苓桂相助,温阳利水之力更强,又与白术相伍,则培土制水,相得益彰;白术虽偏燥,得甘草之缓,祛湿而不伤阴,此乃刚柔相济、冲和之方。

·注意事项·

本方药性偏温,痰饮兼夹内热者,不宜使用。本方证辨证时需谨慎,汤本求真认为,苓桂术甘汤证其冲逆证并不是一直存在的,当受情志刺激或劳累后发作会相当明显,而休止时则无关紧要,条文"起则头眩",即提示阵发性的特点。但真武汤之心悸、眩晕一般都是持续存在的。苓桂术甘汤主要针对心下胸部的人体上部为主,而五苓散有泽泻、猪苓,常针对少腹部不适之下焦病变。苓桂术甘汤是以头晕、心悸、汗出的上冲为表现,而甘姜苓术汤是以腰部发冷、沉重的阳虚为主。

·现代应用·

苓桂术甘汤治疗疾病范畴涉及如神经症(神经衰弱、神经质、癔病等,表现出浑身不舒服,常以头晕、心悸、汗出、小便不利、失眠为主诉)、心脏疾病、眼科疾病、运动神经系统疾患(癫痫、痿证)。

现代西医胃肠镜、呼气试验、理化指标、CT等精准检测可明确胃胀病因。嘱患者调整饮食结构,改善作息规律,调节情志,并根据所诊断的病情对症治疗。

厚朴生姜半夏甘草人参汤治腹胀痛

学习目的

①掌握厚朴生姜半夏甘草人参汤病机、辨证要点。

②掌握厚朴生姜半夏甘草人参汤适应证。

③熟悉厚朴生姜半夏甘草人参汤用法和注意事项。

·原　文·

《伤寒论》

发汗后，腹胀满者，厚朴生姜半夏甘草人参汤主之。（66）

厚朴生姜半夏甘草人参汤方

厚朴半斤（炙、去皮），生姜半斤（切），半夏半升（洗），甘草二两，人参一两。

上五味，以水一斗，煮取三升，去滓，温服一升，日三服。

·病　案·

王某，女，18岁。2019年12月18日初诊。

"腹胀痛6天"。患者近6日腹胀腹痛，午后明显，喜按，按后腹痛可减轻，伴嗳气，无口干，时口苦，无呕吐，时恶心，大便正常，小便可。西医诊断：急性胃肠炎。中医诊断：痞满；证属中焦脾虚，气机壅滞。

查体：腹软，无压痛，无反跳痛，麦氏征（一），莫氏征（一）。舌红，苔白腻，尖红点，脉弦细。

·辨证思路·

（一）四步辨证法

患者平素不规律饮食后出现腹胀腹痛，就诊于急诊，查体可见咽部轻度充血，血常规提示细菌感染征象，全腹部CT未见明显异常，补液予抗感染及对症支持治疗，家属亦要求中药调理肠胃，遂辨证施治。

第一步：辨实证（阳证）、虚证（阴证）

本案例患者腹胀腹痛，喜按，按之症状减轻，大便不干，嗳气。根据此病症分析，当属阴证、虚实夹杂证。

第二步：辨热证（阳证）、寒证（阴证）

患者舌红，苔白腻，尖红点，脉弦细。腹痛，喜按，大便不干。辨当属阴证、寒证。

第三步：辨六经或脏腑（三阳经为阳，三阴经为阴；腑为阳，脏为阴）

第一层：辨太阴病。脾主大腹，患者腹胀痛，亦温喜按，大便通畅，故本病辨为太阴脾经。

第二层：辨明表证有无。本患者主诉腹胀腹痛，午后明显，喜按，按后腹痛可减轻，伴嗳气等太阴脾经之证，并无"太阳之为病，脉浮"脉象，呈弦细表现，因此本患者病邪不在表证。

第三层：辨里证有无。脾主运化，易受寒邪或内伤生冷，损伤脾阳，运化失职，寒湿停滞，出现本证腹胀时痛，喜温喜按，故本证属于里证无疑。

第四步：辨兼夹病邪（病邪分阴阳）

痞病分虚实，临床根据具体情况而辨治，在应用厚朴生姜半夏甘草人参汤基础上，火结证常加黄连、瓜蒌以清热散结；水结证常加紫苏叶、茯苓以化气利水；气结证常加白术、枳实以益气健脾、消食导滞。

（二）病机

现代年轻女性，多因饮食不节或久坐缺乏运动或作息不规律或情志不遂，导致中焦脾虚，气机壅滞，则见腹部胀满，甚至不通则痛。本案例患者腹胀腹痛，喜按，按之症状减轻，大便不干，嗳气，辨之为虚胀，非热结在里、阳明腑实证及阳虚冷结之证。故治疗时必须考虑到既须消导又要补虚，即补虚健脾，行气除滞。

（三）治则治法

健脾温运，宽中除满。

（四）处方

厚朴 12 g，生姜 12 g，制半夏 6 g，炙甘草 6 g，北沙参 3 g，黄连 5 g，黄芩 5 g。免煎剂 7帖，每日 2 次。复诊脘腹胀痛明显缓解。

（五）方证解析

《伤寒悬解》曰："胃不偏燥，脾不偏湿，脾升胃降，中气转运，胸腹冲和，故不胀满。汗泄中气，阳虚湿旺，枢轴不运，脾陷胃逆，则生胀满。厚朴生姜甘草半夏人参汤，人参、甘草补中而扶阳，朴、夏、生姜降浊而行郁也。"

《伤寒恒论》曰："郑论：此病腹胀满由于发汗后，明是汗出伤及胸中之阳，以致浊阴上干，闭其清道，壅而为满，法宜补中宣通，原方亦可用，似不若理中加行滞药为当。""本方为温运脾阳，宽中除满，消补兼施之剂。厚朴味苦辛，性温，下气开滞，豁痰泄实，故能平胃气而除腹满，生姜辛开理气，半夏开结燥湿，人参、甘草健脾培土以助运用。参、草非胀满之要药，临床时分量宜轻。除用治脾虚作胀外，近人推广用于慢性胃炎、胃肠消化不良等病症。"

《素问·藏气法时论》曰："脾欲缓，急食甘以缓之，用苦泄之。"方中君以微苦性温之厚朴，善于下气行散，除胃中滞气而燥脾，泄满消胀最宜。生姜味辛性温，宣散通阳，行胃中之滞气；半夏辛温，降逆开结涤痰，降胃中逆气；两者与厚朴为伍，辛开苦降，温阳行气，使泄满消胀之力更强。本方腹胀满因脾虚气滞而致，若只消不补，则脾气难复，邪气易于复聚。故佐以甘平之甘草补气健脾，并兼有调和诸药之。然甘草补中之力尚弱，使以少量人参增强其作用。诸药配合，补而不滞，消而无伤，消补并行而不悖，法颇完密。

· 注意事项 ·

阳明腑实证、热证、虚证慎用。

· 现代应用 ·

多用于引起腹胀、腹痛症状的慢性胃炎等。多种病因均可导致腹胀、腹痛，常见于多系统多脏器疾病,当明确腹胀、腹痛的病因,进而针对疾病采取具体治疗措施。

小建中汤治腹痛

学习目的

① 掌握小建中汤病机、辨证要点。

② 掌握小建中汤适应证。

③ 熟悉小建中汤用法和注意事项。

· 原　文 ·

《伤寒论》

① 伤寒二三日,心中悸而烦者,小建中汤主之。(102)

② 伤寒,阳脉涩,阴脉弦,法当腹中急痛,先与小建中汤,不差者,小柴胡汤主之。(100)

《金匮要略》

① 虚劳里急,悸,衄,腹中痛,梦失精,四肢酸疼,手足烦热,咽干口燥,小建中汤主之。(6)

② 男子黄,小便自利,当与虚劳小建中汤。(15)

③ 妇人腹中痛,小建中汤主之。(22)

小建中汤方

桂枝三两(去皮),甘草三两(炙),大枣十二枚,芍药六两,生姜三两,胶饴一升。

上六味,以水七升,煮取三升,去滓,内胶饴,更上微火,消解,温服一升,日三服。

· 病　案 ·

张某,男,36岁。2019年6月20日初诊。

"腹痛1日"。患者近日受凉后脐周腹痛,喜按喜暖,怕冷,痛甚自觉寒气自上下迫。西医诊断:急性胃肠炎。

查体:腹软,脐周压痛,无反跳痛,麦氏征(一),莫氏征(一)。舌淡红偏暗,脉虚弦。

· 辨证思路 ·

(一) 四步辨证法

患者因吹空调受凉后因出现脐周腹痛,喜按喜暖,怕冷,痛甚自觉寒气自上下迫等症,就诊于急诊。查体可见脐周压痛,但血常规及 CT 等检查已排除急腹症,补液予抗感染、解痉止痛及对症支持。仔细分析患者病情,考虑予中药治疗以求缓解。

第一步:辨表里、阴阳证

本患者主诉中并无"太阳之为病,脉浮"脉象,呈弦细表现,因此本患者病邪已入里,表证不显,辨属阴证、里证。

第二步:辨寒热、虚实证

脐周腹痛,喜温按,痛时自觉有寒气上下冲击,脉虚弦,怕冷,辨其病应属寒证、虚证。

第三步:辨六经或脏腑(三阳经为阳,三阴经为阴;腑为阳,脏为阴)

第一层:辨太阴脾经病。患者腹被寒邪所侵,腹痛怕冷喜按,部位在脐腹部,中州寒滞,气血失和,故本病患者辨为太阴病。

第二层:辨明表证有无。本患者主诉中并无"太阳之为病,脉浮"脉象,呈弦细表现,因此本患者病邪已入里,表证不显。

第三层:辨里证有无。程扶生说:"太阴之脏为脾,太阴之脉入腹,故腹满时痛吐利,为太阴病也。"本案患者主诉结合舌淡红偏暗,脉虚弦,辨其为里证。

第四步:辨兼夹病邪(病邪分阴阳)

小建中汤从《伤寒杂病论》用于治疗虚寒腹痛、虚人外感、虚劳、黄疸、妇人腹痛开始,后经临床验证和拓展,其"和中"思想也可运用于上下内外不调和的艾滋病、失眠、急性胃炎腹痛、顽固性便秘、糖尿病、抑郁症等杂病。

(二) 病机

患者腹痛喜按,痛时自觉有寒气自上下迫,脉虚弦,微恶寒,此为肝乘脾,脉虚弦,是木陷之象。营虚下陷而卫气不出,所以微恶寒,并非外感之恶寒。微恶寒者,典型的木气下陷之症。症为腹痛,木陷克土,小建中汤,升达左路之方,疏木而培土。

(三) 治则治法

建中补脾,调和气血。

(四) 处方

桂枝 15 g,白芍 12 g,炙甘草 9 g,生姜 5 片,大枣 12 枚,饴糖 15 g(自备)。7 剂。7 剂后随访腹痛消失。

(五) 方证解析

"伤寒二三日,心中悸而烦者,小建中汤主之",提示阳气内虚则烦,阴气内虚则悸。《金匮要略》中里急、腹中痛为里寒之象,而悸、衄、四肢酸疼、咽干口燥、手足烦热为热象,此为阴阳失于维系,而现虚劳阴阳两虚、寒热错杂之证。方中饴糖、甘草、大枣均味甘,甘味可补脾胃、建中州,中气得复则气血生化有源。配辛味之桂枝、生姜,共奏发散化阳之功;合芍药之酸苦,而成化阴之义。然腹中急痛者,为中土虚为木所乘,故加芍药以泄木。胃为卫气化生之源,脾乃荣气充盈之处,如此脾胃健而荣卫通,阴阳和而诸证皆愈。故小建中汤以甘温补中为主,具有补益脾胃、化生气血、燮理阴阳、调和营卫之功。

《伤寒寻源》曰:"此桂枝汤倍芍药而加胶饴也。本太阳表药,一转移而即变为安太阴之制,神化极矣。伤寒二三日,心中悸而烦者,中土虚馁,都城震恐,桂枝汤本主和营复阳,而但倍芍药加胶饴,奠安中土,故曰建中,甘能满中,仍与桂枝汤同,故重申其禁曰,呕家不可用建中汤,以甜故也。……伤寒阳脉涩,阴脉弦,腹中急痛者,先与小建中汤。盖阳脉涩,则中土已虚,阴脉弦,则木来贼土之象,腹中急痛,是脾阳下陷,此时若用小柴胡制木,其如中土先已虚馁何,夫中土虚馁,非甘不补,土受木克,非酸不安,必先以小建中汤,扶植中土,土气既实,若不瘥,再以小柴胡,疏土中之木,用药自有先后,非先以小建中姑为尝试也。"

小建中汤作为"建中法"代表方剂,辛甘化阳与酸甘化阴同用,重建中气、调和气血阴阳、温中补虚、和里缓急,核心思想是调节阴阳平衡以达"中和",从而达到治疗疾病的目的。

注意事项

《伤寒论》之腹痛与腹中痛在病位、病因、病机、治法方面均有所差异。腹痛,其病位偏于脐下,病因多属"寒中",阴寒之邪搏结肠胃,乃阳气不足,阴气不足之证,治疗当以"温"字立法,根据具体辨证又有温固、温化、温通之异;腹中痛,病位较腹痛为上,多在脐上,亦可攻痛于心下,病因多为气血津液失和所致,虽致病邪气繁杂,亦应详辨,治疗应以"和"字立法,小建中汤之和脾胃,调营卫虚实;小柴胡汤之和肝胆表里,调内外虚实;黄连汤之和胸胃上下寒热;四逆散和水气阴阳。里虚脉急,虚劳不足所致腹中痛,治宜和阴阳之小建中汤;邪正相搏,结于胁下所致腹中痛,治宜和表里之小柴胡汤;寒热分踞胸胃上下,阴阳不交所致腹中痛,治宜和寒温之黄连汤;肝气郁结,阳郁湿阻所致腹中痛,治宜和气机之四逆散。

现代应用

可应用于腹痛,以及上下内外不调和的艾滋病、失眠、急性胃炎腹痛、顽固性便秘、糖尿病、抑郁症等杂病。腹痛病因复杂,首选排除急腹症及危及生命的心、血管等危急重症,通过现代先进的检查技术明确腹痛的病因,进而针对疾病采取具体治疗措施。

桂枝人参汤治腹痛

学习目的

① 掌握桂枝人参汤病机、辨证要点。

② 掌握桂枝人参汤适应证。

③ 熟悉桂枝人参汤用法和注意事项。

原 文

《伤寒论》

太阳病,外证未除,而数下之,遂协热下利,利下不止,心下痞硬,表里不解者,桂枝人参汤主之。(163)

桂枝人参汤方

桂枝四两,甘草四两(炙),白术三两,人参三两,干姜三两。

上五味,以水九升,先煮四味,取五升,纳桂,更煮取三升,去滓,温服一升,日再服,夜服一次。

病 案

韩某,女,50岁。2021年2月12日初诊。

"腹痛3日"。患者3日前食生冷食物后腹痛隐隐,并腹泻4次/日,黄水样便,腹部微凉,就诊时暖宝宝贴腹部保暖,食入欲吐,胃脘胀闷不适,腹略膨胀,时有局限性辘辘鸣音,手足冷,乏力。西医诊断:急性脂膜炎。中医诊断:腹痛;证属脾胃气虚,寒饮内停。

查体:腹软,无压痛反跳痛,麦氏征(一),莫氏征(一)。舌淡红边有齿痕,苔白微腻,脉略数而无力。

实验室及辅助检查:血常规示白细胞偏高,心肝肾、电解质、凝血功能无异常,腹部CT提示脂膜炎。

辨证思路

(一) 四步辨证法

患者饮食生冷,损伤脾胃,故见临床常见的消化道症状,就诊于急诊,查体可见腹软偏凉,脐周压痛,无反跳痛,但血常规及腹部 CT 等检查考虑急性脂膜炎,补液予抗感染及对症支持治疗,考虑患者急性发作,要求中药调理,故辨证施治。

第一步:辨表里、阴阳证

本方证乃嗜食生冷,太阴脾土受损,脾阳伤而寒湿内生,部分表邪随之内陷,辨属阴证、表里同病。

第二步:辨寒热、虚实证

本案患者脉数无力,手足冷,腹中雷鸣,心下不适,下利不止,此是脾胃虚寒之象。中气伤败,故犹如死也。舌淡红边有齿痕,苔白微腻,脉略数而无力,亦是佐证。故本病例辨属里虚寒为主。

第三步:辨六经或脏腑(三阳经为阳,三阴经为阴;腑为阳,脏为阴)

第一层:辨太阴脾经病。根据此病症分析,病变脏腑在太阴脾经,亦可见于误下后脾气虚寒而表邪不解者。

第二层:辨明表证有无。本患者主诉中并无"太阳之为病,脉浮"脉象,呈略数无力表现,以致里寒伴表证,以里证为甚。

第三层:辨里证有无。程扶生说:"太阴之脏为脾,太阴之脉入腹,故腹满时痛吐利,为太阴病也。"本案患者主诉结合舌脉,辨其为里证。

第四步:辨兼夹病邪(病邪分阴阳)

患者素有脾胃衰弱之证,因感寒而致胃痛。本方由理中汤加桂枝而成,表里同治而重在和里。吴修飞曰:"桂枝人参汤是理中汤加桂枝;与白虎加桂枝汤格局一样,前者里虚加外感,后者里实加外感。因此凡是理中汤证兼有太阳中风皆可加减应用。"若寒邪较甚,加强驱寒温阳之品;若夹湿邪,加健脾温胃化湿之品;若腹痛明显,可加缓急止痛类。

(二)病机

本方证乃嗜食生冷,太阴脾土受损,脾阳伤而寒湿内生,部分表邪随之内陷,以致里寒伴表证。表证未除,故发热恶寒、头身疼痛;损伤脾阳,运化失职,升降反作,浊阴不降,壅塞胃脘,则心下痞硬;清阳不升,则见下利不止;气机阻滞,则腹痛;中焦虚寒,故见口不渴,舌淡苔白滑;脉浮虚乃外有表寒里有虚寒之征。桂枝人参汤,温脾胃之虚寒也。

(三)治则治法

温中解表。

(四)处方

桂枝 15g,炙甘草 12g,白术 12g,党参 12g,炮姜 9g。7 剂后症状缓解,嘱其饮食规律,勿食生冷辛辣刺激食品。

(五)方证解析

黄元御《伤寒悬解》曰:"桂枝人参汤,桂枝通经而解表热,参、术、姜、甘温补中气,以转升降之机也。太阴之胸下结硬,即痞证也。自利益甚,即下利不止也。中气伤败,痞与下利兼见,人参汤助中气之推迁,降阳中之浊阴则痞消,升阴中之清阳则利止,是痞证之正法。诸泻心,则因其下寒上热,从此而变通也。"

《伤寒来苏集》曰："此之谓有表里症,然病根在心下,非辛热何能化痞而软硬,非甘温无以止利而解表。故用桂枝、甘草为君,佐以干姜、参、术,先煎四物,后纳桂枝,使和中之力饶,而解肌之气锐,于以奏双解表里之功,又一新加法也。"

本方证是里虚寒兼表不解之表里同病,但以太阴里虚寒为主,故治宜温里解表。本方由理中汤加桂枝组成,方中人参补脾益气,干姜温中散寒,白术健脾燥湿,甘草和中益虚,四味相合,共奏温中散寒止利之功;桂枝解太阳之表邪,并能助理中汤温中散寒。诸药相伍,共成温里解表之剂。

· 注意事项 ·

应用本方时,当注意方中剂量的比例,尤其是桂枝、甘草用量。桂枝于方中有表证则解肌散邪。若无表证则尽走里以温中散寒通阳,切不可固执桂枝于方中但解表证,当从具体应用中去揣度桂枝效用,只有这样,方可对桂枝人参汤疗脾胃虚寒证以阳虚为主者有正确的认识,方可有效地运用桂枝人参汤。

煎煮药物时,当后下桂枝,后下者,取其解表散邪,若治单一里证者,则不需后下;诸药同煎煮者,取其温中散寒补阳也。本方煎煮方法不同于一般方药煎煮,当煎后去滓再煎。再煎者,取方药醇和之性,使药物功用既能有效地驱邪,又能和脾胃之气,以使病证除而脾胃之气复。

本方服用方法是白天2次,夜间服用1次,夜间服药者,顺应脾胃之气,促脾胃主时之气旺而病愈也。

· 现代应用 ·

现代医家常用本方治疗以发热下利为主诉的外感疾病,如胃肠型感冒、急性胃肠炎。平素胃肠功能不佳之人或患有慢性胃炎、消化性溃疡、功能性消化不良、慢性胆囊炎、慢性结肠炎等疾病复感外邪,兼有表证者。病毒性心肌炎、冠心病等心脏病出现气上冲或心下悸而便溏、不欲饮食者。

茯苓四逆汤治胃痛

学习目的

① 掌握茯苓四逆汤病机、辨证要点。

② 掌握茯苓四逆汤适应证。

③ 熟悉茯苓四逆汤用法和注意事项。

·原　文·

《伤寒论》

发汗,若下之,病仍不解,烦躁者,茯苓四逆汤主之。(69)

茯苓四逆汤方

茯苓四两,人参一两,甘草二两(炙),干姜一两半,附子一枚(生用,去皮,破八片)。

上五味,以水五升,煮取三升,去滓。温服七合,日二服。

·病　案·

赵某,男,50 岁。2019 年 4 月 20 日初诊。

"胃痛伴反酸 1 周"。患者近 1 周胃脘痛时常发作,嗳气泛酸,胸骨后不适,腹胀,欲呕,吐涎沫,心烦,口中和不思饮,小便少,时心悸。患者既往十二指肠球部溃疡病史。西医诊断:急性胃肠炎。中医诊断:胃痛;证属胃虚气逆,寒饮上犯。

查体:心肺(一),腹软,无压痛、反跳痛,麦氏征(一),莫氏征(一)。舌淡红,苔白腻,脉沉弦细。

·辨证思路·

(一)四步辨证法

患者不节饮食,加之既往十二指肠溃疡病史,主诉胃脘时痛,就诊于急诊,查体可见上腹部轻压痛,但血常规等检查没有明显细菌感染征象,补液予抑酸、护胃、解痉、止痛及对症支持治疗。考虑患者多次饮食不慎导致病情反复发作,查房之余仔细分析患者病情,考虑予中药治疗以求缓解。

第一步:辨实证(阳证)、虚证(阴证)

患者脉沉弦细,时胃脘痛,腹胀,口中和不思饮,小便少,时心悸,并无"太阳之为病,脉浮"征象,不难辨其乃属虚证、阴证。

第二步:辨热证(阳证)、寒证(阴证)

本案脉沉弦细,时胃脘痛,腹胀,口中和不思饮,小便少,时心悸,里虚寒甚。泛酸欲呕,吐涎沫,辨为寒证、阴证。

第三步:辨六经或脏腑(三阳经为阳,三阴经为阴;腑为阳,脏为阴)

第一层:本证病位在脾胃,属于阴阳俱虚之证,以阳虚、太阴脾虚为主。故本证见时胃脘痛,腹胀,口中和不思饮,小便少,时心悸,里虚寒甚,脉沉弦细,舌淡红,苔白腻等证。

第二层:辨明表证有无。根据太阳经证的体征,本案无表证征象。

第三层:辨明里证有无。根据舌脉以及腹部症状,考虑津血虚甚,胃虚气逆,寒饮上犯,辨为里证。

第四步:辨兼夹病邪(病邪分阴阳)

本证阳虚日久,阳虚阴胜,可发展为阴阳俱虚之重症。或阳虚不足,阴即有余,周身失于温煦,有形实邪变生,血凝为瘀,液凝为痰,水聚为饮,病情缠绵难愈,应根据本虚标实缓解,辨证治之。

(二)病机

因其述症过简,历代医家对本条文见解不一,争论的焦点主要集中在以下两个方面:其一,对本方证病机的认识,分别从阳虚、阴阳俱虚、心主血气不足、阳虚兼水气四个角度论述病机;其二,对方中重用茯苓的理解有两种观点,一种是"补益",一种是"祛邪"开门,《医宗金鉴》提到的"茯苓抑阴邪,伐水邪"更为贴切。

茯苓四逆汤证的形成乃先汗病不解,或采用攻下的方法病仍不解而造成的病证。汗下均为祛邪而设,误用则伤人正气。发汗过多,则虚其阳气;妄用攻下,则耗其阴液。陈修园言:"以太阳底面,即是少阴,汗伤心液,下伤肾液,少阴之阴阳水火隔离所致也。"由此,肾阳虚衰,失其蒸腾气化,水浊之邪内停,上扰于心则烦躁。常见于:①太阳病误治,汗多既亡阳,下多又亡阴,导致阴阳两虚,邪独不解,故生烦躁。②太阳与少阴为表里,误治太阳,极易损伤少阴,少阴为水火之脏,少阴之阴阳两伤,水火失济。肾阳虚衰,失其蒸腾气化,水浊之邪内停,上扰于心则烦躁(少阴阳虚,水湿内停)。

(三)治则治法

温补脾胃,温化水饮。

(四)处方

茯苓20g,党参10g,制附片(先煎)10g,干姜6g,炙甘草6g。7剂,水煎服。

上药服2剂,胃脘痛减,4剂后诸症明显减轻,继随证调理月余,自感无所苦。

(五)方证解析

《删补名医方论》曰:"凡太阳病治不如法,汗后复下,或下后复汗,误而又误,变成坏病。若其人阳盛而从热化,则转属三阳,阳衰而从寒化,则系在三阴。此二汤所治之烦躁,皆坏病也。烦躁虽六经俱有,而多见于太阳、少阴者,太阳为真阴之标,少阴为真阳之本也。未经汗下而烦躁,多属阳,其脉实大,其证渴热,是烦为阳盛,躁为阴虚。已经汗下而烦躁,多属阴,其脉沉微,其证汗厥,是烦为阳虚,躁为阴极也。夫先下后汗,于法为逆,外无大热,内不渴呕,似乎阴阳自和,而实妄汗亡阳,所以虚阳扰乱于阳分,故昼日烦躁不得眠,盛阴偏安于阴分,故夜而安静。脉沉微,是真阳将脱而烦躁也。用干姜、附子壮阳以配阴。姜、附者,阳中阳也,生用则力更锐,不加甘草则势更猛,是方比四逆为峻,救其相离,故当急也。先汗后下,于法虽顺,若病不解,厥悸仍然,骤增昼夜烦躁,似乎阴盛格阳,而实肾上凌心,皆因水不安其位,挟阴邪而上乘,是阳虚有水气之烦躁也。用茯苓君四逆,抑阴以伐水。人参佐四逆,生气而益阳。参、苓君子也,兼调以甘草,比四逆为缓,阴阳不急,故当缓也。一去甘草,一加参、苓,而缓急自别,仲景用方之妙如此。"

《伤寒寻源》曰:"按未经汗下而烦躁属阳盛,既经汗下后而烦躁属阳虚,且汗下之后,津液告竭,故于四逆汤中,加茯苓以安下,人参以补虚也。"本方由四逆汤加茯苓、人参组成。方中附子生用一枚,配伍干姜,意在急救回阳。人参益气生津,安精神、定魂魄。姜附与人参配伍,回阳之中有益阴之效,益阴之中有助阳之功。茯苓虽兼宁心安神之功效,茯苓重用至四两,以伐水邪。甘草益气和中,且能调和诸药。成无己曰:"四逆汤以补阳,加茯苓、人参以益阴。"张令韶曰:"烦者阳不得阴,躁者阴不遇阳,茯苓、人参助心主以止阳烦,四逆补肾以定阳躁。"

注意事项

茯苓四逆汤用治伤寒、温病、杂病屡经汗下等,因误治伤阴损阳,阴阳俱虚所致的烦躁,效果佳良。由于病情已波及肾之根基,造成阳虚而神气浮越,阴虚而阳无所恋,出现以烦躁为主要表现的临床诸症多较危重,病程一般也较长。又由于烦躁,患者既心中烦扰难安,又手足躁动难宁,一般医者临床多以阳热实邪辨治,而投寒凉药品,然敢于用大辛大热之茯苓四逆汤调理,是亟须辨治能力和临床经验的。

现代应用

现代临床常用于治疗包括 13 个病种:①高血压,证属下元虚损,中焦失运,阴盛格阳浮扰清空,上盛下虚之候;②发热,证属脾肾阳微兼挟湿温;③风湿性心脏病,证属心阳虚衰,水气凌心;④急性胃炎,证属脾肾阳虚;⑤急性胆囊炎,证属厥阴寒盛;⑥慢性肾炎,证属元阳不足,水湿内泛;⑦震颤性麻痹,证属脾肾阳虚,肝风内动;⑧癫痫,证属心阳不足,神明失养;⑨尿路结石,证属心肾阳虚欲脱;⑩急慢性心衰、慢性肺源性心脏病心力衰竭、2型糖尿病阴阳两虚偏阳虚证、急性脑血管病、阳虚型血栓闭塞性脉管炎。

真武汤治阳虚感冒

学习目的

① 掌握真武汤病机、辨证要点。
② 掌握真武汤适应证。
③ 熟悉真武汤用法和注意事项。

原　文

《伤寒论》

① 太阳病发汗,汗出不解,其人仍发热,心下悸,头眩,身瞤动,振振欲擗地者,真武汤

主之。(82)

② 少阴病,二三日不已,至四五曰,腹痛,小便不利,四肢沉重疼痛,自下利者,此为有水气。其人或咳,或小便利,或下利,或呕者,真武汤主之。(316)

真 武 汤 方

茯苓、芍药、生姜(切)各三两,白术二两,附子一枚(炮,去皮,破八片)。

上五味,以水八升,煮取三升,去滓,温服七合,日三服。

· 病 案 ·

刘某,女,33 岁。2021 年 5 月 22 日初诊。

"反复咽痒咳嗽半年余,再发加重 5 日"。患者近半年反复咽痒咳嗽,自服阿奇霉素及复方甲氧那明无好转,咽痒,气上冲感,时时咳嗽,痰稀、白泡沫相间,微微怕冷,无口干口苦,无发热,二便尚可。西医诊断:急性上呼吸道感染。中医诊断:感冒;阳虚证。

查体:腹软,无压痛、反跳痛,麦氏征(一),莫氏征(一)。舌淡红边齿痕,苔薄白,脉沉细。

实验室及辅助检查:血常规示淋巴偏低,呼吸道病毒 9 项无异常,胸部 CT 示肺磨玻璃结节。

· 辨证思路 ·

(一)四步辨证法

患者反复咽痒咳嗽半年余,伴临床常见的上呼吸道症状,就诊于急诊,查体可见两肺呼吸音粗,未及干湿啰音,但血常规及胸部 CT 等检查考虑急性支气管炎,补液予抗感染及对症支持治疗,并予中药辅助,以求减少发作次数。

第一步:辨实证(阳证)、虚证(阴证)

"少阴之为病,脉微细,但欲寐也",本案患者"脉沉细",提示乃少阴寒证、里证、虚证,加之慢性咳嗽,痰稀、白泡沫相间,稍有恶寒,无发热,呈现虚证(阴证)。

第二步:辨热证(阳证)、寒证(阴证)

患者反复咳嗽,痰稀、白泡沫相间,微微怕冷,无发热,脉沉细,辨证为寒证(阴证)。

第三步:辨六经或脏腑(三阳经为阳,三阴经为阴;腑为阳,脏为阴)

第一层:患者无口干口苦,无腹泻、腹痛,无发热等太阳、少阳、少阴病证,脉沉细,证属少阴病。

第二层:辨明表证有无。本患者主诉中明确咳嗽、咳痰、咽痒等太阳表证,但患者并无"太阳之为病,脉浮"脉象,呈沉细表现,因此本患者病邪不在表。

第三层:辨里证有无。患者长年发病,呈慢性表现,此次咽痒,气上冲感,时时咳嗽,痰液清稀,稍恶寒不发热,此因肾阳不足,水饮运化失常,水饮凌肺所致,辨其为里证。

第四步：辨兼夹病邪（病邪分阴阳）

《伤寒寻源》曰:"少阴主里,宜真武汤镇之。方中茯苓白术,培土以制水也,生姜附子温中以散寒也,更加芍药敛少阴浮越之气,使水得坎止而归其故宅,此诚有合乎真武坐镇北方,摄伏龙蛇之神力矣,但水邪泛溢,其病体恒变动不居,若咳者加五味子半斤,细辛、干姜各一两,以水邪射肺,法当兼散肺邪也,若小便利者去茯苓,以水道已通,无取再泄肾气也,若下利去芍药加干姜二两,以脾气下泄,用以醒脾也,若呕者去附子加生姜足前成半斤,以胃气上逆,用以温胃也,随其逆而治之如法,其诸神之神者乎。"若水饮较甚,肾主水失职,脾失健运,水饮凌心,出现周身浮肿、气喘难卧、心悸、心衰等变证,心肾阳虚,病情较急,临证仔细甄别,可合方运用,加强利水消肿、活血化瘀、发汗之品,标本同治。

（二）病机

第82条真武汤证为太阳病之变证,乃太阳病发汗过多,耗伤少阴阳气,致肾阳亏虚,制水无力,寒水之气,上逆凌心,进而出现心下悸等,真武汤温阳利水以治之。第316条真武汤证,本即为少阴病,少阴阳虚,水气泛滥,浸及脾肾,进而出现四肢肿胀沉重,甚或疼痛,二便异常等。"其人或咳或小便利,或下利,或呕者",则体现真武汤证的变症,为病情进一步发展,水湿弥漫三焦所致。虽然两条原文所述略有不同,但是基本病机却殊途同归,临证只要抓住真武汤证的核心病机,即少阴阳虚水气内停、水气泛滥,皆可以真武汤温阳利水。

通过以上分析,此患者为少阴病。患者年少常饮食生冷,或起初感受外邪。肺者,外达皮毛孔窍,内随胃降,外感内逆,则气不化水,本气之寒,则水不化气,气水不能互化也。日久伤及脾肾阳气,水湿运化失常,水饮凌肺犯胃,故见气上冲感,时时咳嗽,痰液清稀,恶寒之症。寒证饮证当以温药煦之,治以温阳散寒,化饮止咳为主。

（三）治则治法

温补脾肾阳气,利水消肿。

（四）处方

附片6g,炒白术10g,茯苓10g,白芍10g,生姜6g,干姜6g,细辛3g,五味子6g,炙麻黄6g。7剂。每2~3次。中午服1剂后4~5小时后咳嗽渐止,效如桴鼓。

（五）方证解析

《伤寒寻源》曰:"按真武主治少阴水气,固与小青龙对峙,而太阳病误服大青龙,致成厥逆筋惕肉之变者亦用此以救逆,盖龙非得水不灵,当阳气郁蒸之时,但得龙升雨降,烦热顿除,若淫溢不止,则龙适滋害,摄伏龙蛇,舍真武更向何处乞灵哉,再按太阳病,发汗,汗出不解,其人仍发热,心下悸,头眩,身瞤动,振振欲擗地者,亦主此汤救逆,按汗多亡阳,何以不用四逆辈而用真武,盖四逆功在以热却寒,真武功在以土制水,水气奔越,不宜火温而宜土制,用真武者,不宜混作回阳一例看。"

《医方考》曰:"汗多而心下悸,此心亡津液,肾气欲上而凌心也;头眩身,振振欲擗地者,此汗多亡阳,虚邪内动也。真武,北方之神,司水火者也。今肾气凌心,虚邪内动,有水火奔腾之象,故名此汤以主之。茯苓、白术,补土利水之物也,可以伐肾而疗心悸;生姜、附子,益卫回阳之物也,可以壮火而祛虚邪;芍药之酸,收阴气也,可以和荣而生津液。"

《删补名医方论》曰:"真武汤治表已解有水气,中外皆寒虚之病也。真武者,北方司水之神也,以之名汤者,借以镇水之义也。夫人一身制水者脾也,主水者肾也,肾为胃关,聚水而从其类,倘肾中无阳,则脾之枢机虽运,而肾之关门不开,水即欲行,以无主制,故泛溢妄行而有是证也。用附子之辛热,壮肾之元阳,则水有所主矣。白术之苦燥创建中土,则水有所制矣。生姜之辛散,佐附子以补阳,于主水中寓散水之意。茯苓之淡渗,佐白术以健土,于制水中寓利水之道焉。而尤妙在芍药之酸收,仲景之旨微矣。盖人之身阳根于阴,若徒以辛热补阳,不少佐以酸收之品,恐真阳飞越矣。用芍药者,是亟收阳气归根于阴也。"

· 注意事项 ·

真武汤方剂中的附子,需要炮制后使用,切不可生用。水煎服时应附子先煎,煎至不麻口时,其他药物再予入煎。未煎熟者禁服,以免中毒。真武汤具有温阳利水的功效,阴虚内热的患者不宜服用,防止伤阴助热。

· 现代应用 ·

真武汤通过配伍使用,可治疗循环系统疾病、泌尿系统疾病、消化系统疾病、呼吸系统疾病、神经精神系统疾病、内分泌系统疾病、肿瘤等。

炙甘草汤治早搏

学习目的

① 掌握炙甘草汤适应方证。
② 掌握炙甘草汤适应方证病机、辨证要点。
③ 熟悉炙甘草汤用法和注意事项。

· 原 文 ·

《伤寒论》

伤寒,脉结代,心动悸,炙甘草汤主之。(177)

炙甘草汤方

甘草四两（炙），生姜三两（切），人参二两，生地黄一斤，桂枝三两（去皮），阿胶二两，麦门冬半斤（去心），麻仁半升，大枣三十枚（擘）。

上九味，以清酒七升，水八升，先煮八味，取三升，去滓，纳胶烊消尽，温服一升，日三服。一名复脉汤。

·病 案·

魏某，男，58 岁。2015 年 6 月 21 日初诊。

患者主因"间断心慌 10 年，加重 1 周"就诊。患者 10 年前无明显诱因出现心慌，持续时间为 10 分钟至 2 小时，情绪波动、饮酒、饱食、劳累后可伴气短、喘憋、濒死感，患者就诊于外院，因幽闭恐惧症未行检查，未予系统诊治。1 周前患者因劳累、情绪波动、天气炎热出现心慌加重伴胸闷，持续时间 3～4 小时，无胸痛，安静状态时气短、喘憋。刻下症：心慌、胸闷气短，乏力，无胸痛，时有头晕，无头痛，多汗，记忆力减退，纳可，眠差易醒，二便调。

查体：舌淡红边有齿痕，苔薄白，脉沉细结代。

实验室及辅助检查：肌钙蛋白、NT‑proBNP 无异常。心脏超声：主动脉瓣退变，二尖瓣反流（轻度），三尖瓣反流（轻度）。24 小时动态心电图示 24 小时总心搏数 73 904 次，最快心率 103 次/分，最慢心率 52 次/分。房早总数 29 414 次，单发 28 545 次，成对 221 次，二联律 1 484 阵，三联律 446 阵，房速 126 阵。结论：①窦性心律；②阵发性心房扑动；③房性早搏，成对，联律，伴心室内差异性传导，短阵房性心动过速；④室性早搏；⑤心率变异性分析 SDNN＞100 ms。CT 冠状动脉造影：①冠状动脉钙化积分为 0；②LAD 近段非钙化斑块，轻度偏心局限狭窄。浅表器官超声示甲状腺未见明显异常，双颈部淋巴结可见。

·辨证思路·

（一）四步辨证法

患者中年男性，以"心悸"为主诉就诊，慢性病程，急性加重。经心脏超声、冠脉 CTA、动态心电图等检查，排除冠状动脉粥样硬化性心脏病，诊断为心律失常，频发房性早搏。经心脏电生理专家会诊，按现代医学诊疗常规，此患者有射频消融术指征，但患者要求先行中西医结合药物治疗，如无效再考虑射频消融手术。

第一步：辨实证（阳证）、虚证（阴证）

心悸的病因是多方面的，《医学正传》说："夫惊悸怔忡之候，或因怒气伤肝，或因惊气入胆，母能令子虚，因而心血为之不足，又或遇事繁冗，思想无穷，则心主亦为之不宁，故神明不安而怔忡心悸之证作矣。"此患者心慌胸闷，乏力气短，多汗，脉沉细结代。上述见症均为虚证表现,以气阴两虚为主。

第二步:辨热证(阳证)、寒证(阴证)

此患者心慌、胸闷气短,乏力多汗,记忆力减退。舌淡红边有齿痕,苔薄白,脉沉细结代。一派虚象明显,分属阴证无疑。

第三步:辨六经或脏腑(三阳经为阳,三阴经为阴;腑为阳,脏为阴)

六经辨证是《伤寒论》核心。本例患者心悸胸闷病史10年,脉结代,说明其少阴素虚,手少阴心主血脉,心主不足,故现上述诸症。近日心动悸症状加重,病位未发生改变,故此例患者病位在心,属少阴经。

第四步:辨兼夹病邪(病邪分阴阳)

此患者虚象明显,心系疾患虽多见兼夹血瘀,但本患者从舌脉观察,未见瘀象,无相关兼夹病邪。

(二)病机

综上,此患者为气阴两虚之心悸。主因素体心阳不足,病久不愈,迁延多年,正气愈虚。因劳加重,现乏力气短,多汗,为心气不足表现;汗为心之液,多汗,汗血同源,更损伤心之阴液,阴液不足,心阴更虚;舌淡红,边有齿痕,苔薄白,皆为气虚之象,心气虚鼓动无力,心阴虚,脉道失充,故见脉细结代。综合所见,皆为气阴不足,心失所养所致的心气阴两虚证。

(三)治则治法

益气养阴,宁心复脉。

(四)处方

生地黄30g,党参20g,炙甘草15g,麦冬15g,甘松10g,桂枝15g,阿胶珠10(烊化),生姜10g,大枣10枚。7剂,水煎服,每日1剂,分早晚2次温服。

服药7剂,心悸明显减轻,血压平稳,普通心电图未见异常,二诊宗前方再服7剂。

西医方面,停用阿罗洛尔,改予富马酸比索洛尔2.5mg每日1次;停用厄贝沙坦氢氯噻嗪片,改予氯沙坦钾片100mg每日1次。

三诊:复查Holter,24小时房性早搏总数减至1956次。经心脏电生理专家会诊,已无射频消融术指征。继续药物治疗。后仍宗原意进退,又服汤药14剂,患者心悸缓解,体力可,无其他不适,停用中药,继续口服富马酸比索洛尔治疗。1年后随访,病情平稳,述无明显心悸胸闷发生。

(五)方证解析

炙甘草汤是《伤寒论》治疗心动悸、脉结代的名方。其证是由伤寒汗、吐、下或失血后,或杂病阴血不足,阳气不振所致。阴血不足,血脉无以充盈,加之阳气不振,无力鼓动血脉,脉气不相接续,故脉结代;阴血不足,心体失养,或心阳虚弱,不能温养心脉,故见心动悸。脉结代、心动悸反映了阳气不能温通血脉,阴血不能濡养心体的病理变化。所以治宜滋心阴,养心血,益心气,温心阳,以复脉定悸。

方中重用生地黄为君,滋阴养血,《名医别录》谓地黄"补五脏内伤不足,通血脉,益气力"。配伍炙甘草、人参、大枣益心气,补脾气,以资气血生化之源;阿胶、麦冬、麻仁滋心阴,养心血,充血脉,共为臣药。佐以桂枝、生姜辛温,温心阳,通血脉,同时制约滋阴诸品的滋腻之性,使滋而不腻。原方用清酒煎服,酒可助温通血脉,同时使药力布散加快,是为使药。诸药合用,滋而不腻,温而不燥,动静相宜,使气血得充,阴阳调和,动悸得止。

心悸为急诊常见症状,现代医学治疗的关键在于迅速通过心电图、心肌酶、电解质等检查,迅速正确识别恶性心律失常及急性心肌梗死等危急重症。此患者冠脉血管、心脏房室瓣膜结构、心功能评价完善,诊断明确,虽有射频消融术指征,但中医辨治准确,方证对应,治疗得当,故能取得较好疗效。

· 注意事项 ·

因心血管疾病发病迅速,变化急骤,病情瞬息万变,故第一时间识别危急情况是重中之重。

· 现代应用 ·

炙甘草汤原为"伤寒"后"脉结代"所设,引申为感受外邪之后出现心悸、心律失常的治疗方剂。病因是风寒之邪耗心阳而又伤心阴,或伤寒误治、失血等导致心阳、心阴俱虚。现代临床此类情况属少数,而内科心系疾病,只要因阴血不足,心体失养,或心阳虚弱,不能温养心脉,出现心动悸的症状,均可加减应用。正如喻嘉言所说:"此仲景伤寒门,治邪少虚多,脉结代之圣方也。"

大陷胸汤治腹痛

学习目的

① 掌握大陷胸汤适应方证。
② 掌握大陷胸汤适应方证病机、辨证要点。
③ 熟悉大陷胸汤用法和注意事项。

· 原 文 ·

《伤寒论》

① 太阳病,脉浮而动数,浮则为风,数则为热,动则为痛,数则为虚,头痛发热,微盗汗出,而反恶寒者,表未解也。医反下之,动数变迟,膈内拒痛。胃中空虚,客气动膈,短气躁烦,心中懊憹,阳气内陷,心下因硬,则为结胸,大陷胸汤主之。若不结胸,但头汗出,余处

无汗,剂颈而还,小便不利,身必发黄。(134)

②伤寒六七日,结胸热实,脉沉而紧,心下痛,按之石硬者,大陷胸汤主之。(135)

③伤寒十余日,热结在里,复往来寒热者,与大柴胡汤;但结胸,无大热者,此为水结在胸胁也,但头微汗出者,大陷胸汤主之。(136)

④太阳病,重发汗而复下之,不大便五六日,舌上燥而渴,日晡所小有潮热,从心下至少腹硬满而痛不可近者,大陷胸汤主之。(137)

大陷胸汤方

大黄六两(去皮),芒硝一升,甘遂一钱匕。

上三味,以水六升,先煮大黄取两升,去滓,内芒硝,煮一两沸,内甘遂末,温服一升,得快利,止后服。

▪ 病　案 ▪

董某,男,60 岁。2002 年 5 月 13 日初诊。

主因"上腹部胀痛 2 日"入院。患者于 5 月 11 日晚餐饱食后出现上腹部疼痛,晚餐进食较为油腻食物并少量饮酒,伴恶心呕吐,吐出胃内食物。自服加味保和丸、气滞胃痛颗粒等不缓解。5 月 13 日就诊于急诊,刻下症见:上腹胀痛,拒按,疼痛掣及腰背部,低热,反酸,口干口苦,大便 2 日未解,今日未进食,寐欠安。既往胆囊结石,慢性胆囊炎病史 10 余年。

查体:腹部稍膨隆,腹肌紧张,全腹压痛明显,上腹为著,无明显反跳痛,移动性浊音阴性,肠鸣音减弱,双肾区叩击痛(一)。舌红,苔黄厚腻,脉弦滑。

实验室及辅助检查:血淀粉酶 156 U/L,血脂肪酶 60 U/L。血常规示白细胞 13.3×10^9/L,中性粒细胞 91.2%。腹部 CT 示胰腺水肿,胆囊壁毛糙,胆囊结石。

▪ 辨证思路 ▪

(一)四步辨证法

患者老年男性,既往胆囊结石、慢性胆囊炎病史,现因饮食不慎出现剧烈腹痛,结合血尿淀粉酶,腹部 CT 等辅助检查,急性胰腺炎诊断明确,考虑原因为胆源性。患者病情较为严重,西医治疗要求严格禁食水,结合中医经验,在西医治疗基础上,给予口服中药治疗,同时密切观察病情变化,以期提高疗效。

第一步:辨实证(阳证)、虚证(阴证)

患者老年男性,饮食不慎后出现上腹胀痛,拒按,发热,反酸,口干口苦。腹胀痛,可分虚实,痛而喜揉喜按,按之则舒者,多属虚证;痛而拒按,按之痛剧,甚痛不可触者,多为实证。此患者痛而拒按,加之舌红,苔黄厚腻、脉弦滑等症,辨证为实证。

第二步：辨热证（阳证）、寒证（阴证）

患者发热，腹痛，口干口苦，大便不通，均为阳热证表现，舌红，苔黄厚腻，脉弦滑，更为阳热佐证，夜眠不安，亦为热扰心神所致。

第三步：辨六经或脏腑（三阳经为阳，三阴经为阴；腑为阳，脏为阴）

六经辨证是《伤寒论》核心。本病患者以腹痛、拒按为主要症状，伴有大便不通，发热，与《伤寒论》137 条"不大便五六日，舌上燥而渴，日晡所小有潮热，从心下至少腹硬满而痛不可近者"相合，病邪为邪热与水饮互结，六经辨证为太阳变证之结胸证，病位在心下，属阳明。

第四步：辨兼夹病邪（病邪分阴阳）

本例患者为邪热与水饮互结的结胸证，病情较为典型，无其他兼夹病邪。

（二）病机

本例急性胰腺炎患者以"腹痛"为主要表现，故可依中医"腹痛"辨治，此患者有饮食不节的诱因，既往有胆系疾病病史，根据病史可知患者素体湿热偏盛，肝胆气机不利，疏泄不畅，因饮食不节，过食肥甘酒酿，致中焦脾胃受损，导致脾胃升降失常，传化失司，素体湿热偏重，今又大量饮酒，致水湿更盛于内，肝胆疏泄不能，水湿与热阻滞于内，气机不痛，故现腹痛，因为实邪阻滞，故痛而拒按，不可痛触，发为大结胸证。发热、口苦，均为水湿内热凝聚所致，气机阻滞，腑气不通证，故见不大便；气机失调，清浊相干，故见恶心呕吐；热扰心神，故夜不能寐。舌红、苔黄厚腻、脉弦滑，均为水湿内热互结之明证。结胸证属太阳变证，病位在心下胃肠，属阳明经。

（三）治则治法

泻热逐水。

（四）处方

西医以常规禁食水，抑制胰腺分泌，抗感染，静脉营养支持治疗。中药方用大陷胸汤：大黄 15 g（先煎），芒硝 10 g，甘遂末 1 g（冲服），1 剂，浓煎 100 mL，日服 1 剂，分 2 次服。5 月 14 日二诊，昨服中药后，共排稀便 6 次，随之腹部疼痛明显减轻，今日腹部压痛已不明显。原方继服 1 剂。5 月 15 日三诊：腹痛已减轻为轻微隐痛，大便仍稀，呈水样。舌苔变薄，脉弦滑。改予清利肝胆湿热方剂，方宗大柴胡汤之意加减。其间嘱继续禁食，静脉营养支持及其他西药继续应用。经治疗 10 余日后出院，门诊继续清肝利湿，和胃健脾方药调治 2 月余，诸症均除。

（五）方证解析

结胸证多因误下邪热内陷，或未经误下邪热入里与水饮互结而成。一般认为"脉沉而紧、心下痛、按之石硬"是大结胸证的三个主症。结胸为太阳病误下后表邪入里，邪热与痰水凝结于胸中形成结胸。其证属阳、属实，是太阳病变证中较重的一种临床情况。"按之痛"是结胸的主要特征，如《伤寒论》原文中的"膈内拒痛""心下痛、按之石硬""从心下至少腹硬满而痛不可近""正在心下按之则痛""心下满而硬痛"等。临床兼见症状有短气烦躁，大便秘结，舌上燥而渴，日晡小有潮热，舌红，苔黄腻或兼水滑，脉沉紧或沉迟有力。究其病机,水热内结,气不得通,轻则但见心下硬满而痛,甚则从心下至少腹硬满而痛不可近;腑气不通,故大便秘结;邪热与水饮互结,津液不能上承,故舌燥口渴;此时燥热已累及阳明,因水热互结,故日晡小有潮热。治疗以泻热逐水为主。

大陷胸汤中甘遂味苦性寒,归肺、肾、大肠经,功逐水饮,泻热破结,为君药。大黄性苦寒,归脾胃、大肠、肝、心包经,具有泻下攻积、清热泻火、凉血解毒作用;芒硝性味咸、苦,寒,归胃、大肠经,可荡涤胃肠实热,软坚化滞。大黄、芒硝荡涤肠胃、泻结泄热,润燥软坚,为臣佐之用。本方泻热与逐水并施,使水热之邪从大便去,三药药性猛峻,配伍合用。

注意事项

在急腹症的治疗上,正确辨证使用中药治疗,可立奇功。这充分体现了中西医结合治疗急症的优势。但在应用此方过程中要时时注意此方为峻猛攻下之剂,一切虚证不可应用,且应中病即止,不可过剂,原方后注"得快利,止后服",以免耗伤正气,变生他证。

现代应用

大陷胸汤主要用于治疗急腹症,如肠梗阻、消化道穿孔等。腹痛病因复杂,涉及多种急腹症,同时还涉及内科、外科、妇科等多学科,在纷繁复杂的症状和临床的危急情况面前,保持清晰的诊断思路,结合必要合理的实验室及影像学检查,尽快明确诊断是治疗成功的起点和关键所在。治疗中严格把握内科治疗及外科手术的指征,在使用中药期间,要密切观察病情变化。

小陷胸汤治腹痛

学习目的

① 掌握小陷胸汤适应方证。
② 掌握小陷胸汤适应方证病机、辨证要点。
③ 熟悉小陷胸汤用法和注意事项。

原 文

《伤寒论》

小结胸病,正在心下,按之则痛,脉浮滑者,小陷胸汤主之。(138)

小陷胸汤方

黄连一两,半夏(洗),半升,瓜蒌实大者一枚。

上三味,以水六升,先煮瓜蒌,取三升,去滓。内诸药,煮取一升,去滓。分温三服。

病 案

李某,男,45岁。2004年3月4日就诊。

患者主因"上腹胀痛、呕吐3日"就诊。患者3日前饮食不慎后出现上腹部胀满不适,疼痛,恶心呕吐,开始吐出胃内容物兼夹黄色黏稠液体,今日其呕吐物中夹有少量鲜血,少量汗出,口干不欲多饮,纳差。

查体:腹软,剑突下压痛,无反跳痛,无肌紧张,舌红苔黄腻,脉濡滑。

辅助检查:胃镜示非萎缩性胃炎伴糜烂。

辨证思路

(一) 四步辨证法

患者中年男性,因上腹胀痛不适伴呕吐,并少量呕血就诊,根据患者描述,以行现代医学检查排除急性心梗、心绞痛等心脏疾病,腹部超声及血淀粉酶检查排除急性胰腺炎,同时进行了胃镜检查,提示非萎缩性胃炎伴糜烂。此种情况可以考虑以中医为主治疗。

第一步:辨实证(阳证)、虚证(阴证)

上腹胀痛不适伴呕吐,并伴黄色黏稠液体,后期呕吐物中偶可见到少量血色液体,舌质红苔黄腻,无腹部喜温喜按、无畏寒肢冷等表现,故辨证当属实证。

第二步:辨热证(阳证)、寒证(阴证)

上腹胀痛不适伴呕吐,并伴黄色黏稠液体,舌质红苔黄腻,为痰热表现,后期呕吐物中偶可见到少量血色液体,为热伤血络所致,同时伴有口干,为热证佐证,故此为热证、阳证无疑。

第三步:辨六经或脏腑(三阳经为阳,三阴经为阴;腑为阳,脏为阴)

六经辨证是《伤寒论》核心。本病患者以腹部胀痛、呕吐为主要症状,六经辨证为阳明经病无疑。胃镜检查提示非萎缩性胃炎伴糜烂。

第四步:辨兼夹病邪(病邪分阴阳)

患者腹部胀痛,呕吐,初期呕吐伴黄色黏稠液体,加之舌质红,苔黄腻,为痰热内阻表现,后期出现呕吐物中偶可见到少量鲜血,为热伤血络所致,加之脉濡滑,均为痰热表现。故此证属痰热互结。

（二）病机

患者因饮食不慎，邪热内蕴，胃腑受纳失常，胃失和降，清浊相干，脾主运化受累，痰热内生，故见腹痛呕吐，呕吐黄色痰涎等症，热伤血络，呕吐物可见少量血色液体，口干、汗出，亦为热象佐证，综合舌红，苔黄腻，脉濡滑，四诊合参，证属痰热互结，病位在阳明胃腑，为实证、热证。

（三）治则治法

清热化痰，降逆宁络。

（四）处方

黄连 9 g，姜半夏 10 g，全瓜蒌 15 g。5 剂。

服药 5 剂呕吐已止。但胃脘部仍有不适感，续用健脾理气和中方加减而愈。

（五）方证解析

本方原治伤寒在表，误用攻下，致邪热内陷，灼液为痰，而成痰热互结心下之小结胸病。正合《伤寒论》"小结胸病，正在心下，按之则痛，脉浮滑者，小陷胸汤主之"之意。由于痰热互结心下，气郁不通，升降失职，故胸脘痞闷，按之痛；痰热胶结，肺失宣降，则咳吐黄痰；痰热上扰心胸，则胸脘烦热；舌苔黄腻、脉象滑数皆为痰热内蕴之象。本证的病机是热邪内陷，与痰互结于心下，治宜清热涤痰，开畅气机，宽胸散结。

《医宗金鉴》云："黄连涤热，半夏导饮，栝楼润燥下行，合之以涤胸膈痰热，开胸膈气结，攻虽不峻，亦能突围而入，故名小陷胸汤。"方中瓜蒌清热化痰，理气宽胸散结，为君药；黄连苦寒，清热泻火消痞，半夏辛燥，化痰降逆以散结，二药一辛一苦，辛开苦降，散结消痞，治疗痰热内阻，胸脘痞闷，共为臣药。此方原文虽称"正在心下"，但只要病机为痰热互结，病位在胸脘甚或更为广泛，亦能奏效。

· 注意事项 ·

小陷胸汤为涤痰清热之剂，性味偏凉，服药后可能出现大便溏薄等情况，应提前做好预案，告知患者服药后可能出现的反应。经治疗，痰热之邪消散，后期应注意调理脾胃，以使运化功能恢复。故应注意中病即止，此方切不可久服。

· 现代应用 ·

腹痛、呕吐甚或呕血为急诊常见症状，第一要务是结合现代医学诊察手段，明确病因，及时排除急腹症、急性心血管病等临床危急情况，切不可仅根据患者症状，武断认为符合中医某方某证便贸然处以方药。

附子泻心汤治消化道出血

学习目的

① 掌握附子泻心汤适应方证。
② 掌握附子泻心汤适应方证病机、辨证要点。
③ 熟悉附子泻心汤用法和注意事项。

原 文

《伤寒论》

心下痞,而复恶寒汗出者,附子泻心汤主之。(155)

附子泻心汤方

大黄二两,黄连一两,黄芩一两,附子一枚(炮,去皮,破,别煮取汁)。

上四味,切三味,以麻沸汤二升渍之,须臾,绞去滓,内附子汁,分温再服。

病 案

李某,男,32岁。2006年4月12日就诊。

患者主因"胃脘灼热感1周,黑便3日"入院。患者10日前饮食不慎后出现胃脘灼热感,未予重视,3日前出现黑便,乏力,门诊查血常规示血红蛋白58 g/L,遂收入院。入院时症见:胃脘灼热堵闷,嘈杂不舒,黑便,倦怠少神,乏力汗出,恶寒。既往否认重要内科病史。

查体:贫血貌,腹软,上腹轻压痛,无反跳痛,舌淡红,苔黄略腻,脉虚数。

实验室及辅助检查:血常规示血红蛋白58 g/L。大便潜血(+)。急查胃镜示浅表性胃炎伴糜烂。

辨证思路

(一)四步辨证法

患者青年男性,饮食不慎后出现胃脘灼热嘈杂,后出现黑便,伴见倦怠乏力,恶寒汗出,经检查已明确诊断上消化道出血,重度贫血。患者虚实夹杂,治疗极为棘手。

第一步:辨实证(阳证)、虚证(阴证)

因饮食不慎所致胃脘灼热嘈杂,多属实证,尤其发生于青壮年患者的症状;但黑便、倦怠乏力、恶寒汗出等,均为虚证表现。综合所见,此证属虚实夹杂,虚中夹实。

第二步:辨热证(阳证)、寒证(阴证)

胃脘灼热堵闷、嘈杂不舒、黑便等均为热证、阳证;倦怠乏力等为阴证、寒证。此患者为阳热证导致热迫血行,出血后血虚而继发阴寒内生,故属寒热错杂证。此种情况需高度警惕这些"虚寒"表现,不可认为出血均为热证,此时如一味清热,可致"虚虚"之变,大厦将倾,不可有误。

第三步:辨六经或脏腑(三阳经为阳,三阴经为阴;腑为阳,脏为阴)

胃主受纳,大肠主传导,人体摄入之水谷,通过整个肠胃功能的正常配合完成,同时足太阴有运化水谷精微和输布水湿的功能,与胃相表里。本例患者因饮食不慎出现胃脘灼热堵闷,嘈杂不舒,黑便,病位在阳明胃腑,出血后兼现倦怠乏力少神,恶寒汗出,兼现少阴证。

第四步:辨兼夹病邪(病邪分阴阳)

辨兼夹病邪,主要辨明患者除主要病因外,是否存在宿根或饮、痰、湿、瘀血等病理产物所致,此例无兼夹病邪。

(二)病机

综上,此患者主要病因为饮食不慎,湿热内侵,热伤血络,迫血妄行,而见便血,血为阴液,阴损及阳,阳气亦虚,失于温煦,故见恶寒;阳气不固,阳损及阴,营阴失调,故汗出;心主神明,赖血以滋养,出血后心神失养,故见少神乏力,脉虚数。故证属邪热壅滞心下,兼阳虚证,属寒热错杂的危急重症。

(三)治则治法

泄热消痞,扶阳固表。

(四)处方

患者入院后予输注红细胞2U,嘱进流食,同时予抑酸药物静点,静脉补液。

附片10g(先煎),黄连10g,黄芩10g,大黄10g。3剂,水煎服,每日1剂,分早晚2次服。3日后复查便常规OB(—),血红蛋白80g/L,改予健脾和胃方药调理,住院10日后出院。1个月后复诊,诸症消失。

(五)方证解析

《伤寒论》155条曰:"心下痞,而复恶寒汗出者,附子泻心汤主之。""热痞"又见"恶寒汗出",为表阳虚,卫外不固所致,即出现上热下寒证。本证寒热互见,虚实互呈,若单以苦寒泻痞之品恐阳虚难复,如纯予扶阳固表药物则痞热难消,故虚取攻补兼施,寒热并用之法。

附子泻心汤泄热消痞,扶阳固中。本方即大黄黄连泻心汤加附子一枚组成。方中大黄、黄连、黄芩苦寒泄热消痞;炮附子辛热,温经扶阳。药仅四味,寒热并投,补泄兼施,共奏泄热消痞、扶阳固表之功。吴崑云:"心下痞,故用三黄以泻痞;恶寒,汗出,故用附子以回阳。无三黄,则不能以去痞热;无附子,恐三黄益损其阳。热有附子,寒有三黄,寒热并用,斯为有制之兵矣,张机氏谓医家之善将将者也。俗医用寒则不用热,用热则不用寒,何以异于胶柱而鼓瑟乎?"陈尧道云:"心下痞,故用三黄以泻;恶寒汗出,故用附子以回阳。无三黄则不能去痞热,无附子恐三黄益损其阳,热有附子,寒有三黄,寒热互用,斯为有制之兵矣。"本方煎服法颇具特色,尤在泾《伤寒贯珠集》云:"方以麻沸汤渍寒药,别煮附子取汁,合和与服,则寒热异其气,生熟异其性,药虽同行,而功则各奏,乃先圣之妙用也。"临床可资参考。

· 注意事项 ·

附子泻心汤为泻热消痞、扶阳固表经典方剂,临床中一般不宜久用,中病即止,后期以调理胃肠,恢复脏腑功能为要。本方煎服法尤其应注意,徐大椿《伤寒论类方》云:"此法更精,附子用煎,三味用泡,扶阳欲其熟而性重,开痞欲其生而性轻。"

· 现代应用 ·

小陷胸汤临床上用于治疗消化道溃疡或消化道出血等急性消化系统疾病。对于以腹痛、便血为主诉的患者,要进行及时、全面的现代医学检查,及时除外急腹症及其他临床情况,对于贫血有输血指征时,及时输血,同时更要明确病因,除外恶性肿瘤等情况。在此基础上,中西医结合治疗,可提高疗效。

半夏泻心汤治胃痛

学习目的

① 掌握半夏泻心汤适应方证。
② 掌握半夏泻心汤适应方证病机、辨证要点。
③ 熟悉半夏泻心汤用法和注意事项。

· 原　　文 ·

《伤寒论》

伤寒五六日,呕而发热者,柴胡汤证具,而以他药下之,柴胡证仍在者,复与柴胡汤。此虽已下之,不为逆,必蒸蒸而振,却发热汗出而解。若心下满而硬痛者,此为结胸也,大陷胸汤主之;但满而不痛者,此为痞,柴胡不中与之,宜半夏泻心汤。(149)

《金匮要略》

呕而肠鸣,心下痞者,半夏泻心汤主之。(17)

半夏泻心汤方

半夏半升(洗),黄芩、干姜、人参、甘草(炙)各三两,黄连一两,大枣十二枚(擘)。
上七味,以水一斗,煮取六升,去滓;再煎取三升,温服一升,日三服。

病 案

张某,女,50岁。2018年5月14日就诊。

患者主因"胃脘堵闷半年,加重伴疼痛3日"就诊。患者半年前因饮食不慎,胃脘堵闷,进食后加重,曾自行间断口服抑酸药症状稍有缓解,但未系统治疗,每因饮食不慎症状加重。1周前,饮食生冷后胃脘堵闷加重,伴胃脘疼痛、烧心。刻下症:胃脘堵闷,疼痛,进食后明显,烧心,偶有恶心,口干,纳差,乏力,大便每日2次,不成形。

查体:腹软,剑突下轻压痛,无反跳痛及肌紧张。舌淡红,苔薄黄腻,脉濡缓。

辅助检查:腹部超声查肝胆胰脾未见异常。胃镜示非萎缩性胃炎伴糜烂。

辨证思路

(一) 四步辨证法

此患者为中年女性,以"胃脘堵闷疼痛"就诊,慢性病程已半年,近3日急性加重,胃镜检查已明确诊断为非萎缩性胃炎伴糜烂。同时腹部超声排除肝胆系统病变,此种情况中医治疗有一定优势。

第一步:辨实证(阳证)、虚证(阴证)

患者胃脘堵闷不舒,疼痛拒按,加之苔黄厚腻,均为实证表现,但同时兼见乏力,脉濡缓,均为虚象。综合上述诸症,证属虚实夹杂,以实为主。

第二步:辨热证(阳证)、寒证(阴证)

此患者以胃脘堵闷疼痛、烧心为主要临床表现,舌苔黄厚腻为热证表现,因病程已达半年,脾胃为饮食所伤,脾虚则寒邪内生,此证为寒热互结,热多于寒。

第三步:辨六经或脏腑(三阳经为阳,三阴经为阴;腑为阳,脏为阴)

患者胃脘堵闷不舒,伴有隐痛,纳差,皆为脾胃病变表现,病位在心下胃脘,本病六经辨证病位在阳明。

第四步:辨兼夹病邪(病邪分阴阳)

辨兼夹病邪,为此患者辨证的重点之一,阳明经证多以实热为主,此患者阳热之证并不明显,舌淡红,苔薄黄腻,脉濡缓,为湿热之证,饮食不化,积滞于内,易酿湿生热,此患者兼夹病邪主要为湿热,不可不察。

(二) 病机

痞满的发生多与情志不畅和饮食失节两方面有关。因情志不畅者,肝失疏泄,使脾胃气机升降失常,胃气上逆,为其病机。《诸病源候论·诸痞候》:"诸痞者,营卫不和,阴阳隔绝,脏腑痞塞而不宣,故谓之痞","其病之候,但腹内气结胀满,闭塞不通"。《丹溪心法·痞》云:"胀满内胀而有形;痞者内觉痞闷,而外无胀急之形也。"本例患者因饮食失节所致,饮食不慎,进食生冷、油腻,损脾碍胃,日久湿热蕴结中焦,形成脾虚胃热,寒热夹杂,表现为胃脘堵闷、食欲不振等;脾胃气机不畅,不通则痛,故现胃痛;脾虚中焦生化乏源,故见乏力。总之,本例病机为脾胃功能失调,气机升降失司,寒热错杂中焦,胃气壅塞不通,同时兼夹湿热。

(三)治则治法

和中降逆,平调寒热,开结消痞。

(四)处方

清半夏9g,黄连6g,酒黄芩12g,党参15g,干姜6g,麸炒枳实15g,乌贼骨20g(先煎),炙甘草6g。5剂,每日1剂,早晚水煎服。

方用半夏泻心汤,加枳实以行气导滞消痞,乌贼骨以制酸和胃除烧心。

二诊:患者诉胃脘堵闷、烧心减轻,偶有胃脘隐痛,不敢多食,大便不成形。前方加炒麦芽15g,炒白术15g,以健脾和胃消食。7剂,每日1剂,分早晚水煎服。后上方随症加减,服用14剂,诸症明显减轻。

(五)方证解析

半夏泻心汤原为小柴胡汤误下,损伤中阳,少阳邪热乘虚内陷所立。治疗以寒热平调,消痞散结为主。"呕有肠鸣,心下痞者,半夏泻心汤主之",提示心下即是胃脘,属脾胃病变。脾胃居中焦,为阴阳升降之枢纽,中气虚弱,寒热错杂,故为痞证。脾气主升,胃气主降,升降失常,清浊相干,故见呕吐、肠鸣下利。本方证病机较为复杂,既有寒热错杂,又有虚实相兼,以致中焦失和,升降失常。治当调其寒热,益气和胃,散结除痞。

本方即小柴胡汤去柴胡、生姜,加黄连、干姜而成,变和解少阳之剂,为调和寒热之方。方中以辛温之半夏为君,散结除痞,又善降逆止呕。臣以干姜之辛热以温中散寒;黄芩、黄连之苦寒以泄热开痞。君臣相伍,寒热平调,辛开苦降。然寒热互结,又缘于中虚失运,升降失常,故以人参、大枣甘温益气,以补脾虚,为佐药。甘草补脾和中而调诸药,为佐使药。诸药相伍,使寒去热清,复其升降,则痞满可除,呕、利可愈。半夏泻心汤方名"泻心",病位实在心下上腹部,泻除此处邪气之意,缓解心下部位痞满不适,现多用于治疗以"痞、呕、利"为主要临床表现的消化系统疾病。

◦ 注意事项

《伤寒论》原文:"满而不痛者,此为痞,柴胡不中与之,宜半夏泻心汤。"但临床所见,有时兼夹心下胃脘隐痛,但按之柔软不硬,不拒按,亦不可不察。本方现代多治疗反流性食管炎、慢性胃炎、胃及十二指肠溃疡等证属寒热错杂、脾胃不和者。根据疾病不同时期的寒热不同,调节方中各药的比例,实现阴阳和调,气机通畅。

·现代应用·

半夏泻心汤主要用于治疗急性胃炎、胃溃疡等出现腹痛为主要症状的急症。上腹痞满、疼痛等症状,病因复杂,涉及多脏器,同时包含多种急腹症及恶性肿瘤,不可不察,治疗前需进行相应的检查,在明确诊断的基础上,再行相应治疗。上述两则医案,均已行胃镜检查,诊断明确,中医治疗,效果满意。

生姜泻心汤治腹泻

学习目的

① 掌握生姜泻心汤适应方证。
② 掌握生姜泻心汤适应方证病机、辨证要点。
③ 熟悉生姜泻心汤用法和注意事项。

·原　文·

《伤寒论》

伤寒汗出,解之后,胃中不和,心下痞硬,干噫食臭,胁下有水气,腹中雷鸣,下利者,生姜泻心汤主之。(157)

生姜泻心汤方

生姜四两(切),甘草三两(炙),人参三两,干姜一两,黄芩三两,半夏半升(洗),黄连一两,大枣十二枚(擘)。

上八味,以水一斗,煮取六升,去滓,再煎取三升,温服一升,日三服。

·病　案·

李某,女,41岁。2010年7月19日初诊。

主因"腹胀、腹泻1月余,加重3日"就诊。患者1个月前饮食不慎后出现腹胀腹泻,大便每日3～4次,稀便。自行口服诺氟沙星、黄连素效果不佳,近3日腹泻加重就诊。症见:脘腹胀满,纳差,进食后腹胀加重,大便每日4～5次,泻下为水样稀便,有不消化食物残渣,量较多,时有肠鸣,无发热,倦怠乏力。

查体：腹软，全腹轻压痛，上腹明显，无反跳痛，肠鸣音 6～7 次/分，舌淡红有齿痕，苔薄黄腻，脉濡。

· 辨证思路

（一）四步辨证法

患者中年女性，主因"腹胀、腹泻1月余，加重3日"就诊，血常规及便常规检查未发现感染征象，患者拒绝进一步胃肠镜检查，要求中医治疗。

第一步：辨实证（阳证）、虚证（阴证）

患者腹部胀满疼痛，腹泻，为实证表现；同时出现纳差、乏力，为虚证表现。综合舌脉、症，证属虚实夹杂，本虚标实。

第二步：辨热证（阳证）、寒证（阴证）

经云"诸呕吐酸，暴注下迫，皆属于热"，该患者腹胀、腹泻为湿热内蕴的表现；但又见倦怠乏力，腹部轻压痛又不拒按，为虚寒表现；结合舌脉，辨证为寒热错杂阻于中焦，脾胃升降失司，气机失调，水湿不运，故成此证。

第三步：辨六经或脏腑（三阳经为阳，三阴经为阴；腑为阳，脏为阴）

六经辨证是《伤寒论》核心。本例患者腹胀、腹泻为主要症状，脾主运化水谷及水湿，脾运受损，气机失调，经云"清气在下，则生飧泄，浊气在上，则生膜胀"，正与本例相合，脾运化失司，影响大肠传导功能，出现清浊相干的腹胀、腹泻等症，病变部位在脾脏与大肠。

第四步：辨兼夹病邪（病邪分阴阳）

本例患者以寒热错杂阻于中焦，脾胃升降失司，气机失调，为主要病机，结合腹泻，舌淡红有齿痕，苔薄黄腻，脉濡等，均提示有水湿之邪夹杂其中，因脾虚运化失司所致，临证不可不察。

（二）病机

综上所述，此患者因饮食不慎，损伤脾胃，脾失健运，中焦气机升降失调，气机痞塞不通，故腹胀压痛；脾病及胃，胃纳受损，故纳差；脾虚运化水湿功能减退，故水饮内留；清浊相干，故现腹泻；脾虚则生化乏源，乏力倦怠。舌淡红有齿痕，苔薄黄腻，脉濡均为脾虚水湿内停之征。综合舌、脉、症，证属寒热错杂，水湿内留，病位在脾与大肠。

（三）治则治法

和中消胀，消水止泻。

（四）处方

生姜12g，党参10g，半夏9g，黄芩10g，黄连6g，干姜6g，甘草8g，大枣6枚。3剂，水煎2次，早晚分服，每日1剂。

上方连服3剂后，诸证明显减轻，腹胀减轻，大便日行2次，虽不成形，但已无水样泻，饮食改善。效不更方，续服7剂，1周后复诊，腹胀已除，大便日一两次，偶有不成形，精神大振，饮食如常。后以香砂六君、参苓白术等加减，调理半月后停药。

（五）方证解析

伤寒汗出，表证当解，其病当愈。今汗后表证虽解，但脾胃虚弱，或素日脾胃虚弱，外邪乘机内陷，致脾胃不和，升降紊乱，气机壅塞，形成寒热错杂之痞证。心下痞而硬，指心下痞满而按之有硬感，但按之不痛，故与结胸证有别，此为寒热错杂，有形水气及饮食浊气结滞，气机痞塞；干噫食臭，为脾虚胃弱，不能消磨水谷；腹中雷鸣、下利，为脾虚胃弱，运化失职，水气流注胁下，走于肠间。治用生姜泻心汤和中降逆，散水消痞。《医宗金鉴》云："名生姜泻心汤者，其义重在散水气之痞也。生姜、半夏散胁下之水气；人参、大枣补中州之土虚；干姜、甘草以温里寒；黄芩、黄连以泻痞热。备乎虚、水、寒、热之治，胃中不和下利之痞，未有不愈者也。"故重用生姜为君，其气薄，攻主宣散，能开胃气，散水气。半夏为臣，配伍生姜，增强降逆、化饮、和胃之功，生姜、半夏合用黄芩、黄连辛开苦降，以调理脾胃，复其升降，散其痞结。干姜佐生姜，干姜气厚，功兼收敛，二药相合，散中有敛，守中有走，既能温补中州，又能反佐芩连苦寒。佐以参、枣、草扶中补虚，以益土制水。

注意事项

生姜泻心汤为和胃降逆、散水消痞的代表方，为半夏泻心汤的变方，临床如果水气比较明显，可在方中加入茯苓，以增强健脾利水的作用，疗效更佳。

现代应用

生姜泻心汤主要用于急性胃肠炎等急症。腹泻类疾病，现代医学首先要结合血常规和二便常规及隐血等检查，最常见的类型为感染性腹泻，同时要结合电解质等检查，以防电解质紊乱、脱水等发生；同时大便性状改变，还要警惕消化系统恶性肿瘤的可能，胃肠镜及其他影像学检查亦属必要。故明确诊断仍是此类疾病的第一要务。

甘草泻心汤治口疮

学习目的

① 掌握甘草泻心汤适应方证。
② 掌握甘草泻心汤适应方证病机、辨证要点。
③ 熟悉甘草泻心汤用法和注意事项。

原文

《伤寒论》

伤寒中风，医反下之，其人下利日数十行，谷不化，腹中雷鸣，心下痞硬而满，干呕心烦

不得安,医见心下痞,谓病不尽。复下之,其痞益甚。此非结热,但以胃中虚,客气上逆,故使硬也,甘草泻心汤主之。(158)

《金匮要略》

狐惑之为病,状如伤寒,默默欲眠,目不得闭,卧起不安,蚀于喉为惑,蚀于阴为狐,不欲饮食,恶闻食臭,其面目乍赤、乍黑、乍白,蚀于上部则声喝,甘草泻心汤主之。(3)

甘草泻心汤方

甘草(炙)四两,人参三两,黄芩三两,干姜三两,半夏(洗)半升,黄连一两,大枣(擘)十二枚。

上七味,以水一斗,煮取六升,去滓,再煎取三升,温服一升,日三服。

·病　案·

刘某,男,30岁。2010年5月5日初诊。

患者主因"口腔溃疡反复发作5年余,加重3日"。近5年来口腔溃疡反复发作,此起彼伏,缠绵不愈,曾就诊于口腔专科医院,内服清热类中药、维生素类西药,外用口腔溃疡膜及散剂等治疗,效果均不理想,反复发作。近3日溃疡加重,疼痛明显,严重影响生活质量,说话含糊不清,咽后壁溃疡影响饮食。刻下症:口腔溃疡,口中灼热感,咽部因溃疡疼痛,饮水及进食加重,心烦,纳差,胃脘不适怕凉,大便日1～2次,不成形,小便黄。

查体:舌红,苔薄黄略腻,舌面可见溃疡,脉弦细。

·辨证思路·

(一)四步辨证法

第一步:辨实证(阳证)、虚证(阴证)

患者口腔溃疡,疼痛,口中灼热感,心烦等为实证表现,纳差,胃脘不适怕凉,大便不成形为虚证表现,辨证当属虚实夹杂。

第二步:辨热证(阳证)、寒证(阴证)

口腔溃疡,疼痛,口中灼热感,心烦为一派热象,纳差,胃脘不适怕凉,大便不成形为脾胃虚寒之象,综合舌脉,辨证为寒热错杂证。此患者寒、热证部分症状混杂,主要表现为口腔溃疡伴有灼热感,同时兼有心烦等,均为热淫于内的征象,加之经云"诸痛痒疮皆属于心,舌为心之苗",所以口疮临证也多从心火论治,此为常法,并不为误;但此患者兼有纳差,胃脘怕冷,大便不成形等表现,加之虽为青年患者病程却已5年,脾胃虚寒的症状已经显现。综合舌脉、症状等,辨证属寒热错杂,遣方用药亦需兼顾。

第三步：辨六经或脏腑（三阳经为阳，三阴经为阴；腑为阳，脏为阴）

本病患者，故其主要病位在心、脾，与肝脾相关，六经辨证主要属阳明经。

第四步：辨兼夹病邪（病邪分阴阳）

辨兼夹病邪，主要辨明患者除主要病因外，是否存在宿根或主要病因引起的其他病理产物而共同致病的其他病因，本患者寒热错杂，虚实相兼，因脾虚，导致运化水湿功能下降，出现一些夹湿的表现，如大便不成形即是其一。

（二）病机

《素问·气厥论》云"膀胱移热于小肠，膈肠不便，上为口糜"，初步奠定了口腔溃疡病机的理论基础，认为主要是由于肝热、心火、脾湿中阻和肾阴不足，使热毒内攻，脏腑受损，湿热久停，熏蒸气血，从而致肉腐失养，形成口腔溃疡。心开窍于舌，脾开窍于口，心脾积热上蒸，即出现口唇舌溃烂疼痛；病程迁延，日久失治，加之屡用苦寒清热之品，伤及脾胃，脾虚运化失司，而致湿热内蕴。故成上热下寒，寒热错杂，因实致虚，虚实兼见的情况。

（三）治则治法

辛开苦降，清热化湿。

（四）处方

甘草15g，黄芩12g，黄连8g，党参10g，干姜8g，清半夏9g，仙鹤草15g，荆芥穗炭9g。7剂，水煎服，每日1剂。

患者服用3剂后疼痛缓解，5剂后溃疡明显减轻，7剂后咽部溃疡面基本愈合，后续依前方随证加减，调理月余而愈。后随访1年未复发。

（五）方证解析

《伤寒论》第158条："伤寒中风，医反下之，其人下利日数十行，谷不化，腹中雷鸣，心下痞硬而满，干呕，心烦不得安。医见心下痞，谓病不尽，复下之，其痞益甚，此非热结，但以胃中虚，客气上逆，故使硬也，甘草泻心汤主之。"仲景取其和胃补中、消痞止痢的功效，用以治疗寒热错杂于中，脾胃虚弱较甚，水谷不化，心下痞硬而满之证。《金匮要略·百合病狐惑阴阳毒病脉证治》记载，治疗"狐惑之为病"取其辛开苦降、清热化湿、安中解毒的功效。《金匮要略》中此方组成较《伤寒论》中多载了"人参三两"，如陈修园《金匮方歌括》曰："伤寒甘草泻心汤，却妙增参三两匡，彼治痞成下利甚，此医狐惑探源方。"又据宋臣、林亿等在本方后的按语，以及《千金翼方》《外台秘要》等，载本方皆有人参。

甘草泻心汤为治疗寒热错杂之重要方剂，本方中焦虚弱，重用甘草以建中，清上焦之火，缓客气之逆，益中州之虚，《医宗金鉴》中有云："方以甘草命名者，取和缓之意。"加人参、大枣补脾和中、缓急止泻；合干姜、半夏辛温开结，温中散寒，降逆止呕；加上黄连、黄芩苦寒降泄以除其热；寒热并用以和其阴阳，辛苦合用以复其升降，补泻兼施以调其虚实，寒热阴阳同调而奏功。全方缓急破逆，辛开苦降，甘温补中，寒热并用，攻补兼施。

·注意事项·

甘草泻心汤为半夏泻心汤加重甘草用量而成，适用于脾胃虚弱，中焦升降失司，气机痞塞所见消化系统诸症,又可用于白塞综合征等。本方无人参,有属传抄脱漏一说。方中甘草为君药,现代研究发现长期大量使用甘草可能会出现水钠潴留、恶心、腹痛、血钾、血压异常、泌乳等副作用,临床应予以注意。

·现代应用·

甘草泻心汤主要用于治疗急性胃炎、胃肠炎和口疮等。复发性口腔溃疡又称复发性阿弗他溃疡、复发性口疮、复发性阿弗他口炎等,是口腔黏膜病中最常见的溃疡类疾病,患病率高,中医辨证论治有较好疗效。但临床应注意以下情况:对大而深且长期不愈的溃疡,需作活检明确诊断,以排除恶性病变;同时,还应结合是否伴有全身症状,必要时结合免疫学指标检查,排除风湿免疫类疾病,以防延误病情。

五苓散治排尿不畅

学习目的

① 掌握五苓散适应方证。
② 掌握五苓散适应方证病机、辨证要点。
③ 熟悉五苓散用法和注意事项。

·原　文·

《伤寒论》

① 太阳病,发汗后,大汗出,胃中干,烦躁不得眠,欲得饮水者,少少与饮之,令胃气和则愈。若脉浮,小便不利,微热消渴者,五苓散主之。(71)

② 发汗已,脉浮数,烦渴者,五苓散主之。(72)

③ 伤寒汗出而渴者,五苓散主之;不渴者,茯苓甘草汤主之。(73)

④ 中风发热,六七日不解而烦,有表里证,渴欲饮水,水入则吐者,名曰水逆,五苓散主之。(74)

⑤ 病在阳,应以汗解之,反以冷水潠之,若灌之,其热被劫不得去,弥更益烦,肉上粟起,意欲饮水,反不渴者,服文蛤散。若不瘥者,与五苓散。(141)

⑥ 本以下之,故心下痞,与泻心汤。痞不解,其人渴而口燥烦,小便不利者,五苓散主之。(156)

⑦ 太阳病,寸缓关浮尺弱,其人发热汗出,复恶寒,不呕,但心下痞者,此以医下之也。如其不下者,病人不恶寒而渴者,此转属阳明也。小便数者,大便必硬,不更衣十日,无所

苦也。渴欲饮水,少少与之。但以法救之,渴者,宜五苓散。(244)

⑧ 霍乱,头痛发热,身疼痛,热多欲饮水者,五苓散主之;寒多不用水者,理中丸主之。(386)

《金匮要略》

① 假令瘦人脐下有悸,吐涎沫而癫眩,此水也,五苓散主之。(12)

② 脉浮,小便不利,微热消渴者,宜利小便、发汗,五苓散主之。(13)

③ 渴欲饮水,水入则吐者,名曰水逆,五苓散主之。(13)

五苓散方

猪苓十八铢(去皮),泽泻一两六铢,白术十八铢,茯苓十八铢,桂枝半两(去皮)。

上五味,捣为散,以白饮和服方寸匕,日三服。多饮暖水,汗出愈。如法将息。

病 案

罗某,男,72岁。2016年6月20日初诊。

主因"排尿不畅3日"就诊。患者于3日前外感后出现小便不利,自服感冒清热颗粒等药物后汗出,外感症状消失,但仍排尿不畅,遂就诊。刻下见:排尿困难,小便不畅,乏力气短,动则加重,但较前无加重,轻咳,口干,下腹胀,大便先干后稀,睡眠可,无夜间憋醒。既往史:冠心病,陈旧心肌梗死病史6年,室壁瘤,慢性心力衰竭,心功能Ⅱ级,目前中西医结合治疗中。

查体:双肺听诊呼吸音清,未闻及干湿啰音,双下肢不肿,舌淡红,苔白腻,脉浮缓。

实验室及辅助检查:血、尿常规未见异常。膀胱超声示前列腺增生。

辨证思路

(一)四步辨证法

患者老年男性,既往冠心病,陈旧心肌梗死,室壁瘤形成,慢性心力衰竭病史,治疗中因外感后出现小便不利,《金匮要略》"夫病痼疾,加以卒病,当先治其卒病,后乃治其痼疾也",故此患者当先通利小便。

第一步:辨实证(阳证)、虚证(阴证)

患者临床所见:排尿困难,小便不畅,轻咳,口干,下腹胀等为实证表现;同时兼见乏力气短,动则加重,大便先干后稀等为虚证无疑,故综合所见,患者证属虚实夹杂。

第二步:辨热证(阳证)、寒证(阴证)

患者排尿困难,小便不畅,乏力气短,动则加重,大便先干后稀,舌淡红,苔白腻,脉浮缓。结合舌、脉、症,此患者无阳热表现,为阴证。

第三步:辨六经或脏腑(三阳经为阳,三阴经为阴;腑为阳,脏为阴)

患者始于外感表证,初属太阳表证,现表证未罢,遗有咳嗽等症,已转入足膀胱经,而现排尿困难,小便不利,故六经辨证属太阳表里同病,膀胱气化失司。病位在足太阳膀胱经为主,兼及手太阳小肠经。

第四步:辨兼夹病邪(病邪分阴阳)

本例患者病机典型,水液输布失司,辨无兼夹病邪。

(二)病机

水液能在体内升降出入,有赖肾阳气化,脾气输布,肺气宣肃。如果外感风寒,引起营卫运行之机受阻,肾化气行水功能障碍,脾胃运化水湿功能异常,即会外见头痛发热,内见小便不利;脾不运湿,津不上承,故渴欲饮水;所饮之水仍因脾运障碍而不为肠道吸收,故水入即吐或泻下。本例患者外感表邪,因汗而解后,水液输布失司,运行失常,导致膀胱"蓄水",小便不利;患者既往胸痹病史多年,久病及肾,同时从临床乏力气短,动则加重,大便先干后稀等症可知,患者存在肺脾两虚情况,故小便不利,当与水津不布,气化不利有关。按脏腑辨证,病变涉及肺、脾、肾;依六经辨证,病位在足太阳膀胱经为主,兼及手太阳小肠经,属膀胱气化不利之蓄水证。

(三)治则治法

温阳化气行水。

(四)处方

猪苓 15 g,茯苓 15 g,泽泻 30 g,白术 30 g,桂枝 10 g,炒杏仁 9 g。5 剂,水煎服,每日 1 剂,分早晚 2 次服。

方加炒杏仁,寓意有二:一则宣肺气以"提壶揭盖",二则宣肺以助解表,从而加强利水消肿力量。

二诊:2016 年 6 月 26 日。诉服药 2 剂后小便明显通畅,5 剂后小便已恢复正常,咳嗽亦消失。继续予中药治疗冠心病,改善心功能。

(五)方证解析

五苓散在《伤寒论》和《金匮要略》涉及条文众多,主治以膀胱气化不利之蓄水证。涉及症状小便不利,头痛微热,烦渴欲饮,甚则水入即吐;或脐下动悸,吐涎沫而头目眩晕;或短气而咳;或水肿、泄泻。其症虽杂,但其病机均为水湿内盛,膀胱气化不利。在《伤寒论》中原治蓄水证,乃由太阳表邪不解,循经传腑,导致膀胱气化不利,而成太阳经腑同病。太阳表邪未解,故头痛微热;膀胱气化失司,故小便不利;水蓄不化,郁遏阳气,气不化津,津液不得上承于口,故渴欲饮水;其人本有水蓄下焦,饮入之水不得输布而上逆,致水入即吐,称"水逆证";水湿内盛,泛溢肌肤,则为水肿;水湿之邪,下注大肠,则为泄泻;水湿稽留肠胃,升降失常,清浊相干,则为霍乱吐泻;水饮停于下焦,水气内动,则脐下动悸;水饮上犯,阻遏清阳,则吐涎沫而头眩;水饮凌肺,肺气不利,则短气而咳。治宜利水渗湿为主,兼以温阳化气之法。

五苓散方中重用泽泻为君,以其甘淡,直达肾与膀胱,利水渗湿。臣以茯苓、猪苓之淡渗,增强其利水渗湿之力。白术、茯苓相须,佐以白术健脾以运化水湿。《素问·灵兰秘典论》谓:"膀胱者,州都之官,津液藏焉,气化则能出矣。"膀胱的气化有赖于阳气的蒸腾,故方中又佐以桂枝温阳化气以助利水,解表散邪以祛表邪,《伤寒论》示人服后当饮暖水,以助发汗,使表邪从汗而解。本方以甘淡渗利为主,佐以温阳化气,使水湿之邪从小便而去。

· 注意事项 ·

五苓散治疗在外感表邪后,三焦气化功能失常,人体水液既不能应表而汗,又不能敷布排泄的"表里证";又可治疗在内伤杂病过程中,出现的气不化水、水气上犯、清阳不升的里证。凡属气化不利、津停不布导致的水液输布、代谢障碍,均可发挥本方利水渗湿、化气布津功效。但本方以温阳化气为主,效专力宏,宜中病即止,久用有伤阴之弊。

· 现代应用 ·

此患者有心衰病史,出现小便不利,又当鉴别是否心衰加重所致,观其下肢水肿无加重,肺部听诊无啰音,可平卧,运动耐量未下降,故初步判断,小便不利并非心功能恶化所致,必要时可结合心脏超声、BNP检查的以资鉴别。现代实验药理研究证实五苓散具有利尿、降压、调节血糖血脂、保护肾脏等作用,临床广泛用于治疗循环、呼吸、消化、泌尿、内分泌等多系统疾病。

📖 **参考文献**

[1] 王庆其,刘景源,张再良,等. 中医经典必读释义[M].北京:中国中医药出版社,2012.
[2] 任辉,任鹏. 桂枝汤的临床应用[J].光明中医,2024,10:1937-1941.
[3] 陈媛媛,王国华. 王国华老中医运用麻黄汤治疗流感发热的临床经验[J].中医临床研究,2021,34:110-111.
[4] 何冠. 小青龙汤治疗急性支气管炎48例[J].中国中医急症,2002,04:252.
[5] 王端权. 大青龙汤治疗52例慢性支气管炎合并肺部感染[J].河南中医,2000,05:37.
[6] 肖楠.《伤寒杂病论》头痛证治规律研究[D].武汉:湖北中医学院,2007.
[7] 张保国,刘庆芳. 桂枝麻黄各半汤药理研究与临床应用[J].中成药,2012,03:539-541.
[8] 赵欣,何庆勇,赵豪程,等. 麻黄杏仁甘草石膏汤的临床心悟[J].中国中医急症,2022,02:358-361.
[9] 朱治铭,蒋小敏.《伤寒论》中热利三方的辨证施治[J].江西中医药,2016,05:23-24.
[10] 丁楠. 经方五苓散加味治疗无菌性尿频—排尿不适综合征的临床研究[D].沈阳:辽宁中医药大学,2023.

第三章

阳 明 病

白虎汤治发热

原 文

《伤寒论》

① 伤寒,脉浮滑,此以表有热,里有寒,白虎汤主之。(176)

② 三阳合病,腹满,身重,难以转侧,口不仁,面垢,谵语,遗尿。发汗则谵语,下之则额上生汗,手足逆冷。若自汗出者,白虎汤主之。(219)

③ 伤寒脉滑而厥者,里有热也,白虎汤主之。(350)

白虎汤方

知母六两,石膏一斤(碎),甘草二两(炙),粳米(六合)。

以上四味,以水一斗,煮米熟,汤成,去滓。温服一升,日三服。

病 案

徐某,男,45 岁。2021 年 6 月 20 日初诊。

"发热反复 4 日"。患者近 4 日高热,体温高达 40℃,于社区医院就诊,予退热药后热度暂时减退,又反复出现高热,稍有咳嗽咳痰,烦躁郁怒,大渴引饮,时有汗出,四肢末梢厥冷,大便干结。西医诊断:急性上呼吸道感染。

查体:心肺听诊未见异常。舌绛苔黄,脉滑而大。

实验室及辅助检查:血常规提示淋巴细胞偏低,呼吸道病毒9项阴性。心肝肾、电解质、凝血功能无异常,胸部CT平扫提示慢性炎症。

· 辨证思路 ·

(一) 四步辨证法

患者反复发热,并伴临床常见的上呼吸道症状,就诊于急诊,查体可见咽部轻度充血,但血常规等检查没有明显细菌感染征象,补液予抗病毒及对症支持治疗后仍无好转,因反复高热不退,余仔细四诊合参,辨属阳明热证脉象,遂予中药治疗以求缓解。

第一步:辨实证 (阳证)、虚证 (阴证)

患者中年男性,持续高热,大渴引饮,烦躁郁怒,时有汗出,舌绛苔黄,脉滑而大,呈现典型阳热实证。

第二步:辨热证 (阳证)、寒证 (阴证)

患者初患外感,但观其高热持续4日,汗出而热不退,手足反厥冷,脉滑而大,此乃太阳病邪已向内发展,传入阳明,阳明热盛于内,格阴于外,阴阳不相顺接的"热厥"之证,热深厥亦深,辨其当属于热证、阳证。

第三步:辨六经或脏腑 (三阳经为阳,三阴经为阴;腑为阳,脏为阴)

第一层:辨太阳证、阳明证。"阳明病,外证云何?答曰:身热,汗自出,不恶寒,反恶热也。"太阳主表,阳明主肌肉,太阳经之寒邪未尽,热必传于阳明,即见太阳阳明并病。本患者恶寒、清涕之太阳寒形全无,胃烦躁盛,以阳明多气多血,热燥伤津伤血,热盛汗出,脉滑而大。

第二层:辨阳明经证、阳明腑证。阳明病的证候主要有两大类型:一为燥热亢盛,充斥阳明之经,弥漫于全身,肠胃无燥屎内结,出现身大热、汗出、不恶寒反恶热、大渴、脉洪大等阳明热证。二为燥热之邪与肠中糟粕搏结而成燥屎,腑气不通,出现潮热、谵语、腹满硬痛或绕脐痛、大便秘结、手足濈然汗出、舌苔黄燥、脉沉数有力等阳明病实证。邪入阳明,弥漫全身,往往先出现阳明经证,邪热持续亢盛,消烁津液,继而导致肠燥便结,最终形成阳明腑证。故阳明腑证的病情较阳明经证为重。一般临床所见阳明病腑证多于经证,因为经邪弥漫不能久留,腑邪内结则聚而不行,故张仲景以"胃家实"为阳明正病。

第四步:辨兼夹病邪 (病邪分阴阳)

白虎汤的适应指征是阳明病无大便难,以无形之热为特点,表现为发热、不恶寒、反恶热、自汗出、口舌干燥、脉滑或洪大,无燥屎内结之征。若见大烦渴不解、大渴、口燥渴、渴欲饮水等热甚伤津之口渴,或时时恶风、背微恶寒,可予白虎加人参汤。

(二) 病机

通过上述辨证分析,本例属于阳明病,证属阳明热盛,津伤气耗证。患者中年男性,此次发病具备阳明经证四大典型症状,即大热、大渴、大汗、脉洪大。里热炽盛,故见壮热,胃热伤津,故见烦渴多饮,里热蒸腾,逼津外泄,故汗出不止,脉洪大有力乃热盛于经所致。

思忖些许,故以白虎汤清腑燥兼顾生津。

(三) 治则治法

清热生津。

(四) 处方

生石膏30g,知母9g,炙草9g,粳米一小杯。3剂。患者服3剂后热退,诸症缓解。

(五) 方证解析

《太阳篇》脉浮滑,《阳明篇》自汗出,《厥阴篇》脉滑而厥。《伤寒悬解》:"脉滑者,里有热也,厥者,表有寒也。此不言厥者,诊脉浮滑,已知是表寒外束,里热内郁,不必问其肢节之厥热矣。若里热外发,则脉变实缓,不复浮滑也。浮滑者,阳气郁格之象也。此之表寒,乃阴气之外浮,非寒邪之外淫,不然,表寒未解,无用白虎之理。"

《医学衷中参西录》曰:"然即太阳篇之脉浮而滑及厥阴篇之脉滑而厥推之,其脉当为洪滑无疑,此当用白虎汤之正脉也。故治伤寒者,临证时若见其脉象洪滑,知其阳明之腑热已实,放胆投以白虎汤必无差谬,其人将药服后,或出凉汗而愈,或不出汗其热亦可暗消于无形。""证为三阳合病,乃阳明外连太阳内连少阳也。由此知三阳会合以阳明为中间,三阳之病会合,即以阳明之病为中坚也。是以其主病之方,仍为白虎汤,势若帅师以攻敌,以全力捣其中坚,而其余者自瓦解。"《伤寒悬解》曰:"头汗肢温,是阳虚而上热,额汗肢冷,是阳泄而外寒。若汗不止头额,而通身自汗者,则津亡而土燥,宜白虎汤,泻热而清金也。"《伤寒悬解》曰:"四肢厥逆,而脉见迟涩,是为里寒,厥而脉滑,是里有热也。盖燥热内郁,侵夺阴位,阴气浮散,外居肢节,故肢冷而脉滑。"《医学衷中参西录》曰:"脉滑者阳明之热传入厥阴。其脉滑而四肢厥逆者,因肝主疏泄,此证乃阳明传来之热郁于肝中,致肝失其所司,而不能疏泄、是以热深厥亦深也。治以白虎汤,热消而厥自回矣。"

《伤寒悬解》曰:"表解,故无大热。背微恶寒,即前章表有寒也。阳乘阴位,而生里热,则阴乘阳位,而生表寒。远则客于肢节,近则浮于脊背,脊背肢节,皆阳位也。"《伤寒悬解》曰:"脉浮,发热,无汗,是表未解也,此合用大青龙双解表里,不可与白虎汤但清其里。若渴欲饮水,而无表证者,是汗出而热退也。汗后阳泄,宜防知、膏伐阳,白虎而加人参,清金益气,生津化水,汗后解渴之神方也。"

白虎汤组方为:知母六两,石膏一斤(碎),甘草二两(炙),粳米六合,上四味,以水一斗,煮米熟,汤成,去滓,温服一升,日三服。明代吴崑《医方考》:"白虎,西方金神也。五行之理,将来者进,功成者退,如秋金之令行,则夏火之炎息。此方名曰白虎,所以行清肃之令而除热也。石膏大寒,用之以清胃;知母味浓,用之以生津;大寒之性行,恐伤胃气,故用甘草、粳米以养胃。是方也,惟伤寒内有实热者可用之。"《伤寒明理论》曰:"《内经》曰,热淫所胜,佐以苦甘,又曰,热淫于内,以苦发之,欲彻表热,必以苦为主,故以知母为君,石膏味甘微寒,热则伤气,寒以胜之,甘以缓之,热胜其气,必以甘寒为助,是以石膏甘寒为臣,甘草味甘平,粳米味甘平。脾欲缓,急食甘以缓之,热气内蕴,消燥津液,则脾气燥,必以甘平之物缓其中,故以甘草粳米为之使。"试观白虎汤各条,只见口不仁,无一渴证。而白虎加人参各条,无一不渴者,可见治渴不在石膏而在人参。胃为水谷之海、营卫之源,人参补中益气,为治津枯而渴要药。至于石膏,功在除热,口舌干燥为其应用的主要症状。张学海认为白虎汤中,重用石膏为君,取其辛凉之性,质重气轻,不但长于清热,且善排挤内蕴之热,息息自毛孔达出。用知母之凉润燥阴,既可佐石膏以清热,更可防阳明热久者耗伤真阴。甘草甘缓之性,能逗留石膏之寒凉不至下趋。用粳米者,取其汁浆浓郁,能调石膏金石之药,使之与胃相宜。《神农本草经》谓石膏气味辛,微寒,无毒。石膏为微寒之剂,非后世所言之大来,故白虎汤用至一斤。张氏对白虎汤的认识可归纳为以下几个方面:如若辨证准确,应用得当,加之白虎加人参汤的精当配伍,无大寒伤胃之弊,可用于年高体弱之人;白虎汤不仅可用于阳明经证,尚可用于阳明经热传腑已现阳明腑实之证,即白虎汤及白虎加人参汤有通畅腑气,通下大便之功;白虎加人参汤一方面可以养阴生津以止渴,另一方面亦可通过充养元气,蒸腾津液上承于口而解渴;不仅见"渴"症时用白虎汤需加人参,凡年高体弱及见其他阴伤之证者用之皆需加人参。

· 注意事项 ·

吴鞠通《温病条辨》中对白虎汤的"四禁":"白虎为达热出表,若其人脉浮弦而细者,不可与也;脉沉者,不可与也;不渴者,不可与也;汗不出者,不可与也。常须识此,勿令误也。"

· 现代应用 ·

白虎汤主要用于治疗急性病毒或细菌感染性疾病,以及部分以高热为主症的传染性疾病。此类发热不退患者,应根据当地流行病学史、涉足疫区疫地史,结合现代临床检查手段,寻找发热原因,积极治疗原发疾病尤为重要。

白虎加人参汤治中暑

学习目的

① 掌握白虎加人参汤病机、辨证要点。
② 掌握白虎加人参汤适应证。
③ 熟悉白虎加人参汤的用法。

· 原 文 ·

《伤寒论》

① 服桂枝汤,大汗出后,大烦渴不解,脉洪大者,白虎加人参汤主之。(26)

② 伤寒若吐若下后,七八日不解,热结在里,表里俱热,时时恶风,大渴,舌上干燥而烦,欲饮水数升者,白虎加人参汤主之。(168)

③ 伤寒无大热,口燥渴,心烦,背微恶寒者,白虎加人参汤主之。(169)

④ 伤寒脉浮,发热,无汗,其表不解,不可与白虎汤。渴欲饮水,无表证者,白虎加人参汤主之。(170)

⑤ 阳明病,脉浮而紧,咽燥,口苦,腹满而喘,发热汗出,不恶寒反恶热,身重……若渴欲饮水,口干舌燥者,白虎加人参汤主之。(221)

《金匮要略》

① 太阳中热者,暍是也。汗出恶寒,身热而渴,白虎加人参汤主之。(26)

② 渴欲饮水,口干舌燥者,白虎加人参汤主之。(12)

白虎加人参汤方

知母六两,石膏一斤(碎,绵裹),甘草二两(炙),粳米六合,人参三两。

上五味,以水一斗,米熟,汤成去滓,温服一升,日三服。

病　案

王某,男,36岁。2022年8月19日初诊。

"发热、乏力、纳差1日"就诊。酷暑于室外工作后发病,肤微热,口干,汗出,心烦不眠。大便正常,小便黄,尿量偏少。

查体:心肺听诊无异常。舌淡红苔薄,脉细数。

辨证思路

(一)四步辨证法

患者因"发热、乏力、纳差"就诊。酷暑时节急性发病,血常规、血糖、电解质等检查未见明显异常,提示中暑轻症,予中药治疗。

第一步:辨实证(阳证)、虚证(阴证)

患者青年男性,急性病,感受暑邪之后发病,属于实证、阳证,但因合并乏力、脉细数,兼有虚证之气津两伤证。

第二步:辨热证(阳证)、寒证(阴证)

患者发热,同时伴有口干、心烦不眠、小便黄,提示以热证、阳证为主要矛盾的证候。

第三步:辨六经或脏腑(三阳经为阳,三阴经为阴;腑为阳,脏为阴)

第一层:辨阳明病。患者发热、纳差为主症,"身热、汗自出、不恶寒、反恶热、脉大等"阳明病典型症状。

第二层：辨明阳明经证（热证）、阳明腑实证（实证）、阳明病变证。患者外感暑邪，身热、汗出，尚未出现燥屎内结肠道，故属于阳明经证（热证）。

第三层：辨兼证有无。患者汗出、乏力、尿少、脉细，属于暑热病并见有身大热兼气津两伤者。

第四步：辨兼夹病邪（病邪分阴阳）

患者阳明经证具，无燥屎、瘀血之象。

（二）病机

通过以上分析，此患者为阳明病本证之阳明热证。阳明热证的基本病机是外邪入里化热，胃中燥热炽盛，消灼津液。本患者为青年男性，酷暑季节发病为喝，是阳明热病的特殊类型。太阳中热者，是暑病之义，此中热者，是寒闭皮毛而中暑时之热也，暑热外蒸皮毛，故有汗出之义。暑热外蒸，故汗出恶寒也，暑热伤肺，津液枯燥，故见身热口渴、少尿。

（三）治则治法

清热、益气生津。

（四）处方

石膏 60 g（先煎），甘草 9 g，粳米 15 g，人参 15 g。7 剂。

嘱每次 1 剂，每日 3 次。患者服 2 剂后尿量增多，尿色转清，乏力、纳呆好转。3 剂后热退，诸症缓解。

（五）方证解析

夏月中暑，郁其内热，暑伤肺气，津液枯燥，是以身热而渴。但壮火食气，汗泄阳亡，不可汗下，所以清热与益气生津并用。白虎加人参汤，白虎清金而补土，人参益气而生津也。

方中石膏为君药，辛寒质重，善清透气热；知母为臣药，苦寒滑润，善泻火滋阴。二药合用，既清且透，滋液润燥，为治阳明无形热邪之要药。加人参为佐药，益气生津。甘草、粳米为使药，益气和中，使泻火而不伤脾胃。

注意事项

石膏作为君药，用药剂量不宜太小，一般在 30～60 g 之间，热盛者有用到 90 g。粳米除了有和胃的作用外，还有指示煎药时间的作用。方后注中说，上五味，以水一斗，煮米熟汤成，去滓，温服一升，一日三服。提示本方不同于其他方剂，汤剂的量不宜过于浓缩，这有助于补充人体津液。

现代应用

临床凡是里热炽盛伴有伤津伤气的阶段，可选用白虎加人参汤。临床可以用于治疗糖尿病、各种脑炎、大叶性肺炎、干燥综合征、产褥中暑等多种疾病。

在诊治中暑类疾病时，首先应判断严重程度，轻症可以应用白虎加人参汤，或现代医学手段如补液进行液体复苏及维持水电解质平衡。对于热射病，尤其要关注核心温度、多脏器功能不全等严重并发症,必要时可使用呼吸机、血液透析等方式进行脏器功能支持。

猪苓汤治泌尿道感染

学习目的

① 掌握猪苓汤病机、辨证要点。

② 掌握猪苓汤适应证。

③ 熟悉猪苓汤的用法。

原 文

《伤寒论》

① 若脉浮发热,渴欲饮水,小便不利者,猪苓汤主之。(223)

② 阳明病,汗出多而渴者,不可与猪苓汤,以汗多胃中燥,猪苓汤复利其小便故也。(224)

③ 少阴病,下利六七日,咳而呕渴,心烦不得眠者,猪苓汤主之。(319)

猪 苓 汤 方

猪苓、茯苓、泽泻、阿胶、滑石各一两。

上五味,以水四升,先煮四味,取二升,去滓,内阿胶烊消。温服七合,日三服。

病 案

全某,男,67 岁。2022 年 3 月 10 日初诊。

"反复尿频尿急 7 月余,加重 1 周"。2 个月前因左侧输尿管结石行"双 J 管植入术",术后反复尿频尿急、腰酸、烦热、口渴、乏力、夜寐不安、尿短赤、大便偏干。曾于外院多次行"头孢地尼分散片、左氧氟沙星片"等抗感染治疗。近 1 周症状反复。

查体:面部及眼睑稍浮肿。腹软,无压痛。上中输尿管点无压痛。左肾区叩击痛阳性,右肾区叩击痛阴性。双下肢无水肿。肤热。舌红少津,脉细数。

实验室及辅助检查:白细胞 $8×10^9$/L,尿白细胞正常。全尿路 CT 提示左侧输尿管扩张、左侧肾盂稍肿胀,双 J 管植入术后。

· 辨证思路 ·

（一）四步辨证法

患者长期泌尿道感染症状,近 2 个月因输尿管梗阻病史于外科行双 J 管植入术后,症状反复,属于慢性肾盂肾炎急性加重。本次因血尿白细胞正常,中段尿培养阴性,无抗感染指征,但症状反复,故寻求中药治疗。

第一步：辨实证（阳证）、虚证（阴证）

患者中年男性,慢病急发,病史 7 个月余,脉细数提示虚象,属于虚实夹杂证。主症为实证、阳证,但兼有阴虚。

第二步：辨热证（阳证）、寒证（阴证）

患者主症烦热、尿短赤、大便偏干,以及舌红少津,脉细数,表现为以热证、阳证为主要矛盾的证候。

第三步：辨六经或脏腑（三阳经为阳,三阴经为阴；腑为阳,脏为阴）

第一层：辨阳明病。患者属于阳明热证下后,热陷膀胱,水气内停的一种特殊类型,故本病患者仍辨为阳明病。

第二层：辨明阳明经证（热证）、阳明腑实证（实证）、阳明病变证。口渴、烦热、夜寐不安、尿短赤、大便偏干,以及舌红少津,脉细数,此为热盛津伤之表现,但患者尚未出现燥屎内结肠道,故仍属于阳明经证（热证）。小便不利、口渴、心烦失眠、发热这四个症状可作为猪苓汤证的辨证依据。

第四步：辨兼夹病邪（病邪分阴阳）

患者证属阳明,虽有大便偏干,但排便通畅,无燥屎内结。统观全身,亦无瘀血为患。

（二）病机

通过以上分析,此患者为阳明病本证之阳明经证,但属于阳明热证下后,热陷膀胱,水气内停的一种特殊类型。

猪苓汤的病机核心在于水热内蓄。伤寒之邪传入于里,化而为热,与水相搏,遂成水热互结,热伤阴津之证。水热互结,气化不利,热灼阴津,津不上承,故小便不利、口渴欲饮；阴虚生热,内扰心神,则心烦不寐；舌红苔白或微黄、脉细数为里热阴虚之征。治宜利水清热养阴。而原文"脉浮发热",乃阳明余热未清之意。

本方有滋阴清热利水之功,为主治下焦蓄热之利尿专剂,适用于阴虚水热互结所致小便不利、排尿涩痛、尿血、淋病、下利、咳呕、心烦失眠等。

（三）治则治法

清热养阴,利水渗湿。

（四）处方

猪苓 15 g,茯苓 15 g,泽泻 15 g,阿胶 15 g,滑石 15 g。14 剂。

嘱每次 1 剂,每日 3 次。患者服 7 剂后小便不利明显缓解,14 剂后面部浮肿消退。

（五）方证解析

本方以利水为主,兼以养阴清热,是治疗水热内结伤阴证的代表方剂。方中以猪苓、茯苓渗湿利水,滑石、泽泻通利小便,泄热于下,两者相配,分消水气,疏泄热邪,使水热不致互结;更佐以阿胶滋阴,滋养内亏之阴液。诸药合用,利水而不伤阴,滋阴而不恋邪,使水气去,邪热清,阴液复而诸症自除。若内热盛,阴津大亏者忌用。

· 注意事项 ·

猪苓汤的功效,以通利淡渗为主,育阴润燥之力较逊,若阳明汗出多,口渴,是里热伤津,津气损伤之证,切不可用猪苓汤复利其小便。揭示阳明病禁用利小便之法,以防伤津化燥。

· 现代应用 ·

猪苓汤临床可治疗膀胱炎、尿道炎、盆腔炎、淋病、肾结核、急慢性肾盂肾炎、乳糜尿、急慢性肾小球肾炎、紫癜性肾炎、肾积水、肾结石、膀胱结石、前列腺肥大、多囊肾、再生障碍性贫血、血小板减少性紫癜、血友病、白血病等。

调味承气汤治牙痛

学习目的

① 掌握调味承气汤病机、辨证要点。
② 掌握调味承气汤适应证。
③ 熟悉调味承气汤的用法。

· 原 文 ·

《伤寒论》

① 伤寒脉浮、自汗出、小便数、心烦、微恶寒、脚挛急,反与桂枝,欲攻其表,此误也。得之便厥、咽中干、烦躁吐逆者,作甘草干姜汤与之,以复其阳。若厥愈足温者,更作芍药甘草汤与之,其脚即伸;不和谵语者,少与调胃承气汤。(29)

② 发汗后,恶寒者,虚故也;不恶寒,但热者,实也,当和胃气,与调胃承气汤。(70)

③ 太阳病未解,脉阴阳俱停(一作微),必先振栗,汗出而解;但阳脉微者,先汗出而解;但阴脉微(一作尺脉实)者,下之而解。若欲下之,宜调胃承气汤。(94)

④ 伤寒十三日,过经,谵语者,以有热也,当以汤下之。若小便利者,大便当硬,而反下

利,脉调和者。知医以丸药下之,非其治也。若自下利者,脉当微厥,今反和者,此为内实也,调胃承气汤主之。(105)

⑤ 太阳病,过经十余日,心下温温欲吐而胸中痛,大便反溏,腹微满,郁郁微烦。先此时自极吐下者,与调胃承气汤;若不尔者,不可与;但欲呕,胸中痛,微溏者,此非柴胡汤证,以呕故知极吐下也,调胃承气汤。(123)

⑥ 阳明病,不吐、不下、心烦者,可与调胃承气汤。(207)

⑦ 太阳病三日,发汗不解,蒸蒸发热者,属胃也,调胃承气汤主之。(248)

⑧ 伤寒吐后,腹胀满者,与调胃承气汤。(249)

调味承气汤方

甘草二两(炙),芒硝半斤,大黄四两(清酒洗)。

上三味,切,以水三升,煮二物至一升,去滓,内芒硝,更上微火一二沸,温顿服之,以调胃气。

病　案

龚某,女,68 岁。2022 年 9 月 3 日初诊。

"牙痛 4 日"。牙龈红肿疼痛,充血,口臭,身热,口渴,心烦不寐,腹胀,纳呆,平素大便干结,近 2 日大便未行,矢气臭秽。曾反复发作,口腔科多次就诊症状反复。本次自行口服"头孢地尼、甲硝唑片"后未明显缓解。

查体:牙龈红肿,上下中切牙处尤甚伴少许渗血,双颌下淋巴结肿大,肤热。舌苔黄厚,舌质红,脉滑数。

实验室检查:血常规示白细胞 $12.2 \times 10^9 / L$,C 反应蛋白 62 mg/L。

辨证思路

(一)四步辨证法

患者急性牙痛,炎症指标白细胞、C 反应蛋白轻度升高,感染部位明确,故牙周炎诊断明确。因自服抗生素未缓解,寻求中医治疗。

第一步:辨实证(阳证)、虚证(阴证)

患者老年女性,虽牙痛反复发作,但本次为急性病,无脉细、乏力等虚证表现,呈现阳盛之实证、阳证。

第二步:辨热证(阳证)、寒证(阴证)

患者牙龈红肿疼痛,充血,口臭,身热,口渴,心烦不寐,纳呆,平素大便干结,近 2 日大便未行,矢气臭秽。肤热。舌苔黄厚,舌质红,脉滑数。表现为以热证、阳证为主要矛盾的证候。

第三步：辨六经或脏腑（三阳经为阳，三阴经为阴；腑为阳，脏为阴）

第一层：辨阳明病。《灵枢经》云"胃足阳明经脉庹入齿中"，同时存在腹胀、大便不通的症状，符合阳明病篇提纲之"阳明之为病，胃家实是也"的典型症状。

第二层：辨明阳明经证（热证）、阳明腑实证（实证）、阳明病变证。该患者大便干结难下，符合阳明腑实证（实证）"痞、满、燥、实"四症的辨证要点，但本患者燥屎内结不甚。

第四步：辨兼夹病邪（病邪分阴阳）

患者有部分燥屎内结之征，但程度不甚，无水饮、瘀血等病邪。

（二）病机

阳明腑实证的基本病机在于实热结聚肠道伤及津液，出现"痞、满、燥、实"四症。本患者虽然以"牙痛"为主诉，但却伴随有腹胀、大便不通之症。循经当辨为阳明腑实证，但大便不通，尚处于实而不满程度，因此属于调胃承气汤范畴。

热结在肠腑，腑气不通，导致脘腹胀满；热结之热上扰齿龈，故见牙龈红肿；热伤血络，可见少许渗血；湿热蕴结，可见淋巴结肿大；热扰心神，故见烦热不安。

（三）治则治法

缓下热结。

（四）处方

大黄（后下）9 g，芒硝（冲服）9 g，甘草 9 g。3 剂。

嘱每次 1 剂，每日 2 次。服 1 剂后泻数次；服 2 剂后牙龈肿痛减轻，身热渐退。

（五）方证解析

调胃承气汤是缓下热结的基础方，后世用调胃承气汤一般有两种情况：一是存在大便秘结，但阻滞气机不明显，所以从痞、满、燥、实四症来讲，因气滞造成"痞""满"症不明显，这种情况下多选用调胃承气汤；二是上部有热，胸膈胃脘以上，甚至头面、口腔、上焦有热，可以选用调胃承气汤，以起到以泻代清、釜底抽薪的作用。

《黄帝内经》云："热淫于内，治以咸寒，佐以甘苦。"大黄苦寒，泄热去实，推陈致新；芒硝咸寒，润燥软坚，泄热通便；甘草甘平，和中调胃，泻下不伤正气，并能起到缓泻作用。此三药相合，集苦寒、咸寒、甘平于一方，共奏泄热和胃、润燥软坚通便之功。因为本方芒硝用量较大承气汤大，但无行气破结的枳实、厚朴，且配以甘草甘缓和中，故泻下之力较弱，故有和下剂之称。

> ·注意事项·

凡服承气类方剂，临床要注意两个问题：一是辨证明确时，当下则下，若明知腑实当下，而又恐攻下伤正，则延误病情；二是服药后，得大便利则止后服，不可过服求快反而伤正。

> ·现代应用·

牙周炎是由菌斑微生物引起的慢性感染性疾病，是成年人失牙的最主要原因。近年来研究证实牙周炎与冠心病、糖尿病、慢性肾病、风湿免疫系统疾病等多种慢性疾病具有一定的双向关系,积极诊治牙周炎不仅有助于缓解患者痛苦,更有益于全身健康管理。

牙周炎的治疗分为抗感染治疗与基础牙周治疗两大类。口腔内菌群复杂,厌氧菌群常合并致病。临床常用硝基咪唑类、四环素类、青霉素类、大环内酯类等抗生素覆盖致病菌治疗。基础牙周治疗分为四步骤:第一步骤为龈上洁治,目的是将牙龈上方的牙结石清洁干净,常用超声洁治仪等手段。第二步骤为龈下洁治,也是用超声洁治的方式,但目的是将牙龈下方的牙结石进行清洁。第三步骤为根面平整术,是将附着在牙根上的牙石刮干净,将牙龈下方的牙结石彻底清理,以控制牙周病。第四步骤为冲洗上药。总体的治疗目标在于控制菌斑,消除炎症。阻止病程发展并防止复发,恢复牙周组织功能和生理形态。

小承气汤治头面部蛇串疮

学习目的

① 掌握小承气汤病机、辨证要点。

② 掌握小承气汤适应证。

③ 熟悉小承气汤的用法。

原 文

《伤寒论》

① 阳明病,脉迟,虽汗出,不恶寒者,其身必重,短气腹满而喘,有潮热者,此外欲解,可攻里也。手足濈然汗出者,此大便已硬也,大承气汤主之;若汗出多,微发热恶寒者,外未解也,桂枝汤主之,其热不潮,未可与承气汤;若腹大满不通者,与小承气汤,微和胃气,勿令至大泄下。(208)

② 阳明病,潮热,大便微硬者,可与大承气汤;不硬者,不可与之。若不大便六七日,恐有燥屎,欲知之法,少与小承气汤,汤入腹中,转矢气者,此有燥屎也,乃可攻之。若不转矢气者,此但初头硬,后必溏,不可攻之,攻之必胀满不能食也,欲饮水者,与水则哕。其后发热者,必大便复硬而少也,宜以小承气汤和之。不转矢气者,慎不可攻也。(209)

③ 阳明病,其人多汗,以津液外出,胃中燥,大便必硬,硬则谵语,属小承气汤证。若一服谵语止者,更莫复服。(213)

④阳明病,谵语,发潮热,脉滑而疾者,小承气汤主之。因与承气汤一升,腹中转气者,更服一升;若不转气者,勿更与之。明日又不大便,脉反微涩者,里虚也,为难治,不可更与承气汤也。(214)

⑤ 太阳病,若吐、若下、若发汗后,微烦,小便数,大便因硬者;与小承气汤和之愈。(250)

⑥ 得病二三日,脉弱,无太阳、柴胡证,烦躁,心下硬,至四五日,虽能食,以小承气汤,少少与微和之,令小安,至六日,与承气汤一升。若不大便六七日,小便少者,虽不大便,但初头硬,后必溏,此未定成硬也,攻之必溏;须小便利,屎定硬,乃可攻之,宜大承气汤。(251)

⑦ 下利谵语者,有燥屎也,宜小承气汤。(374)

《金匮要略》

下利,谵语者,有燥屎也,小承气汤主之。(41)

小承气汤方

大黄(四两),厚朴(二两),枳实(三枚)。

上三味,以水四升,煮取一升二合,去滓,分温二服。初服汤当更衣,不尔者,尽饮之;若更衣者,勿服之。

·病　案·

方某,男,36岁。2022年8月2日初诊。

"头面部疱疹1周,伴便秘1日"。平素喜嗜辛辣及饮酒。患者1周前因头面部疱疹于皮肤科就诊,诊为带状疱疹病毒感染,已外用"阿昔洛韦软膏"等治疗后,皮肤烧灼感、刺痛感仍明显。近1日大便未解,烦热不安,口干口苦,腹胀纳呆,小便稍黄赤。

查体:面色红,头面部见成簇水疱,分布密集,黄豆大小,水疱群间皮肤正常。舌质红苔黄,脉数。

·辨证思路·

(一) 四步辨证法

患者头面部带状疱疹,使用抗病毒药物后,疼痛未缓解,故寻求中药治疗。

第一步: 辨实证 (阳证)、虚证 (阴证)

患者中年男性,急性病,无乏力、脉象无力等表现,呈现"阳盛则热"之实证、阳证。

第二步: 辨热证 (阳证)、寒证 (阴证)

患者皮肤烧灼感,面色红,烦热不安,口干口苦,小便稍黄赤,表现为以热证、阳证为主要证候。

第三步: 辨六经或脏腑 (三阳经为阳,三阴经为阴;腑为阳,脏为阴)

第一层:辨阳明病。患者头面部带状疱疹为主诉,《灵枢·经脉》:"胃足阳明之脉。起于鼻之交頞中,旁纳(一本作'约'字)太阳之脉,下循鼻外,入上齿中,还出挟口,环唇,下交承浆,却循颐后下廉,出大迎,循颊车,上耳前,过客主人,循发际,至额颅……"而且伴有腹胀、大便难下的症状,符合阳明病篇提纲之"阳明之为病,胃家实是也"的典型症状。

第二层:辨明阳明经证(热证)、阳明腑实证(实证)、阳明病变证。该患者大便干结难下,燥屎内结,符合小承气汤证"痞、满、燥、实"四症的辨证要点。因此,辨为阳明腑实证(实证)。

第四步:辨兼夹病邪(病邪分阴阳)

患者有部分燥屎内结之征,无水饮、瘀血等病邪。

(二)病机

本例的主要病机是湿热内蕴肌肤,腑气郁结不通,气血阻滞,而见疱疹、疼痛。

(三)治则治法

轻下热结。

(四)处方

大黄(后下)15 g,厚朴 15 g,枳实 15 g。3 剂。

嘱每次 1 剂,每日 3 次。患者服 2 剂后解出较多大便,服 3 剂后疼痛较前缓解。

(五)方证解析

小承气汤证的病因是里部热壅而满,因热而满,又因热而实,满中有实。所以,里部"热、满、实",是小承气汤证的病机。小承气汤证由大承气汤演变而来,因邪气不太盛,病情较大承气汤为轻,阳明燥热内聚肠腑,腑实初成,临床表现以腑气不通为主,如腹胀、大便硬、心烦。治疗上,在泻热的同时,应加大通腑之力,用枳实、厚朴使燥屎速去,以免结聚肠腑。

· **注意事项** ·

凡服承气类方剂,临床要注意两个问题:一是辨证明确时,当下则下,若明知腑实当下,而又恐攻下伤正,则延误病情;二是服药后,得大便利则止后服,不可过服求快反而伤正。

· **现代应用** ·

带状疱疹是皮肤科的常见病,包括急性期疼痛和带状疱疹后神经痛,是患者就诊的最主要原因。急性期的治疗目的在于抗病毒,缓解急性期疼痛,促进皮损愈合及预防 PHN 的发生。抗病毒可以使用阿昔洛韦、伐昔洛韦等系统抗病毒药物;镇痛可以选择对乙酰氨基酚、布洛芬等非甾体抗炎药,加巴喷丁和普瑞巴林等离子通道阻滞剂,多塞平等三环类抗抑郁药物,谷维素等神经营养药物。近年来,非药物治疗也广泛应用于临床,如局部麻醉药为主的神经阻滞治疗、神经射频等神经调控治疗,对于减少疼痛信号的传递,并促进释放镇痛物质,控制疼痛具有一定效果。

大承气汤治腹痛

① 掌握大承气汤病机、辨证要点。
② 掌握大承气汤适应证。
③ 熟悉大承气汤的用法。

原　文

《伤寒论》

① 二阳并病，太阳证罢，但发潮热，手足漐漐汗出，大便难而谵语者，下之则愈，宜大承气汤。(220)

② 阳明少阳合病，必下利，其脉不负者，为顺也。负者，失也，互相克贼，名为负也。脉滑而数者，有宿食也，当下之，宜大承气汤。(256)

③ 阳明病，谵语有潮热，反不能食者，胃中必有燥屎五六枚也。若能食者，但鞭耳，宜大承气汤下之。(215)

④ 汗出谵语者，以有燥屎在胃中，此为风也，须下者，过经乃可下之。下之若早，语言必乱，以表虚里实故也。下之愈，宜大承气汤。(217)

⑤ 阳明病，下之，心中懊憹而烦，胃中有燥屎者，可攻。腹微满，初头鞭，后必溏，不可攻之。若有燥屎者，宜大承气汤。(238)

⑥ 大下后，六七日不大便，烦不解，腹满痛者，此有燥屎也。所以然者，本有宿食故也，宜大承气汤。(241)

⑦ 伤寒若吐若下后不解，不大便五六日，上至十余日，日晡所发潮热，不恶寒，独语如见鬼状。若剧者，发则不识人，循衣摸床，惕而不安，微喘直视，脉弦者生，涩者死。微者，但发热谵语者，大承气汤主之。若一服利，则止后服。(212)

⑧ 病人小便不利，大便乍难乍易，时有微热，喘冒不能卧者，有燥屎也，宜大承气汤。(242)

⑨ 伤寒六七日，目中不了了，睛不和，无表里证，大便难，身微热者，此为实也，急下之，宜大承气汤。(252)

⑩ 阳明病，发热汗多者，急下之，宜大承气汤。(253)

⑪ 发汗不解，腹满痛者，急下之，宜大承气汤。(254)

⑫ 腹满不减，减不足言，当下之，宜大承气汤。(255)

⑬ 阳明病，脉迟，虽汗出不恶寒者，其身必重，短气，腹满而喘，有潮热者，此外欲解，可攻

里也。手足濈然汗出者,此大便已鞭也,大承气汤主之。若汗多,微发热恶寒者,外未解也,其热不潮,未可与承气汤,若腹大满不通者,可与小承气汤,微和胃气,勿令至大泄下。(208)

⑭ 阳明病,潮热,大便微鞭者,可与大承气汤,不鞭者,不可与之。若不大便六七日,恐有燥屎,欲知之法,少与小承气汤,汤入腹中,转矢气者,此有燥屎也,乃可攻之。若不转矢气者,此但初头鞭,后必溏,不可攻之,攻之必胀满不能食也。欲饮水者,与水则哕。其后发热者,必大便复鞭而少也,以小承气汤和之。不转矢气者,慎不可攻也。(209)

⑮ 得病二三日,脉弱,无太阳柴胡证,烦躁,心下鞭,至四五日,虽能食,以小承气汤,少少与,微和之,令小安,至六日,与承气汤一升。若不大便六七日,小便少者,虽不能食,但初头鞭,后必清,未定成鞭,攻之必溏;须小便利,屎定鞭,乃可攻之,宜大承气汤。(251)

⑯ 病人烦热,汗出则解,又如疟状,日晡所发热者,属阳明也。脉实者,宜下之;脉浮虚者,宜发汗。下之与大承气汤,发汗宜桂枝汤。(240)

⑰ 少阴病,得之二三日,口燥咽干者,急下之,宜大承气汤。(320)

⑱ 少阴病,自利清水,色纯青,心下必痛,口干燥者,急下之,宜大承气汤。(321)

⑲ 少阴病,六七日,腹胀不大便者,急下之,宜大承气汤。(322)

大承气汤方

大黄四两,厚朴半斤,枳实五枚,芒硝三合。

上四味,以水一斗,先煮二物,取五升,去滓,内大黄,更煮取二升,去滓,内芒硝,更上微火一两沸,分温再服。得下,余勿服。

病 案

廖某,男,40岁。2021年11月8日初诊。

"腹痛1日"。患者1周前因"颈椎间盘突出症"行颈椎手术治疗,目前卧床状态,近1周大便干结,烦热不安,口渴,恶心未呕,腹部胀痛拒按。使用甘油灌肠剂后未缓解。近1日大便无,有矢气,小便稍黄赤,纳差。

查体:腹膨隆,散在压痛,无反跳痛,麦氏征、墨菲征(-)。舌红少津苔稍黄,脉弦数。

实验室及辅助检查:血常规示白细胞13.6×10^9/L,C反应蛋白30 mg/L,淀粉酶正常。腹部CT提示肠腔散在积气积液,小肠不全梗阻可能。

辨证思路

(一)四步辨证法
患者卧床后大便难下、腹痛,使用甘油灌肠剂后未缓解,家属寻求中药治疗。
第一步:辨实证(阳证)、虚证(阴证)
患者中年男性,急性病,呈现"阳盛则热"之实证、阳证。

第二步：辨热证（阳证）、寒证（阴证）

患者大便干结，烦热，恶心未呕，腹部胀痛拒按，小便稍黄赤，纳差，舌红少津苔稍黄，脉弦数，表现为以热证、阳证为主要证候。

第三步：辨六经或脏腑（三阳经为阳，三阴经为阴；腑为阳，脏为阴）

第一层：辨阳明病。患者腹痛、大便难下为主症，符合阳明病篇提纲之"阳明之为病，胃家实是也"的典型症状。

第二层：辨明阳明经证（热证）、阳明腑实证（实证）、阳明病变证。该患者大便干结难下，燥屎内结，符合大承气汤证"痞、满、燥、实"四症的辨证要点。因此，辨为阳明腑实证（实证）。

第四步：辨兼夹病邪（病邪分阴阳）

患者有部分燥屎内结之征，无水饮、瘀血等病邪。

（二）病机

阳明腑实证的病机在于实热结聚肠道伤及津液，粪便燥化成干硬的燥屎，肠道当中既有实热，又有燥屎，因此腑气不通，出现"痞、满、燥、实"四症。

本患者因手术后卧床，腑气不通，热结在肠腑，导致脘腹胀满疼痛。热结之热上扰心神，故见烦热不安。热盛伤津，故见口渴、舌红少津。

（三）治则治法

峻下热结。

（四）处方

大黄（后下）15 g，厚朴 15 g，枳实 15 g，芒硝（冲服）10 g。3 剂。

嘱每次 1 剂，每日 2 次。患者服 1 剂后矢气增多，腹胀缓解。2 剂后解出较多大便，诸症缓解。

（五）方证解析

大承气汤证是由伤寒之邪内传阳明之腑，入里化热，或温病邪入胃肠，热盛灼津所致。实热内结，胃肠气滞，腑气不通，故大便不通，频转矢气，脘腹痞满，腹痛拒按；里热炽盛，上扰神明，故谵语；舌苔黄燥起刺，或焦黑燥裂，脉沉实是热盛伤津之征。治疗方法以峻下热结，保存阴液。

方中大黄苦寒泻热，攻积通便，荡涤肠胃邪热积滞，为君药。芒硝咸苦而寒，泻热通便，润燥软坚，协大黄峻下热结之力尤增，为臣药。芒硝、大黄合用，既可苦寒泻下，又能软坚润燥，泻热推荡之力颇峻。积滞内阻，致使腑气不通，则内结之实热积滞，恐难速下，故方中重用厚朴亦为君药，行气消胀除满。全方峻下行气，通导大便，以承顺胃气下行之特点，四药合用，使塞者通，闭者畅，热得泄，阴得存，阳明腑实之证可愈。

注意事项

凡服承气类方剂，临床要注意两个问题：一是辨证明确时，当下则下，若明知腑实当下，而又恐攻下伤正，则延误病情；二是服药后，得大便利则止后服，不可过服求快反而伤正。

现代应用

　　现代临床中,大承气汤常用于急性单纯性肠梗阻、粘连性肠梗阻、蛔虫性肠梗阻、急性胆囊炎、急性胰腺炎等疾病的治疗。

　　在肠梗阻的诊治中,首先要判断完全梗阻与不完全梗阻。处理原则是积极解除梗阻和纠正因梗阻引起的全身性生理紊乱。基础治疗包括胃肠减压、纠正水电解质及酸碱平衡失调和防治感染等。对于单纯性粘连性肠梗阻、动力性肠梗阻、蛔虫或粪块堵塞引起的肠梗阻,可通过基础疗法,使肠管得到休息,症状缓解,避免刺激肠管运动。手术治疗适用于绞窄性肠梗阻、肿瘤、先天性肠道畸形引起的肠梗阻,以及经手术治疗无效的肠梗阻患者。原则是在最短时间内,以最简单的方法解除梗阻或恢复肠腔的通畅。方法包括肠道内支架、粘连松解术、肠切开取出异物、肠切除吻合术、肠扭转复位术、短路手术和肠造口术等。

　　因此,大承气汤在肠梗阻的应用过程中,要时刻关注梗阻的程度与病情时机,否则有加重病情的风险。

茵陈蒿汤治黄疸

学习目的

① 掌握茵陈蒿汤病机、辨证要点。
② 掌握茵陈蒿汤适应证。
③ 熟悉茵陈蒿汤的用法。

原　文

《伤寒论》

　　① 阳明病,发热汗出者,此为热越,不能发黄也。但头汗出,身无汗,剂颈而还,小便不利,渴引水浆者,此为瘀热在里,身必发黄,茵陈蒿汤主之。(236)

　　② 伤寒七八日,身黄如橘子色,小便不利,腹微满者,茵陈蒿汤主之。(260)

《金匮要略》

　　谷疸之为病,寒热不食,食即头眩,心胸不安,久久发黄,为谷疸,茵陈蒿汤主之。(15)

茵陈蒿汤方

茵陈蒿六两,栀子十四枚,大黄二两。

上三味,以水一斗,先煮茵陈,减六升,内二味,煮取三升,去滓,分温三服。小便当利,尿如皂荚汁状,色正赤,一宿腹减,黄从小便去也。

· 病 案 ·

李某,男,40 岁。2022 年 7 月 9 日初诊。

"乏力、身目尿黄染 1 个月"。平素喜嗜肥甘厚腻。恶热、恶心、腹胀、纳呆、口苦,大便黏腻不爽,小便黄赤。

查体:巩膜黄染,心肺听诊无异常。舌淡红苔黄腻,脉弦滑。

实验室及辅助检查:肝功能检查示胆红素 56 μmol/L,谷丙转氨酶 405 U/L,谷草转氨酶 240 U/L,胆固醇 8 mmol/L,腹部 B 超提示中度脂肪肝。

· 辨证思路 ·

(一)四步辨证法

患者因喜嗜肥甘厚腻出现黄疸,肝功能提示胆红素升高、转氨酶升高、血脂异常,B 超提示脂肪肝。患者要求予中药治疗。

第一步:辨实证(阳证)、虚证(阴证)

患者中年男性,病程虽 1 个月,但脉象弦滑不虚,呈现实证、阳证。

第二步:辨热证(阳证)、寒证(阴证)

恶热、口苦、小便黄赤,表现为以热证、阳证为主要证候。

第三步:辨六经或脏腑(三阳经为阳,三阴经为阴;腑为阳,脏为阴)

第一层:辨阳明病。患者恶热、恶心、腹胀、纳呆、口苦为主症,符合"阳明之为病,胃家实是也""身热、汗自出、不恶寒、反恶热、脉大等"阳明病典型症状。

第二层:辨明阳明经证(热证)、阳明腑实证(实证)、阳明病变证。该患者身目尿俱黄、腹胀,故为阳明病变证之黄疸。

第三层:辨湿热、寒湿、火劫。该患者喜嗜肥甘厚腻,大便黏腻不爽,小便黄赤,苔薄黄腻,故为湿热黄疸,且湿大于热。

第四步:辨兼夹病邪(病邪分阴阳)

患者实热蕴蒸水湿发黄,无瘀血之象。

(二)病机

如上所诉,此患者辨为阳明病之变证湿热黄疸。湿热发为黄疸,为湿热内蕴,胆热液泄,故见身目尿黄;腑气壅滞,故见腹胀。

（三）治则治法

清热利湿退黄。

（四）处方

茵陈蒿 30 g，玉米须 30 g，白茅根 15 g，栀子 9 g，大黄 9 g。14 剂。

嘱每次 1 剂，每日 2 次。患者服 7 剂后，尿量较前明显增多，尿色转清，腹胀等症状消失；服 14 剂后复查肝功能较前明显好转。

（五）方证解析

阳明病湿热内盛，若郁热能向外宣透，表现为发热，周身汗出，小便正常，则不发黄疸；若湿热阻滞，热重于湿，弥漫三焦，脾胃升降失调，气机不利，肝失疏泄，邪无出路，表现为头项汗出，汗出质黏，剂颈而还，下半身无汗，不怕冷，头晕目眩，或头胀痛，心中懊憹，口苦口干，小便色黄不利，腹部微满，身发黄色等，黄疸为其主症之一，尚可兼大便干燥或黏滞不畅等症状。

方中茵陈苦辛微寒，清热利湿退黄，使湿热之邪从小便而出，被后世誉为退黄专药。栀子苦寒，清利三焦湿热，使湿热从小便而去，大黄苦寒，泄热通腑，清热化瘀，使瘀热从大便而去。茵陈蒿汤药少力专，配伍严谨，虽然只有三味药，体现了分消湿热的原则，使湿热从二便而去，湿热祛除，气机畅达，黄疸消退。

注意事项

茵陈蒿汤治疗湿热黄疸，以热为主，清热利湿，使湿热等病理产物从二便排出，仲景方后记录了服药后的反应，如小便通利，尿如皂角汁样等。临床观察小便的通利与否，是判断湿热是否祛除的重要观察指标。

现代应用

茵陈蒿汤临床可治疗急慢性肝炎、急慢性胆囊炎、胆石症、各类原因引起的肝损伤等证属湿热内蕴的疾病。明确肝损伤病因，排查病毒性肝炎、胆管有无梗阻性因素等，动态监测胆红素、转氨酶、胆碱酯酶等肝功能指标，积极保肝降酶退黄治疗，对黄疸类疾病的诊疗有着关键的作用。

参考文献

［1］王庆其，刘景源，张再良，等.《中医经典必读释义》[M].北京：中国中医药出版社，2012.
［2］崔光宇，陈代奕，郭迪. 从汗出发热探讨白虎汤、白虎加人参汤、竹叶石膏汤及四逆加人参汤方证[J].河南中医，2024，07：993 - 999.
［3］时岩，范虹，陈敏，等. 浅谈《伤寒论》"阳明起手三法"理论及其临床应用[J].四川中医，2023，09：19 - 23.
［4］陈娜，郭景仙，褚燕琦，等.经典名方猪苓汤的历史沿革与临床运用考证[J].中国实验方剂学杂志，2023，18：146 - 155.

［5］尹东阁,蔡梦如,胡雪凌,等.经典名方小承气汤药效成分及临床应用研究进展［J］.辽宁中医药大学学报,2023,03:66－73.

［6］郭玉良.大承气汤治愈肠梗阻 1 例［J］.黑龙江中医药,1990,06:35.

［7］雷迪慧,陈慧,冉思邈.茵陈蒿汤加味治疗黄疸阴阳黄证探讨［J］.中西医结合肝病杂志,2024,01:71－73.

第四章

少 阳 病

小柴胡汤治发热

·原 文·

《伤寒论》

① 伤寒五六日,中风,往来寒热,胸胁苦满,嘿嘿不欲饮食,心烦喜呕,或胸中烦而不呕,或渴,或腹中痛,或胁下痞硬,或心下悸、小便不利,或不渴、身有微热,或咳者,小柴胡汤主之。(96)

② 本太阳病不解,转入少阳者,胁下硬满,干呕不能食,往来寒热,尚未吐下,脉沉紧者,与小柴胡汤。(266)

③ 伤寒四五日,身热、恶风,颈项强,胁下满,手足温而渴者,小柴胡汤主之。(99)

④ 伤寒,阳脉涩,阴脉弦,法当腹中急痛,先与小建中汤,不瘥者,小柴胡汤主之。(100)

⑤ 阳明病,发潮热,大便溏,小便自可,胸胁满不去者,与小柴胡汤。(229)

⑥ 阳明病,胁下硬满,不大便而呕,舌上白苔者,可与小柴胡汤,上焦得通,津液得下,胃气因和,身然汗出而解。(230)

⑦ 伤寒五六日,头汗出,微恶寒,手足冷,心下满,口不欲食,大便硬,脉细者,此为阳微结,必有表复有里也。脉沉,亦在里也。汗出为阳微,假令纯阴结,不得复有外证,悉入在里,此为半在里半在外也。脉虽沉紧,不得为少阴病,所以然者,阴不得不汗,今头汗出,故知非少阴也,可与小柴胡汤。设不了了者,得屎而解。(148)

⑧ 妇人中风,七八日续得寒热,发作有时,经水适断者,此为热入血室。其血必结,故

使如疟状,发作有时,小柴胡汤主之。(144)

⑨ 呕而发热者,小柴胡汤主之。(379)

小柴胡汤方

柴胡半斤,黄芩三两,人参三两,半夏半升(洗),甘草(炙)、生姜(切)各三两,大枣十二枚(擘)。

上七味,以水一斗二升,煮取六升,去滓,再煎取三升。温服一升,日三服。

若胸中烦而不呕者,去半夏、人参,加瓜蒌实一枚。

若渴,去半夏,加人参合前成四两半,瓜蒌根四两。

若腹中痛者,去黄芩,加芍药三两。

若胁下痞硬,去大枣,加牡蛎四两。

若心下悸、小便不利者,去黄芩,加茯苓四两。

若不渴、外有微热者,去人参,加桂枝三两,温覆微汗愈。

若咳者,去人参、大枣、生姜,加五味子半升,干姜二两。

· 病 案 ·

仰某,男,45岁。2019年8月4日初诊。

"发热5日"。吹空调后发热,最高39℃,精神可,伴左侧头痛,咽痛,汗出,恶寒,全身酸痛,口干,时饮,饮水无明显冷热偏嗜,伴口苦,无恶心、呕吐,无咳嗽,大便偏稀,小便可。患者已急诊补液3日无效,上述症状无缓解。

查体:咽部轻度充血,双侧扁桃体无明显肿大。心肺听诊无异常。舌淡红,苔薄白,脉弦细。

· 辨证思路 ·

(一)四步辨证法

患者因吹空调受凉后出现发热,并伴临床常见的上呼吸道症状,就诊于急诊,查体可见咽部轻度充血,但血常规等检查没有明显细菌感染征象,补液予抗病毒及对症支持治疗3日后仍无好转,因热度不退,病情有变化可能遂留观,查房之余仔细分析患者病情,考虑予中药治疗以求缓解。

第一步:辨实证(阳证)、虚证(阴证)

患者中年男性,急性病,虽发热5日,精神可,无"脉微细,但欲寐"之少阴病征象,呈现"阳盛则热"之实证、阳证。

第二步:辨热证(阳证)、寒证(阴证)

患者发热,同时伴有口干时饮、口苦,"苦为火之味",提示患者虽感于寒,有汗出,恶寒之表阳虚,但寒邪已呈化热之势,表现为以热证、阳证为主要矛盾的证候。

第三步:辨六经或脏腑(三阳经为阳,三阴经为阴;腑为阳,脏为阴)

第一层:辨少阳病。患者寒热往来,咽痛,口苦,口干,与少阳病提纲之"少阳之为病,口苦,咽干,目眩""伤寒脉弦细,头痛发热者,属少阳""往来寒热"等主要症状相符合,且仲景指出少阳病辨证"但见一症便是,不必悉具",故本病患者辨为少阳病。

第二层:辨明表证有无。本患者主诉中明确伴有汗出、恶寒、全身酸痛等太阳表证,但患者并无"太阳之为病,脉浮"脉象,呈弦细表现,因此本患者病邪已入少阳之半表半里,但仍有表证。

第三层:辨里证有无。少阳外邻太阳,内接阳明,病邪入则兼阳明,伴见心下急,大便硬,或呕吐而下利等症,此患者尚无病邪入阳明之征。

第四步:辨兼夹病邪(病邪分阴阳)

如上所诉,此患者辨为少阳病。少阳经除足少阳胆经外,也包括手少阳三焦经,《素问·灵兰秘典论》曰:"三焦者,决渎之官,水道出焉。"因此,少阳病除胆郁化火、气机不畅外,兼见水饮内停亦为常见,主要表现为小便不利、心下悸、咳嗽等,此患者水饮内停之候不显,亦无其他痰、湿、瘀等病邪夹杂。

(二)病机

通过以上分析,此患者为少阳病,兼有表证。患者中年男性,酷暑季节发病。"夏三月,此谓蕃秀,天地气交,万物华实",暑乃夏季盛热之令,伤于暑当现"汗烦则喘喝,静则多言,体若燔炭,汗出而散"。但当今空调的大量使用,使应于四时之病越来越少见,而常因"起居不慎""贪凉喜冷"致伤于寒邪之病多见。本例患者应因使用空调而感寒受病。患者起病之初即有发热,随着病程的进一步推移,5日后病邪入半表半里之少阳为主要矛盾,同时还兼有明显的表证。少阳病可由太阳之表而来,也可发病之初便以少阳受邪,且可多日不解。

少阳主枢,为半表半里,正邪分争,枢机不利,正胜则阳热,邪胜则寒,故患者发热与恶寒交替;余邪恋表,卫外不固,营卫不和则汗出、恶寒,经气不舒,津液不足,经脉失养则全身酸痛;胆火上炎,灼伤津液则口干、口苦,"五脏皆起决于胆,咽为之使",胆火上炎则咽痛;感于寒,"微则为咳,甚者为泄为痛",故大便偏稀,此亦为邪未入阳明化实之候;头侧为胆经所循之处,经脉受邪则偏侧头痛;虽胆火伤津,但病位及热势尚浅,故舌淡红,苔薄白;弦细脉为少阳病之主脉。

(三)治则治法

和解少阳。

(四)处方

柴胡12g,黄芩5g,桂枝6g,天花粉10g,大枣10g,生姜6g,炙甘草10g。免煎颗粒,4剂。

嘱每日1剂,每日2次。患者服2剂后热退,诸症缓解。

(五)方证解析

少阳病提纲里明确指出少阳病的主要症状,即"口苦,咽干,目眩""头痛发热者""脉弦细"。小柴胡汤证中,除重点关注"往来寒热"外,更应重视或然证的辨析及小柴胡汤的加减。对主证及或然证的理解应充分结合足少阳胆经、手少阳三焦经生理功能及循行部位进行。在条文中对或然证进行了逐一论述,并有相应药物加减,充分体现了张仲景精准辨证之精髓。且"伤寒中风,有柴胡证,但见一证便是,不必悉具",充分体现了小柴胡汤应用的广泛性和灵活性。或然证的相应加减在小柴胡汤方后笔者均有罗列,针对本患者,外有表证,口干明显,依据原文,当去半夏、人参,加瓜蒌根生津止渴,桂枝散寒解表。

注意事项

少阳病当以和解为主要治疗原则,"少阳不可发汗,发汗则谵语"。在辨证时患者虽有明显表证,但脉象为弦细,提示病邪已入少阳,表证虽有,但已非主要矛盾,此时当舍证从脉,防治误用汗法。

现代应用

小柴胡汤主要用于治疗急性上呼吸道感染或消化系统感染类疾病。此类合并呼吸道症状患者,如果处于呼吸道传染性疾病高发季节,通过现代西医精准检测以排除相关传染性疾病非常重要;若发热等症状持续,结合肺部听诊及影像学排除肺部感染也尤其重要。

柴胡桂枝汤治发热

学习目的

① 掌握柴胡桂枝汤的条文、主症。
② 掌握柴胡桂枝汤证的病机、辨证要点。
③ 熟悉柴胡桂枝汤用法和注意事项。

原文

《伤寒论》

伤寒六七日,发热微恶寒,支节烦疼,微呕,心下支结,外证未去者。(146)

《金匮要略》

《外台》柴胡桂枝汤方:治心腹卒中痛者。(10)

柴胡桂枝汤方

桂枝（去皮）、黄芩各一两半，人参一两半，甘草一两（炙），半夏二合半（洗），芍药一两半，大枣六枚（擘），生姜一两半（切），柴胡四两。

· 病　案 ·

石某，男，70岁。2013年9月22日初诊。

患者被诊断为"食管癌"5个月，未行放化疗治疗。近期发热12日，在本院肿瘤科治疗10日热未退，发热最高达38.5℃。症见：进食后噎塞不顺感，发热，以下午为重，后肩背发凉，间断热退时凉感消失，二便正常。

查体：舌淡红苔白，脉弦数。

实验室及辅助检查：查血常规示白细胞12.1×10^9/L，中性粒细胞百分率74%，血沉23 mm/h；胸片检查未见明显异常。

· 辨证思路 ·

（一）四步辨证法

第一步：辨实证（阳证）、虚证（阴证）

本例患者食管癌基础疾病史，就诊时已发热22日，体温呈中等程度发热，午后为重，血象及血沉升高，提示热证；发热持续时间长而不愈，说明本虚标实。

第二步：辨热证（阳证）、寒证（阴证）

本例以发热为主症，发热午后为重，虽有肩背冷感，辨证仍以热证为主。

第三步：辨六经或脏腑（三阳经为阳，三阴经为阴；腑为阳，脏为阴）

后肩背发凉提示病在太阳，发热日久不解必有传变，本例排除阳明相关症状，说明病位仍在少阳，故而病位在太阳和少阳。

第四步：辨兼夹病邪（病邪分阴阳）

本例患者食管癌基础疾病史，进食噎塞不顺感，痰瘀毒邪为兼夹病邪，病邪属阳。然本例发热为急，病邪为阳。

（二）病机

发热为正邪相争之象，本例食管癌病史，正气已虚，邪伏少阳，复感外邪，太少两感，中医谓"有一分恶寒，就有一分表证"，故本例发热时肩背冷；发热持续不解提示其传变。舌脉皆为佐证。

（三）治则治法

和解少阳，解肌发表。

(四) 处方

柴胡 25 g,黄芩 15 g,桂枝 15 g,白芍 15 g,党参 15 g,地骨皮 30 g,生姜 10 g,大枣 10 g,甘草 8 g。

水煎服,每日 1 剂,先服 3 剂,发热减轻;继服 3 剂,无发热;减柴胡量,续服 5 剂,发热愈。

(五) 方证解析

《伤寒论》第 146 条,伤寒六七日,发热而轻微恶寒,四肢关节剧痛,稍有呕逆,心下部感觉痞闷,表证仍未解的,应当用柴胡桂枝汤治疗。

《金匮要略》条文,主治急性心腹痛,证因外感风寒,内传少阳,气血不得通畅,肝胆疏泄失利,气郁化热。治以小柴胡汤清热开郁、和解少阳,桂枝汤调和营卫,解表散寒。

柴胡桂枝汤是小柴胡汤和桂枝汤的合方,其治疗外感,多用于太阳少阳同病的情况;其治疗内伤,主要针对脘腹症状。该方证与小柴胡证相比,外则更趋于体表四肢,内则局限于脘腹肝脾。方中桂枝汤发汗解肌,调和营卫;小柴胡汤清少阳郁热,兼护脾胃。两方合用,诸症即解。

· 注意事项 ·

外感病邪在表或已入里,一般不宜用本方,如需应用,则应酌情加减。

· 现代应用 ·

柴胡桂枝汤应用范围广泛,在内、妇、儿、皮肤、五官科均常用。其中以治疗内科病为最多,内科病中又以消化系统疾病最常用。也用于肩背疼痛、肩周炎、肋间神经痛、神经症、更年期综合征、癫痫等疾病。

大柴胡汤治腹痛

学习目的

① 掌握大柴胡汤的条文、主症。
② 掌握大柴胡汤证的病机、辨证要点。
③ 熟悉大柴胡汤用法和注意事项。

· 原　文 ·

《伤寒论》

① 太阳病,过经十余日,反二三下之,后四五日,柴胡证仍在者,先与小柴胡。呕不止,

心下急,都都微烦者,为未解也。与大柴胡汤下之,则愈。(103)

② 伤寒十余日,热结在里,复往来寒热者,与大柴胡汤。(136)

③ 伤寒发热,汗出不解,心下痞硬,呕吐而下利者,大柴胡汤主之。(165)

《金匮要略》

按之心下满痛者,此为实也,当下之,宜大柴胡汤。(10)

大柴胡汤方

柴胡半斤,黄芩三两,芍药三两,半夏半升(洗),枳实四枚(炙),大黄二两,大枣十二枚,生姜五两。

上八味,以水一斗二升,煮取六升,去滓,再煎,温服一升,日三服。

病 案

舒某,女,74 岁。2022 年 8 月 19 日入院。

患者因"右上腹疼痛 2 日"入院。患者 8 月 18 日凌晨 1 点钟左右无明显诱因出现右上腹疼痛,伴呕吐黄绿色胃内容物 1 次,无后背放射痛,无腹胀腹泻,无发热寒战,无皮肤巩膜黄染等。遂于急诊就诊,考虑胆石症。经抑酸护胃、抗感染、解痉止痛等对症治疗后,患者右上腹痛未减轻,遂收入院。

查体:右上腹压痛、反跳痛,墨菲征(+)。舌暗苔黄腻,脉弦滑数。

实验室及辅助检查:血常规示白细胞 13.39×10^9/L,中性粒细胞 83%,C 反应蛋白 226.5 mg/L。糖类抗原 199(CA19-9)>1 000 U/mL。红细胞沉降率 107 mm/h。降钙素原 4.48 ng/L。上腹部 CT 平扫示胆囊内及胆囊管多发结石,急性胆囊炎。

辨证思路

(一) 四步辨证法

患者因急性胆囊炎及胆石症就诊,在常规抗感染治疗的基础上,配合中医中药治疗以期提高疗效,缩短病程。

第一步:辨实证(阳证)、虚证(阴证)

老年女性,突发右上腹痛、呕吐,右上腹压痛、反跳痛,墨菲征(+),为实证。

第二步:辨热证(阳证)、寒证(阴证)

患者虽无发热,但血白细胞、中性粒细胞、C 反应蛋白 226.5 mg/L、CA199、血沉、降钙素原等指标皆全面升高;上腹部 CT 平扫示胆囊内及胆囊管多发结石,急性胆囊炎。若不及时来院就诊,必将出现发热症状。患者肝胆郁热明显,伴纳食不进、排便不畅,少阳阳明郁滞积热为主,为热证。舌暗苔黄腻、脉弦滑数皆提示热证。

第三步：辨六经或脏腑（三阳经为阳，三阴经为阴；腑为阳，脏为阴）

右上腹，属于中医"右胁"范畴，而肝胆居胁下，其经脉布于两胁，故胁痛之病，主要与肝胆有关。胆的经脉为足少阳胆经，与足厥阴肝经相互络属，构成表里关系。肝胆同属少阳，故六经辨证属少阳。同时，患者纳差不欲食、排便不畅，病位在胃肠，后者属足阳明胃经和手阳明大肠经，故六经辨证属阳明。本案为少阳阳明并病。

第四步：辨兼夹病邪（病邪分阴阳）

本患者胆石阻滞胆道日久，遇饮食不慎、虚损疲劳、情绪不畅等因素，使肝胆脾胃郁积不通，不通则痛。疾病发作时病邪为阳。

（二）病机

六腑以通为用，胆腑内藏精汁。若胆道通降功能正常，在肝胆疏泄作用下，胆液经胆道排入肠中，助脾胃腐熟消化水谷。若因饮食偏嗜、忧思暴怒、外感湿热、虚损劳倦、胆石等原因导致胆腑气机郁滞，或郁而化火，胆液失于通降即可发生胆胀。本例因胆石阻滞胆道，不通则痛，故右上腹疼痛；肝胆气机郁滞，影响脾升胃降的功能，则呕吐纳差；少阳不通郁而化热，则排便不畅，舌脉皆为佐证。

（三）治则治法

和解少阳，内泻热结。

（四）处方

柴胡、大黄、枳实（炒）、黄芩、半夏（姜）、芍药、大枣、生姜，以上均为 8 g×6 袋/盒，颗粒剂。

一次 2 袋，一日 3 次，连服 5 日，诸证缓解，实验室指标恢复明显。

（五）方证解析

《伤寒论》第 103 条，太阳病已经过了 10 余日，应该传变至少阳，这时候医生误用下法两三日，到第四五日的时候，发现少阳证仍在，且前用下法可能伤及胃阳，故先予小柴胡汤。结果，患者服用小柴胡汤后出现呕不止，剑突下这个位置痞塞不通，局部呈郁滞状态，情志郁结烦躁，说明柴胡证未解，且阳明热结不通，再与大柴胡汤，下之则愈。

《伤寒论》第 136 条，伤寒 10 余日，一般都传里了，热结在里说明已入阳明，又出现往来寒热，说明少阳仍在，少阳阳明并病，故用大柴胡汤。

《伤寒论》第 165 条，伤寒发热，但汗出不解，说明病邪已入里，里热未解，心下痞硬说明了热结病位所在，呕吐而下利意味着腑气不通，用大柴胡汤解热和通腑治之。

《金匮要略》条文，用手按感到上腹部饱满，且有压痛，这是实热内结引起的腹满病，当用下法，宜用大柴胡汤。

从条文解析中我们可以看到，大柴胡汤病位在心下，心下急、心下痞硬、心下满痛。结合解剖来看，心下相当于剑突下这个位置，这个位置的痛证、满证、硬证，往往提示胃、肝胆胰腺甚至心脏的问题。六腑以通为用，相对于"心下痞"病机，硬满痛多指向为实证。呕吐说明胃气不降，实证呕吐，不管大便不畅还是下利，皆说明腑气不通。而相比于痞满燥实症的承气汤证，大柴胡汤证的病位更高，位于右胁及剑突下为主。故用柴胡、黄芩和解少阳肝胆之热,半夏、生姜燥湿和胃止呕,枳实、大黄理气通腑,白芍缓急止痛,大枣补中兼制药性。

·注意事项·

大柴胡汤和解少阳,内泻热结,治疗少阳阳明合病。找准热结病位很关键,其次为满足实证之腑气不通之症。大柴胡汤疗程应根据个体化服药反应,在症状明显改善后即撤药,无需长期持久服药。

·现代应用·

从现代医学看来,本方具有消炎、利胆、通便、解痉、止痛等多种功效。常用于急慢性胆囊炎、胆结石、胆汁反流性胃炎、胃溃疡、急慢性胰腺炎、肠梗阻等疾病症状明显、急性发作或加重,属于胸胁苦满、心下急满痛里实证者。

柴胡桂枝干姜汤治发热

学习目的

① 熟悉柴胡桂枝干姜汤原方的剂量比。
② 掌握柴胡桂枝干姜汤的方证要点。

· 原 文 ·

《伤寒论》

伤寒五六日,已发汗而复下之,胸胁满微结,小便不利,渴而不呕,但头汗出,往来寒热,心烦者,此为未解也,柴胡桂枝干姜汤主之。(147)

《金匮要略》

柴胡桂姜汤方治疟寒多微有热,或但寒不热,服一剂如神。(4)

柴胡桂枝干姜汤

柴胡半斤,桂枝三两(去皮),干姜二两,瓜蒌根四两,黄芩三两,牡蛎二两,甘草二两(炙)。

上七味,以水一斗二升,煮取六升,去滓,再煎,取三升,温服一升,日三服。初服微烦,复服汗出,便愈。

· 病　案 ·

李某,男,66岁。2019年10月6日入院。

患者因主动脉窦部瘤样扩张伴主动脉瓣中度反流于2019年9月26日在上海某医院行Bio-bentall术,手术顺利,但术后持续发热,体温波动在36.2～38.5℃,遂于我科住院诊疗。诊断为"Bio-bentall术后,心功能不全,心功能Ⅱ级"。住院期间患者仍反复发热,伴有轻度畏寒,乏力口苦、倦怠、心烦、胸胁不利等诸多不适。

查体:舌质暗红,苔少根腻而黄,脉弦细涩数。

实验室检查:超敏C反应蛋白持续升高,胸部CT示两侧少量胸水,血培养阴性,心脏超声显示Bio-bentall术后改变。

· 辨证思路 ·

(一)四步辨证法

第一步:辨实证(阳证)、虚证(阴证)

患者老年男性,术后持续发热,伴口苦、胸胁不利、脉弦,提示为阳证。然术后元气大伤,倦怠、乏力,脉细,又提示虚证。结合起来应属本虚标实。

第二步:辨热证(阳证)、寒证(阴证)

本例发热、口苦、心烦、苔根腻黄、脉数,辨证属热证。

第三步:辨六经或脏腑(三阳经为阳,三阴经为阴;腑为阳,脏为阴)

患者发热,虽轻度畏寒,但体温时高时低、有寒热往来之表现,同时伴有明显的口苦、胸胁不利、脉弦。病位在半表半里,以少阳经为主。

第四步:辨兼夹病邪(病邪分阴阳)

术后多夹瘀,胸部CT示两侧少量胸水,提示挟痰饮。

(二)病机

本例术后发热,抗生素治疗无效,口苦心烦,胸胁不利,提示病在少阳;然乏力倦怠,轻度畏寒,脉细涩,提示正气不足,脾阳不振;苔少提示发热伤及阴津;根腻而黄,脉弦而数提示邪热仍在。符合柴胡桂枝干姜汤之方证。

(三)治则治法

清解少阳,补虚温中,生津化瘀散结。

(四)处方

柴胡25 g,桂枝10 g,干姜5 g,瓜蒌根15 g,黄芩10 g,牡蛎10 g,炙甘草5 g。

每日1剂,一次100 mL,早晚分服,5剂。首次服药为中午时分,至傍晚体温即恢复正常。5剂服完,患者体温持续正常。出院后1个月随访身体恢复如常。

(五)方证解析

《伤寒论》第147条,伤寒未解已转入少阳,误汗、下后损伤津液,津伤化燥,故见小便不利、口渴,此邪在少阳,兼津液耗伤。邪在少阳,气郁不舒,故胸胁满微结、心烦、往来寒热;津液耗伤,故渴而不呕;但头汗出提示少阳郁热。

《金匮要略》条文,疟病不离少阳,少阳居半表半里之间,邪入与阴争则寒,出与阳争则热,争则病作,息则病止,止后其邪仍居于少阳之经。疟病日久多表现为寒多微有热,或但寒不热,用柴胡桂枝干姜汤和解少阳,温运脾阳,寒温并用,改善临床症状。

方中柴胡、黄芩入肝胆经,二者配伍和解少阳,透热解郁;干姜性温归脾胃,伍桂枝、炙甘草补虚调中,振脾阳、化水饮;牡蛎收涩,软坚散结,功兼制酸护胃,瓜蒌根清热生津,二者为伍,取"瓜蒌牡蛎散"之意,清热生津,化痰散血。全方寒温并用,攻补兼施,有和解少阳、温化水饮之功。

· 注意事项 ·

本方仲景原方各药剂量比为"柴胡姜桂八二三,蒌四芩三二牡甘",剂量比例不同,临证应用有别,需灵活掌握。如胡希恕认为,治疗低热、便结"用此方甚好";刘渡舟用此方治口干、便溏、肝气不舒"疗效卓著",皆与剂量比例有关。

· 现代应用 ·

柴胡桂枝干姜汤常用于治疗胆汁反流性胃炎、胃食管反流病、功能性消化不良、肠易激综合征、溃疡性结肠炎、糖尿病性腹泻、胆囊切除术后腹泻、肝胆相关疾病、消化道肿瘤等消化系统疾病。

柴胡加龙骨牡蛎汤治头痛

学习目的

① 掌握大柴胡汤的条文、主症。
② 掌握大柴胡汤证的病机、辨证要点。
③ 熟悉大柴胡汤用法和注意事项。

· 原　文 ·

《伤寒论》

伤寒八九日,下之,胸满烦惊,小便不利,谵语,一身尽重,不可转侧者,柴胡加龙骨牡蛎汤主之。(107)

柴胡加龙骨牡蛎汤方

柴胡四两,龙骨、黄芩、生姜(切)、铅丹、人参、桂枝(去皮)、茯苓各一两半,半夏二合半(洗),大黄二两,牡蛎一两半(熬),大枣六枚(擘)。

上十二味,以水八升,煮取四升,内大黄,切如棋子,更煮一两沸,去渣,温服一升。

· 病　　案 ·

陈某,男,68岁。2003年8月9日初诊。

"头痛2日"就诊。患者患高血压病史8年,平素服用降压药,血压维持在正常范围。此次发病因劳累后情绪激动诱发,突感头痛剧烈,恶心呕吐,神志朦胧,伴面赤体胖,便秘口臭。

查体:血压180/110mmHg,四肢肌力、肌张力正常,病理征未引出,烦躁不安,舌质红,苔黄且干,脉滑数。

辅助检查:心电图提示左室高电压。颅脑CT扫描无异常。

· 辨证思路 ·

(一)四步辨证法

第一步:辨实证(阳证)、虚证(阴证)

本例头痛剧烈急性发作,伴面赤体胖,便秘口臭,舌红,苔黄且干,脉滑数,证属实证、阳证。

第二步:辨热证(阳证)、寒证(阴证)

患者面赤体胖,便秘口臭,烦躁不安,舌质红,苔黄且干,脉滑数,属热证、阳证。

第三步:辨六经或脏腑(三阳经为阳,三阴经为阴;腑为阳,脏为阴)

急性血压升高合并头痛、恶心呕吐、神志朦胧、烦躁不安,中医辨证属肝阳上亢、风阳上扰,病位以少阳为主。

第四步:辨兼夹病邪(病邪分阴阳)

本例面赤体胖,便秘口臭,提示兼夹腑实证,病邪为阳。

(二)病机

头痛既是一种常见病证,也是一个常见症状,可以发生于多种急慢性疾病过程中,本例因劳累后情绪激动诱发血压急性升高,伴头痛剧烈。《素问·五脏生成》言"是以头痛巅疾,下虚上实"的病机。本例肝阳上亢妄动,则头痛剧烈,恶心呕吐,神志朦胧,烦躁不安;肝胃郁热,兼夹腑实热证,则面赤口臭便秘舌红;苔少、脉细提示阴液已伤。故成阴虚阳亢之病机。

(三)治则治法

和解清热,镇惊安神。

(四) 处方

柴胡、龙胆草各 8 g,龙骨、牡蛎各 30 g,生大黄 6 g,黄芩、天麻、钩藤各 10 g,白芍、石决明各 20 g。

急煎服用,2 剂后患者神志清楚,头痛减轻,无呕吐。舌质红苔少,脉弦细。血压 150/90 mmHg,守方去大黄,酌加滋补肝肾之品,再进 3 剂,症情平稳。

(五) 方证解析

《伤寒论》第 107 条,伤寒八九日当阳明、少阳主气之期,仲景本有"少阳……不可吐下,吐下则悸而惊"之训,本条邪气传阳经之时,下之虚其里而热不除。胸满而烦者,阳热客于胸中也;惊者,心恶热而神不守也;小便不利者,里虚津液不行也;谵语者,胃热也;一身尽重不可转侧者,阳气内行于里,不营于表也。

小柴胡和解少阳诸症;龙牡、代赭石镇心神,止烦惊;大黄泄热止谵语;茯苓、桂枝助气化以行水,参桂同用振气机而除身重。日本汉方医家尾台榕堂在《类聚方广义》中注解本方时提出,本方主治"小柴胡汤证而胸腹有动,烦躁惊狂,大便难,小便不利者"。

▪ 注意事项 ▪

原方中铅丹(即黄丹)一味,因其有毒,很少内服,可改用代赭石,取其镇逆平肝。《汤液本草》云"代赭入手少阴足厥阴经,怯则气浮,重所以镇之";《医学衷中参西录》云其"善镇逆气,降痰涎,止呕吐、通燥结,用之得当,能建奇效"。人参价格昂贵,常用党参代之。

▪ 现代应用 ▪

高血压、高血压脑病为临床常见急症。现代药理研究证实柴胡龙牡汤有较强的降压、解痉、镇痛作用。

📖 参考文献

[1] 邢洪霞,董利洋,李长香,等. 从刘渡舟"古今接轨论"谈小柴胡汤在发热疾病中的应用[J]. 现代中医药,2024,03:17 - 22.

[2] 王旭红,李耀辉,张军城,等. 基于网络药理学的柴胡在小柴胡汤中治疗发热的作用分析[J]. 海南医学院学报,2021,16:1262 - 1267.

[3] 陈照龙,刘山. 柴胡桂枝汤在发热性疾病中的临床应用及研究进展[J]. 科学咨询(科技·管理),2022,12:129 - 131.

[4] 刘汝荣. 大柴胡汤临床应用举隅[J]. 实用中医药杂志,2004,12:707.

[5] 王雪洁,梁绿圆,曹佳蕾,等. 经典名方柴胡桂枝干姜汤的关键信息考证与临床运用分析[J]. 中国实验方剂学杂志,2024,12:136 - 146.

[6] 李晶晶,纪家涛,刘煊,等. 柴胡桂枝干姜汤方证特点及配伍规律分析[J]. 海军军医大学学报,2022,03:330 - 334.

[7] 陈卫庆. 柴胡加龙骨牡蛎汤治疗血管神经性头痛二则[J]. 浙江中医杂志,2021,03:173.

[8] 贺志力,熊燕. 熊燕主任医师柴胡加龙骨牡蛎汤验案举隅[J]. 光明中医,2021,16:2703 - 2706.

第五章

太 阴 病

桂枝加芍药汤治肠道感染

学习目的

① 掌握桂枝加芍药汤病机、辨证要点。

② 掌握桂枝加芍药汤适应证。

③ 熟悉桂枝加芍药汤的用法。

·原 文·

《伤寒论》

本太阳病,医反下之,因而腹满时痛者,属太阴也,桂枝加芍药汤主之。(279)

桂枝加芍药汤方

桂枝三两(去皮),芍药六两,甘草二两(炙),大枣十二枚(擘),生姜三两(切)。

上五味,以水七升,煮取三升,去滓,温分三服。本云桂枝汤,今加芍药。

·病 案·

王某,男,46岁。2020年4月6日初诊。

"反复下利1年余,再发伴脓血便5日"。患者大便下利一年之久,先后服用多种抗生素(具体不详),收效不显。每日腹泻3～6次,呈水便样,并夹有少量脓血,伴有里急后重,腹部有压痛,以左下腹为甚,畏寒,发热(37.5℃左右)。西医诊为慢性菌痢。现中医门诊寻求进一步诊疗。

查体:腹部有压痛,以左下腹为甚,舌红,苔白,脉沉弦。

实验室检查:粪便镜检有红细胞、白细胞及少量吞噬细胞。

· 辨证思路 ·

(一)四步辨证法

第一步:辨实证(阳证)、虚证(阴证)

患者大便下利达一年之久,每日腹泻 3～6 次,呈现畏寒、水样便,辨为虚证、阴证。

第二步:辨热证(阳证)、寒证(阴证)

患者每日腹泻 3～6 次,呈水便样,并伴里急后重,畏寒等,皆为寒证、阴证之象。

第三步:辨六经或脏腑(三阳经为阳,三阴经为阴;腑为阳,脏为阴)

第一层:辨太阴病。患者大便下利、腹部有压痛,与太阴病提纲之"太阴之为病,腹满而吐,食不下,自利益甚,时腹自痛"及第 279 条"本太阳病,医反下之,因而腹满时痛者,属太阴也,桂枝加芍药汤主之"等主要症状相符合。

第二层:辨明表证有无。患者久利为主要症状,无明显表证。

第三层:辨里证有无。患者下利一年,呈水便样,并夹有少量脓血,伴有里急后重,腹部有压痛,以左下腹为甚,此病位在太阴脾胃,故此为太阴里证。

第四步:辨兼夹之邪(病邪分阴阳)

综合上述,此患者辨为太阴病。太阴经除足太阴脾经外,也包括手太阴肺经。肺为娇脏,易感外邪,以致肺气宣降失司,出现咳嗽、喘促、呼吸不利等症状。本案主要表现病症为太阴脾失司,患者除久利,还夹有少量脓血,伴有里急后重,腹部有压痛,以左下腹为甚,故此案其他病邪夹杂为湿。此处湿的因素是次要矛盾,不作为主症。

(二)病机

辨证为脾脏气血凝滞,木郁中土所致。患痢日久,致脾胃不和,气血不调。腹泻而痛,里急后重,不通则痛,为脾家气滞血瘀之象。脾为土,肝属木,脾家气血不利,而使肝木之气不达,故其脉见沉弦。此外,因为久利伤阴,导致气血郁滞,脾阴不和,故见舌红。病机可概括为邪陷太阴,脉络不和,筋脉拘急。因此以腹满时痛为主症,无食不下、呕吐、下利等明显的脾虚寒湿证。病机为脾伤气滞络瘀,方选桂枝加芍药汤。

(三)治则治法

通阳益脾,活络止痛。

(四)处方

桂枝 10 g,白芍 30 g,炙甘草 10 g,生姜 10 g,大枣 12 枚。5 剂。

服汤 2 剂。下利次数显著减少,腹中颇觉轻松。3 剂后则大便基本成形,少腹之里急消失,服至 4 剂则诸症霍然而瘳。

(五)方证解析

太阳病误下邪陷,而致腹满时痛,也属于太阴病范畴,所谓"因而腹满时痛者,属太阴也",即诊断的结论。然而仅是腹满时痛,不兼吐利,足见里虚程度不甚,所以治疗不用理中、四逆诸方;又不同于单纯的腹胀,也非厚朴生姜半夏甘草人参汤所宜。腹满时痛,乃脾虚气滞络瘀之故,脾虚气机壅滞则腹满,脾络瘀滞则时痛,所以治取桂枝加芍药汤以温阳和络。

方组论述:桂枝加芍药汤,即桂枝汤原方倍用芍药。桂、甘、姜、枣相伍,温中通阳,倍用芍药,敛阴活血以和脾络,对中虚气滞络瘀的腹满时痛有卓效。本方虽然与桂枝汤药味全同,但酸敛的芍药倍于辛通的桂枝,意不在表可知,方中再加胶饴,即是专治中虚的小建中汤,足资佐证。

方中芍药用量倍于桂枝,意味着酸敛趋里之性优于辛散外发;药后不须啜稀热以助药力,又勿令患者温覆取汗。再从其主症"腹满时痛",后自注云"属太阴也",可知本证系由太阴脾虚气滞所致,用桂枝加芍药汤之目的在于内调太阴之里虚,而无所谓外解太阳之表。

·注意事项·

此方在临床应用时要注意患者平素脾阳状况,脾阳不足时时下利者应留意病情变化而灵活加减药味,防止药物损伤脾阳,诱发或加重腹泻。

·现代应用·

桂枝加芍药汤主要应用于消化系统的病变,以慢性肠炎、手术后肠粘连、肠狭窄膜炎、胃炎、胃溃疡为主。其中,手术后肠粘连等后遗症亦是当前临床上难治之症,用桂枝加芍药汤治疗术后粘连等引起的腹痛,具有很好的疗效,有深入研究和推广应用的价值。

桂枝加大黄汤治痢疾

学习目的

① 掌握桂枝加大黄汤病机、辨证要点。
② 掌握桂枝加大黄汤适应证。
③ 熟悉桂枝加大黄汤的用法。

·原　文·

《伤寒论》

① 本太阳病,医反下之,因而腹满时痛者,属太阴也,桂枝加芍药汤主之。大实痛者,桂枝加大黄汤主之。(279)

② 太阴为病,脉弱,其人续自便利,设当行大黄芍药者,宜减之,以其人胃气弱,易动故也。(280)

桂枝加大黄汤方

桂枝三两（去皮），大黄二两，芍药六两，生姜三两（切），甘草二两（炙），大枣十二枚（擘）。

上六味，以水七升，煮取三升，去滓，温服一升，日三服。

医　案

李某，男，36 岁。2021 年 5 月 14 日初诊。

"下痢挟有红白黏液便 3 日"。患者慢性痢疾，多年屡治不愈。自服止泻消炎药等（具体不详），效果不明显。刻下：大便下痢挟有红白黏液，里急后重，每日三四次，伴腹满疼痛拒按。无发热，纳差，夜寐尚可。

查体：脐周压痛，脉弦有力，舌质绛，苔黄。

实验室检查：粪便镜检有红细胞、白细胞。

辨证思路

（一）四步辨证法

第一步：辨实证（阳证）、虚证（阴证）

患者患病日久，脾胃气血，阴阳不和；又伴腹满疼痛拒按，脉弦有力，舌质绛，苔黄，此为实证、阳证。

第二步：辨热证（阳证）、寒证（阴证）

患者大便下痢挟有红白黏液，里急后重，又见脉弦有力，舌质降，苔黄等，此为热象、阳证。

第三步：辨六经或脏腑

第一层：辨太阴病。患者大便下利、伴腹满疼痛拒按，与第 279 条"大实痛者，桂枝加大黄汤主之"方证相符，辨为太阴病。

第二层：辨明表证有无。此案主症为：大便下痢挟有红白黏液，里急后重，每日三四次，伴腹满疼痛拒按，无明显表证。

第三层：辨里证有无。此为太阴之病外邪搏于阳明，脾脏受邪，使阳明腑气不利，有里证。

第四步：辨兼夹之邪（病邪分阴阳）

患者大便下痢挟有红白黏液，里急后重，每日三四次，伴腹满疼痛拒按，脉弦有力，舌质绛，苔黄。根据此为病理因素湿热，此湿热也可理解为兼夹之邪。

（二）病机

太阴病为气血同病。故在治疗的时候，既要用桂枝加芍药汤或者桂枝加大黄汤以和脾通络止痛，又要兼顾"其人胃气弱，易动故也"的脾阳虚弱，表现为"续自便利"，提出"设当行大黄、芍药者，宜减之"的措施，示人以法。因为桂枝加大黄汤证为"大实痛"，方中又用了大黄，所以有人认为桂枝加大黄汤证为阳明腑实证，但仔细分析，桂枝加大黄汤证与阴阳腑实证有所区别，本证不同于阳明腑实证。第一，原文只强调了"大实痛"，没有其他阳明腑实的表现，如潮热、谵语、汗出、便秘以及舌脉征象等；第二，桂枝加大黄汤是在桂枝汤的基础上加芍药（六两）、大黄（二两），从全方来看，桂枝汤是辛甘温的方剂，与阴阳腑实的病机不相符合，二两大黄和六两酸苦微寒的芍药与桂枝、生姜、大枣、甘草等辛温的药物配伍，是不足以治疗燥热内结的阳明腑实证的；第三，从《神农本草经》对大黄的记载，以及张仲景用大黄的方剂分析，大黄的功效有下瘀血、逐饮、荡涤肠胃等，本方用大黄应是取其下瘀血，即都是脾络不和，但是程度有轻重，脾络阻滞程度轻，表现为"腹满时痛"者加芍药以通络止痛，脾络阻滞程度重，表现为"大实痛者"，加大黄以活血通络止痛，加强活血止痛的功效；第四，第280条强调"太阴为病，脉弱，其人续自便利，设当行大黄、芍药者，宜减之，以其人胃气弱，易动故也"，可见，本证不仅没有阳明腑实的表现，而且有的患者还会出现便利，出现便利的时候，大黄、芍药要减量。显然，前面强调"属太阴也"和后面强调大黄、芍药要减量，都是为了让人不要将"大实痛"误认为是阳明腑实。本案的核心病机是脾伤气滞络瘀，采用桂枝加大黄汤，有"通因通用"之意。

（三）治则治法

通阳益脾，活络止痛，化瘀导滞。

（四）处方

桂枝9g，白芍18g，炙甘草6g，生姜9g，大枣10枚，大黄6g。3剂。

嘱一次煎煮顿服。服药后大便畅利，泻下皆黏腻臭秽之物，而后下利日渐轻缓。

（五）方证解析

桂枝加大黄汤，即桂枝加芍药汤方再加大黄而成。《伤寒论》说："本太阳病，医反下之，因而腹满时痛者，属太阴也，桂枝加芍药汤主之；大实痛者，桂枝加大黄汤主之。"加大黄亦有双重作用，其一因气血经络瘀滞较甚，腹满痛较重，故加大黄增强其活血化瘀、通经活络之功；其二因气滞不通，亦可导致大便不行，加大黄能导滞通便，邪气去则络脉和，其病自愈。腹满疼痛拒按乃脾络瘀滞较甚，不通则痛所致，故在桂枝加芍药汤基础上加大黄，增强化瘀通络导滞之功。

280条曰太阴病，脉弱，这是太阴病的主脉，因脾阳虚弱，鼓动无力所致。阳虚日久，脾虚气陷，清阳不升，寒湿下注，可出现下利。此时即使出现络脉不和，气滞络瘀的腹满时痛或大实痛，需用大黄、芍药者，其用量宜轻，否则，必更伤脾胃，致中虚气陷，泄利不止而发生变证，故曰"易动故也"。"宜减之"含有适当减少用量或减去不用之义，必须使用时，应适当配伍培补脾胃之品，以兼顾脾胃虚弱体质。

方组论述：芍药可止痛、消满，又可调和肝脾。大便后重，加上大黄，方用桂枝加大黄汤，服了几剂后，大便排得畅快，无下坠感，腹胀满减轻，里急后重缓解，比小承气汤、调胃承气汤的泻法稳妥，稳妥在于它有大枣、甘草、桂枝，虽加上大黄，其泻下之力不是很重，适合患者肠中既有脓血凝滞，又正气不太足，就比用小承气汤效果好，因为有调和脾胃、养正的作用。桂枝加大黄汤是既和太阴又泄阳明的治疗法，它与大小承气汤专泄阳明之法不同。其腹满时痛不是阳明病之燥实证，既无潮热，也无蒸蒸发热，这属于太阴之气血不和，阳明也有一定实邪，所以方中加上大黄。

· 注意事项 ·

本条是强调应根据患者的体质及脉症来增减药量，使方药更适合于病情。针对素体脾胃虚弱之人，不仅栀子、大黄、芍药要少用或慎用，其他苦寒、攻伐、阴柔之品也须注意。《伤寒论》第 81 条"凡用栀子汤，病人旧微溏者，不可与服之"与本条内容相似，可联系起来理解。其精神在于强调临证治病用药，不仅要遵循辨证论治原则，而且还要注意患者的体质因素，尤其是脾胃状况，做到因人制宜。另外，本条将大黄、芍药并论，再参以《名医别录》"利膀胱大小肠"之说，可知芍药有通便之效。

· 现代应用 ·

现代临床主要将桂枝加大黄汤应用于胃脘痛（包括多种胃病）、慢性肠炎、慢性痢疾、肠结核、肠痉挛、肠麻痹、便秘、肠易激综合征等，证属脾虚邪陷，气滞络瘀或兼里实者。

参考文献

［1］陈颖.桂枝加芍药汤治疗脾阴虚腹痛验案［J］.中国民族民间医药，2020，23：83-84.
［2］艾华，谭素娟.桂枝加芍药汤证证治规律的研究［J］.中医函授通讯，1997，02：4-5.
［3］曾子芸，陈明.《伤寒论》太阴病中权变治法探析［J］.长春中医药大学学报，2014，01：162-163，172.
［4］姜笃信，谢新梅.《伤寒论》桂枝加大黄汤病机小议［J］.新疆中医药，2003，03：31-32.
［5］高凤霞.对桂枝加芍药汤和桂枝加大黄汤的功用分析［J］.西南国防医药，2010，04：455-456.

第六章
少 阴 病

四逆汤治发热

学习目的

① 掌握四逆汤病机、辨证要点。

② 掌握四逆汤适应证。

③ 熟悉四逆汤的用法。

原 文

《伤寒论》

① 少阴病,脉沉者,急温之,宜四逆汤。(323)

② 少阴病,饮食入口则吐,心中温温欲吐,复不能吐。始得之,手足寒,脉弦迟者,此胸中实,不可下也,当吐之。若膈上有寒饮,干呕者,不可吐也,当温之,宜四逆汤。(324)

③ 大汗出,热不去,内拘急,四肢疼,又下利厥逆而恶寒者,四逆汤主之。(353)

④ 大汗,若大下利而厥冷者,四逆汤主之。(354)

⑤ 下利腹胀满,身体疼痛者,先温其里,乃攻其表。温里宜四逆汤;攻表宜桂枝汤。(372)

⑥ 呕而脉弱,小便复利,身有微热,见厥者难治,四逆汤主之。(377)

⑦ 吐利汗出,发热恶寒,四肢拘急,手足厥冷者,四逆汤主之。(388)

四逆汤方

甘草二两(炙),干姜一两半,附子一枚(生用,去皮,破八片)。

上三味,以水三升,煮取一升二合,去滓,分温再服。强人可大附子一枚、干姜三两。

·医 案·

唐某,男,75 岁。2021 年 12 月 2 日初诊。

"发热 1 周"。恰逢冬月天气寒冷,受凉后头痛发热(具体温度不详),伴鼻流清涕,无恶心、呕吐,无咳嗽,手脚发凉,纳尚可,大小便调,精神疲惫。自服家中羚翘解毒丸,无明显缓解遂门诊就诊。刻下:见患者精神萎靡不振,乏力少言,发热、恶寒,发热,纳可,夜寐安,大小便调。

查体:咽部无充血,双侧扁桃体无明显肿大。心肺听诊无异常。切脉未久,则垂头欲睡。握其两手,凉而不温。舌质淡嫩,苔白,脉沉。

·辨证思路·

(一)四步辨证法

患者冬月感寒后出现头痛发热,并伴有恶寒、鼻流清涕,乏力,就诊于中医门诊,查体未见充血,自服羚翘解毒丸无好转,考虑予中药治疗以求缓解。

第一步:辨实证(阳证)、虚证(阴证)

患者精神萎靡不振,懒于言语,切脉未久,则侧头欲睡,握其两手,凉而不温,舌淡嫩而白,脉不浮而反沉,脉象沉而无力,辨为虚证、阴证。

第二步:辨热证(阳证)、寒证(阴证)

患者冬月感寒,寒邪袭表,出现头痛发热,鼻流清涕,手足发凉,两手凉而不温,此时的主要矛盾是寒证、阴证。

第三步:辨六经或脏腑(三阳经为阳,三阴经为阴;腑为阳,脏为阴)

第一层:辨少阴病。患者头痛发热,鼻流清涕。伴见精神萎靡,手足厥逆,脉沉。《伤寒论》第 281 条云:"少阴之为病,脉微细,但欲寐也。"本案患者精神萎靡,但欲寐,是少阴阳虚阴盛之象,此患者主要症状与少阴病提纲证相符合,故本病患者辨为少阴病。

第二层:辨明表证有无。患者感受寒邪,虽然头痛发热,鼻流清涕,容易误认为是表证,但是寒邪直中少阴,患者脉不浮反沉,故可排除表证。

第三层:辨里证有无。患者精神萎靡不振,乏力少言,垂头欲睡,手足厥逆,脉沉,此为少阴里虚寒证。

第四步:辨兼夹病邪(病邪分阴阳)

少阴病,一是他经传来。多由三阳病或太阴病失治、误治,心肾受损,邪传少阴。因太阳与少阴相表里,太阳之邪,尤易内陷少阴,形成表里传经之变,即所谓"实则太阳,虚则少阴"。二是为外邪直中。多因年高体弱,或肾阳素虚,导致外邪直中少阴而发病。本案属于"外邪直中"。少阴病的分类,根据病性的不同,又分为少阴寒化证、少阴热化证和少阴阳郁证。少阴病兼变证主要有太少两感证、热盛伤阴证、热移膀胱证、伤津动血证等。此外,手少阴心经和足少阴肾经其支脉都上达咽喉,所以当邪郁少阴经脉时可出现咽痛证。本案无明显的兼变证。

(二) 病机

通过以上分析,此患者为少阴病,病机为心肾阳虚,寒邪直中。患者年事已高,加之冬月感寒,故寒邪直入少阴,表现为一派少阴阳虚之象,故当以四逆汤急救回阳。四逆汤临床用于阳虚欲脱,冷汗自出,四肢厥逆,下利清谷,脉微欲绝,疗效显著。本案不可拘泥于表证,当解表散寒,更不可误用寒凉,发汗伤阳、寒凉伤阳均当戒之。

少阴病的治疗,总以扶正为要。少阴病本证寒化证宜回阳救逆,代表方四逆汤;热化证宜育阴清热,代表方黄连阿胶汤;阳郁致厥证,宜调畅气机、透达郁阳,代表方四逆散。其兼变证仍然要本着辨证论治的原则,随证选用麻黄细辛附子汤、大承气汤等。少阴咽痛证以利咽止痛为主要治法。病至少阴,大多病情危重,不过若能及时采用正确的方法治疗,也可转危为安。但如果失治误治预后多有不良,因此需随时注意病情变化,判断预后吉凶。一般而言,凡阳回阴续者生,阳亡阴竭者死。阳气的存亡,往往是决定预后的关键因素。

(三) 治则治法

回阳救逆。

(四) 处方

附子 12 g,干姜 10 g,炙甘草 10 g。3 剂。

疗服 1 剂,清神转佳。再剂,手足转温而愈。

(五) 方证解析

323 条论四逆汤证的脉象与急温之法。条文以脉代证,提示少阴病施治宜早,切勿拖延。此条以"少阴病"冠首,则当结合提纲证综合分析。故此脉当是在微细之脉的前提下,加之沉而难寻,这标志少阴阳气已虚,阴寒内盛,若不及早救治,则恶寒、身蜷吐利、四肢厥逆、但欲寐等症将相继出现,甚则有格阳、亡阳之虞,故治当急温,以四逆汤急救回阳。因此,本条据脉定治,乃见微知著,防微杜渐,具有防患未然之积极意义,但具体在临证时还要脉症合参。

324 条论少阴阳虚寒饮内生与胸中实邪阻滞的辨治。少阴阳虚,失于气化,浊阴上逆,与实邪阻滞,胸膈不利,气机上逆,均可出现饮食入口则吐、心中温温欲吐、复不能吐等症。两证的辨证要点在于:若病初起,即兼见手足寒,脉弦迟者,则是邪阻胸中之实证。由于痰食之邪阻滞胸膈,下及脾胃,使胃失和降,拒食纳入,故饮食入口即吐,不进食时,胸中也郁郁不舒而泛泛欲吐,但因痰实之邪胶着难出,故虽欲吐而复不能吐;痰食郁遏胸中阳气,不达四末,故手足寒;邪结郁郁,则脉象弦迟有力。证属痰食阻滞于胸膈,病位偏上,故不可攻下,治宜因势利导,"其高者,因而越之",当施以吐法去其膈上之邪,可选用瓜蒂散一类的涌吐剂。反之,若起病后数日乃见此证,且脉不是弦迟有力而是沉而微细,则属少阴肾阳虚衰。少阴寒化证属肾阳虚衰,气化失职,以致寒饮不化,停于膈上,虽可出现类似实邪阻滞于胸膈的症状,但少阴为病,阳虚为本,寒饮为标,故必兼见脉微细、但欲寐等一派阳虚征象。其干呕是由于肾阳虚不能温养脾胃,使胃失和降,胃气上逆,而胃中又无物可吐所致。据此可判定为少阴寒化证,因此决不能用吐法,如误用吐法则更伤正气,致虚虚之变。此证当温之,宜选用四逆汤温阳化饮,阳复饮去则病愈。

方组论述:本方主治少阴阳虚阴盛之四肢厥逆,故方名"四逆"。本方用辛、甘、大热之生附子,温肾回阳救逆,为主药。以辛、热之干姜,温中散寒,以加强生附子的温肾回阳之力,二者可相辅为用,是回阳救逆的经典配伍方法。方中以炙甘草甘温益气,一物而三用:一可加强姜、附温阳之力,取"辛甘化阳"之义;二则甘缓而守,使姜、附的温阳作用持续;三则降低附子之毒性,即调和之义。

注意事项

本方为治疗少阴心肾阳衰寒厥证之基础方。以四肢厥逆,神衰欲寐,面色苍白,脉微细为辨证要点。若服药后出现呕吐拒药者,可将药液置凉后服用。本方纯用辛热之品,中病、手足温和即止,不可久服。真热假寒者禁用。另外,少阴里证,且不可误用汗法。

现代应用

四逆汤常用于现代医学之循环系统疾病,如心力衰竭、休克、心肌梗死、完全性右束支传导阻滞、病态窦房结综合征,呼吸系统疾病之肺气肿、肺心病、支气管哮喘,以及消化系统疾病之急慢性肠胃炎、胃下垂等,辨证属于阳气大虚,阴寒极盛者。

真武汤治水肿

学习目的

① 掌握真武汤病机、辨证要点。
② 掌握真武汤适应证。
③ 熟悉真武汤的用法。

原 文

《伤寒论》

① 太阳病发汗,汗出不解,其人仍发热,心下悸,头眩,身瞤动,振振欲擗地者,真武汤主之。(82)

② 少阴病,二三日不已,至四五日,腹痛,小便不利,四肢沉重疼痛,自下利者,此为有水气,其人或咳,或小便利,或下利,或呕者,真武汤主之。(316)

真 武 汤 方

茯苓、芍药、生姜(切)各三两,白术二两,附子一枚(炮,去皮,破八片)。

上五味,以水八升,煮取三升,去滓,温服七合,日三服。若咳者,加五味子半升,细辛一两,干姜一两;若小便利者,去茯苓;若下利者,去芍药,加干姜二两;若呕者,去附子,加生姜,足前为半斤。

·医 案·

刘某,女,58岁。2019年10月8日初诊。

"双下肢水肿3年余,加重1个月"。平素血压偏高,经常服用硝苯地平等降压药及利尿药。近1个月来,双小腿水肿加重,伴头昏头沉,面部稍有浮肿,继服西药(具体不详)未见明显改善,经朋友介绍前来就诊。刻诊:偏胖,面色白微黄,精神萎靡,畏寒肢冷,小便不利,大便尚可,夜寐安。

查体:下肢按之凹陷性水肿。舌淡胖边有齿痕,苔白腻,脉沉。

·辨证思路·

(一)四步辨证法

患者双下肢水肿3年余,加重1个月,尤以双下肢水肿严重,伴头昏头沉,面部稍有浮肿,精神萎靡,畏寒肢冷,西药治疗效果不佳,今求助于中医门诊。

第一步:辨实证(阳证)、虚证(阴证)

患者双下肢水肿,头昏头沉,面部稍有浮肿,精神萎靡,畏寒肢冷,舌淡胖边有齿痕,苔白腻,脉沉。结合舌脉辨证此为虚证、阴证。

第二步:辨热证(阳证)、寒证(阴证)

患者面色白微黄,精神萎靡,畏寒肢冷,小便不利,"诸病水液,澄澈清冷皆属于寒",因此辨为阴证、寒证。

第三步:辨六经或脏腑(三阳经为阳,三阴经为阴;腑为阳,脏为阴)

第一层:患者精神萎靡,畏寒肢冷,小便不利,与第316条"少阴病,二三日不已,至四五日,腹痛,小便不利,四肢沉重疼痛"主要症状相符合,辨为少阴病。

第二层:辨明表证有无。面色白微黄,精神萎靡,畏寒肢冷,小便不利,夜寐安。下肢按之凹陷性水肿。舌淡胖边有齿痕,苔白腻,脉沉,基本病机为肾阳虚衰,非表证。

第三层:辨里证有无。患者为神萎靡,畏寒肢冷,小便不利,舌淡胖边有齿痕,苔白腻,脉沉,为肾阳衰的里证。

第四步:辨兼夹病邪(病邪分阴阳)

患者肾阳虚衰,虚阳外越,故见发热。由于肾阳虚衰,气化不利,则致小便不利常伴见水肿,主要病机为肾阳虚衰,肾和膀胱气化失司,其他邪气夹杂病理因素为水饮,水饮气不化而泛滥,浸渍于胃肠则见腹痛、自下利;浸渍于肢体则见四肢沉重疼痛;浸渍于筋脉,则见身瞤动,振振欲擗地;水气上泛凌心则可见心下悸,上泛清窍则见头眩。肾阳虚衰,肾失封藏,不能固摄津液,则小便利;水饮犯肺,则咳;水饮犯胃,则呕;水气浸渍大肠,则下利。

(二) 病机

本案为真阳衰极、土不制水所致。肾主水,为胃之关。肾气从阳则开,从阴则阖。关门大开,水直下而为尿;阴过盛则关门常阖,水不通而为肿。盖火能生土,土能制水,故温阳化气,实乃治阴水浮肿之要法。患者病久不愈,又见畏寒神疲,四肢不温,舌胖苔滑,脉沉无力等阴盛阳衰,土不制水之象,故治以真武汤益火回阳,化气行水,因此真武汤的核心病机为:脾肾阳虚,水湿内停。肾阳不足,体内的水液就会寒而不化,积存到体内,泛滥成灾,就会导致一系列水液代谢失常的疾病。如水上凌于心,就会出现心悸、胸闷,导致心脏病的发生;水上犯于肺,就会引起咳喘,许多呼吸系统的疾病如慢性支气管炎、支气管哮喘、肺气肿、肺水肿等都与此有关;如果水上攻于胃,还会出现恶心、呕吐等,本案为肾阳虚衰,不能制水所致。

(三) 治则治法

温阳利水。

(四) 处方

制附子10g(先煎30分钟),白术20g,茯苓30g,白芍30g,生姜20g。7剂,水煎服,每日1剂。

2019年10月15日二诊:腿肿明显减轻,面部浮肿已消,头仍有昏沉感,血压150/90mmHg,继服上方7剂。2019年10月23日三诊:腿肿基本消失,头脑较前清晰,手足转温,小便已通畅,因苦于吃中药,嘱其继服肾气丸3个月,以兹巩固。2019年12月20日随访患者诉,水肿未再发,现仍每日服用1片硝苯地平(伲福达),目前血压平稳,身体无明显不适。

(五) 方证解析

此两条原文论述肾阳虚衰,水气泛滥的证治。第82条乃太阳误治而伤及少阴,第316条乃少阴自病,两者的病机都是阳虚水泛。少阴病二三日不已,至四五日,邪气深入,肾阳虚衰,寒气凝滞,水气不化,泛滥全身。由于肾阳虚衰,虚阳外越,故见发热。由于肾阳虚衰,气化不利,则致小便不利。水气不化而泛滥,浸渍于胃肠则见腹痛、自下利;浸渍于肢体则见四肢沉重疼痛;浸渍于筋脉,则见身瞤动,振振欲擗地;水气上泛凌心则可见心下悸,上泛清窍则见头眩。肾阳虚衰,肾失封藏,不能固摄津液,则小便利;水饮犯肺,则咳;水饮犯胃,则呕;水气浸渍大肠,则下利。以上是对或然证的讲解。无论主证,还是或然证,其病机都是肾阳虚衰,水气泛滥。治宜温阳化气行水,方用真武汤。加减方法:若咳者,乃水寒犯肺,当加五味子以收敛肺气,细辛、干姜以化寒饮;若下利者,乃阴盛阳衰,故去苦泄之芍药,加温里之干姜。患者精神萎靡,畏寒肢冷,小便不利,为太阴脾阳虚证,肾阳日衰,阳虚寒盛,制水无权,可致水气不化,水饮泛溢为患,故用真武汤主治。

方组论述:方中附子辛热,下温肾阳,使水有所主;白术燥湿健脾,使水有所制;生姜宣散,佐附子以助阳,是主水的同时又有散寒之意;茯苓淡渗,佐白术以健脾,是制水的同时有利水外出之功。妙义在于芍药,一举数用:一可敛阴和营;二可制附子之刚燥;三可利尿去水,《神农本草经》云芍药能"利小便"而有行阴利水之功。

·注意事项·

真武汤证与五苓散证都有小便不利,前者乃少阴水脏主水无力;后者乃水腑膀胱气化不利。真武汤证与苓桂术甘汤证都有阳虚水停的情况,但前者为肾阳虚,水气泛滥,病较重,宜温肾利水;后者乃脾阳虚,水气上冲,病较轻,宜健脾化饮。

·现代应用·

真武汤现临床应用于慢性肾小球肾炎、肾病综合征、糖尿病肾病、慢性肾功能衰竭、肾结石、肾积水、心肾综合征、慢性心功能衰竭、血栓闭塞性脉管炎、高血压、哮喘、慢性支气管炎、尿崩症、甲状腺功能减退症、慢性胃炎、胃下垂、肠炎、胃及十二指肠球部溃疡、胃切除后引起的"倾倒综合征"、肠易激综合征、便秘、慢性腹泻、便血、消化不良、经闭、白带、崩漏、产后泄泻、产后水肿、乳汁不通、羊水过多症、慢性盆腔炎、梅尼埃病、不寐、双手震颤等,只要辨证准确,常有理想效果。

吴茱萸汤治急性胃肠炎

学习目的

① 掌握吴茱萸汤的条文、主症。
② 掌握吴茱萸汤证的病机、辨证要点。
③ 熟悉吴茱萸汤用法和注意事项。

·原　文·

《伤寒论》

① 食谷欲呕,属阳明也,吴茱萸汤主之。得汤反剧者,属上焦也。(243)
② 少阴病,吐利,手足逆冷,烦躁欲死者,吴茱萸汤主之。(309)

③ 干呕吐涎沫,头痛者,吴茱萸汤主之。(378)

《金匮要略》

呕而胸满者,茱萸汤主之。(17)

吴茱萸汤方

吴茱萸一升(洗),人参三两,生姜六两(切),大枣十二枚(擘)。

上四味,以水七升,煮取二升,去滓。温服七合,日三服。

病 案

唐某,男,54岁。1971年6月24日就诊。

"吐利半天"就诊。患者不慎饮食生冷,夜半突然呕吐数次,旋即下利无度,腹痛,躁扰不安,辗转不宁。临晓其儿送诊。视其形体顿削,目眶凹陷,口干欲饮,水入则吐,心下痞塞,呻吟不止,心烦懊恼,频频登厕。

查体:两脚挛急,手足逆冷,溲短,舌质淡红,苔薄白微滑,脉弦细。

辨证思路

(一)四步辨证法

第一步:辨实证(阳证)、虚证(阴证)

本例因饮食生冷后出现暴吐下泻,多为实证,然吐利过度伤及气津,则由实转虚,中医辨证属虚证、阴证。

第二步:辨热证(阳证)、寒证(阴证)

患者面诊之时口干欲饮,水入则吐,心下痞塞,手足逆冷,两脚挛急等皆提示中焦虚寒;心烦懊恼为正邪相争过于剧烈使人体难以耐受之象,中医辨证属寒证、阴证。

第三步:辨六经或脏腑(三阳经为阳,三阴经为阴;腑为阳,脏为阴)

病位在中焦阳明胃肠,脾升胃降依赖中焦之枢,中焦虚寒则脾升胃降功能失调,胃气不降则呕吐,脾气不升则下利无度,中医辨经以足阳明胃、手太阴脾为主。

第四步:辨兼夹病邪(病邪分阴阳)

本例以中焦虚寒为主,兼夹气机不畅,病邪在阴。

(二)病机

《圣济总录》卷七十四:"阴盛生内寒,故令人府藏内洞而泄。"证见心腹痛,大肠切痛,肠鸣食不化,手足厥冷,脚转筋等。本例夏月过食生冷,夜半突发呕吐,旋即洞泄,伴腹痛,躁扰不安。因其呕吐腹泻过甚,致形体顿削,目眶凹陷,频频登厕;因吐泻伤及津液,故口干欲饮,两脚挛急,手足逆冷,溲短;然中焦虚寒,脾胃功能不振,则水入则吐;伴脾升胃降气机阻滞,则心下痞塞;呻吟不止,心烦懊侬,尽显疾患痛苦之状;舌脉皆为佐证。

(三) 治则治法

温中祛寒,降逆和胃。

(四) 处方

吴茱萸 6g,党参 10g,生姜 5g,大枣 5 枚,加木瓜 10g,木香 3g。首日 2 剂,次日 1 剂。吐利及腹痛即止。

(五) 方证解析

《伤寒论》第 243 条,食谷欲呕,是胃腑虚寒,受纳无权所致,正如程郊倩《伤寒论后条辨》所言:"食谷欲呕者,纳不能纳之象,属胃气虚寒,不能消谷使下行也。曰阳明者,别其少阳喜呕之兼半表、太阳干呕之属表者不同,温中降逆为主。"如果服了吴茱萸汤呕吐加剧,就不是吴茱萸汤证,所谓"得汤反剧者,属上焦",上焦非中焦阳明也。

《伤寒论》第 309 条,吐利为少阴寒邪上逆中焦,中焦升降逆乱所致。烦躁欲死,为邪正剧烈相争,患者难以耐受,在剧烈吐利的同时,伴烦躁不安的临床表现。手足逆冷为升降紊乱之后阴阳之气不相顺接的表现,每在剧烈呕吐的同时出现,呕吐暂停之后,厥冷表现也能暂时缓解。

《伤寒论》第 378 条,干呕,为肝寒犯胃,胃失和降所致。吐涎沫分两种,一是口中泛吐清涎冷唾,二是从胃中泛出清冷涎沫,为厥阴寒盛,饮邪不化所致。头痛这里当为巅顶疼痛,连目系,上出额,与督脉会于巅顶。

《金匮要略》条文,呕而胸满,多由中气虚寒,升降失调,浊气逆上,塞于膈中所致。

综合以上条文,吴茱萸汤中吴茱萸为主药,暖肝胃,散阴寒,下气降浊;生姜辛温,温胃化饮,降逆止呕。人参、大枣甘温平,补虚和中。阴寒得散,头痛即解,下利辄止。

· 注意事项 ·

经方组方简单,量小力宏,辨证准确则应用起来效如桴鼓,中病即止。方中主药吴茱萸辛热燥烈,有小毒,易损气动火,故不宜多服、久服,阴虚有热者忌服。

· 现代应用 ·

现代研究发现,吴茱萸汤具有止呕、镇痛、止泻、扩血管、降压和平衡水液代谢等诸多功效。吴茱萸汤可用于辨治呕吐、下利、胃脘疼痛、头痛、眩晕、呃逆、耳鸣等病证,以及治疗神经性呕吐、慢性胃炎、妊娠呕吐、梅尼埃病、高血压病、胃食管反流病、偏头痛、溃疡性结肠炎、反复自然流产、食管癌及胃癌术后、小儿呕吐等疾病,辨证属中焦虚寒者。

桃花汤治便脓血

学习目的

① 掌握桃花汤病机辨证要点。

② 掌握桃花汤适应证。

③ 熟悉桃花汤用法。

原 文

《伤寒论》

① 少阴病,下利,便脓血者,桃花汤主之。(306)

② 少阴病,二三日至四五日,腹痛,小便不利,下利不止,便脓血者,桃花汤主之。(307)

桃 花 汤 方

赤石脂一斤(一半全用,一半筛末),干姜一两,粳米一升。

上三味,以水七升,煮米令熟,去滓,温服七合,内赤石脂末方寸匕,日三服。若一服愈,余勿服。

医 案

李某,女,40岁。

"便脓血6个月"。患者自6个月前因饮食不洁,患急性痢疾。经服抗生素、黄连素等(具体用量不详),便脓血经久不愈。刻下:恶寒,无汗出,面黄肌瘦,乏力,纳差,无明显腹痛,大便脓血,每日2~3次,小便正常,夜寐安。

查体:腹部喜按,无明显压痛反跳痛,舌质淡,苔黄腻,脉沉弱无力。

辨证思路

(一) 四步辨证法

6个月前因饮食不洁,患急性痢疾,以"便脓血6个月"为主诉就诊。既往口服西药对症处理,大便脓血未明显改善,遂求助于中医治疗。

第一步:辨实证(阳证)、虚证(阴证)

患者因便脓血6个月就诊,刻下症:恶寒,无汗出,面黄肌瘦,乏力,纳差。一派虚象,舌淡,脉沉弱无力,"精气夺则虚",辨为虚证、阴证。

第二步：辨热证（阳证）、寒证（阴证）

患者便脓血每日 2～3 次,结合面黄肌瘦,乏力,恶寒及舌脉的症状,辨证为寒证、阴证。

第三步：辨六经或脏腑（三阳经为阳,三阴经为阴；腑为阳,脏为阴）

第一层：辨少阴病。少阴病与心肾二脏有关,而肾主司二便,患者大便一日两三次,说明肾气虚衰不能固摄,且患者的所有症状都与阳气虚衰、阴寒内盛有关,因此辨为少阴病。

第二层：辨明表证有无。患者便脓血,脉沉弱无力,患者无明显表证征象。

第三层：辨明里证有无。患者恶寒。纳差。便脓血,为脾肾阳虚衰不能运化谷食充盛机体,此案患者面黄肌瘦,神情萎靡,脉弱而无力,为久病气血亏虚之象,恶寒偏重,乃脏气虚寒,故其病机可辨为脏气虚寒,气血不固,滑脱不禁。此患者为里证。

第四步：辨兼夹之邪（病邪分阴阳）

患者舌淡苔黄腻,此为"本虚标实"之象,舌苔黄腻为中焦湿热,但此患者脾肾虚寒,正气虚衰。因此,主要病机仍然为脾肾阳虚。

（二）病机

该患者主要症状为便脓血,具体表现为便脓血经久不愈,面黄肌瘦,神情萎靡,舌淡苔黄腻。此起因是 6 个月前患急性痢疾,仲景《金匮要略》载有:"下利便脓血者,桃花汤主之。"桃花汤乃仲景为虚寒下利便脓血所设,此案患者脉弱而无力,恶寒偏甚,正合此证,故以桃花汤治之。脉沉弱而无力,为久病气血亏虚之象,恶寒偏重,乃脏气虚寒,故其病机可辨为脏气虚寒,气血不固,滑脱不禁。此患者下利反复不愈,时轻时重,所下脓血,色多紫暗,赤白相间,且喜按喜温,纳少倦怠,四肢不温。为脾肾阳虚,滑脱不禁,宜温涩固脱,方用桃花汤。

（三）治则治法

温中固脱,涩肠止泻。

（四）处方

赤石脂 25 g,干姜 9 g,粳米 10 g,太子参 10 g。10 剂。

服 3 剂后脓血明显好转,连服 10 剂而愈。

（五）方证解析

306 条论述了少阴虚寒性下利便脓血的主要表现及用方。但仅从"下利,便脓血"很难辨别其属寒、属热、属虚、属实。以方测之,知此证非属热,当属寒,为少阴虚寒性下利,便脓血。少阴病的下利便脓血,多为脾肾阳衰,络脉不固而统摄无权,大肠滑脱所致。临床所见应是脓血杂下,其色晦暗不鲜,无里急后重之感,且无臭秽之气,兼见腹痛绵绵,喜温喜按,口淡不渴,舌淡苔滑。此与热性下利便脓血之脓血色鲜,里急后重,肛门灼热,腹痛如绞,口渴喜冷,舌红苔黄之证迥别。治宜桃花汤温涩固脱。

307 条是对上条桃花汤证的补充。少阴病二三日至四五日,寒邪内入,阳虚寒滞,故腹痛。脾肾阳衰,统摄无权,滑脱不禁,故下利不止,便脓血。而阳气虚弱,气化失司,故小便不利,仍用桃花汤温涩固脱。

方中赤石脂固涩为君药,赤石脂又名桃花石,又谓桃花乃春色,取阳和之性,故名"桃花汤"。干姜温中散寒为臣,粳米养胃和中,助赤石脂、干姜以厚肠胃为佐使药,三药协同共奏温中固脱、涩肠止泻之功。另外,方中赤石脂一半为煎,一半冲服,其目的是加强药物的吸着固肠之力。

注意事项

本方主治虚寒血痢证,证属虚证。方中无苦寒之药,意在温中固脱,涩肠止痢。若服一剂制止,则应止后剂。凡是有实热壅滞的下利等症,则应禁用。另外,本方煎煮法特点鲜明。赤石脂一半煎汤,一半散用,这样既取其温涩之气,又可使药末直接作用于肠道,更好地发挥药物的固涩作用,可见仲景临证手法之缜密精巧。

现代应用

本方重于温涩固脱。方中赤石脂主要含水硅酸铝,以及氧化铁、锰、铝、镁、钙等内服能吸着消化道内的有毒物质及食物异常发酵的产物等,对发炎的胃肠黏膜有局部保护作用,并对胃肠道出血有止血作用。干姜内含挥发油,其主要成分为姜醇、姜烯等,又含姜辣素、姜酮等。内服又对口腔黏膜有刺激作用,能促进消化液的分泌,使食欲增加,并具有抑制肠内的异常发酵及促进气体排出的作用。粳米含有淀粉、蛋白质、脂肪、维生素 B、维生素 A、维生素 E、纤维素和钙磷铁等矿物质。现代临床主要将桃花汤应用于慢性结肠炎、慢性痢疾、慢性阿米巴痢疾、消化道出血、功能性子宫出血等疾病。

麻黄附子甘草汤治发热

学习目的

① 掌握麻黄附子甘草汤病机、辨证要点。
② 掌握麻黄附子甘草汤适应证。
③ 熟悉麻黄附子甘草汤的用法。

原 文

《伤寒论》

少阴病,得之二三日,麻黄附子甘草汤,微发其汗,以二三日无里证,故微发其汗也。(302)

麻黄附子甘草汤方

麻黄二两(去节),甘草二两(炙),附子一枚(炮,去皮,破八片)。

上三味,以水七升,先煮麻黄一两沸,去上沫,内诸药,煮取三升,去滓,温服一升,日三服。

·医 案·

张某,男。1975年4月初诊。

"发热1周余"。患者因降温后着凉,出现恶寒、发热、全身酸痛,就诊于当地医院,处以玉屏风散、参苏饮加减。1周后仍恶寒发热,全身酸痛,鼻塞声重,且平素易患感冒。呵欠频频,精神萎靡,面色灰白不华,手足不温。舌淡,苔薄白润,脉沉细,两尺尤弱。

·辨证思路·

(一)四步辨证法

患者"发热1周余",病因为感受外邪出现的发热恶寒等症,前医用玉屏风散、参苏饮加减无效,追问病史患者平素易患感冒。呵欠频频,精神萎靡,面色灰白不华,手足不温。舌淡,苔薄白润,脉沉细,两尺尤弱。因此,按照少阴病阳虚兼表证情轻缓的证治。

第一步:辨实证(阳证)、虚证(阴证)

患者呵欠频频,精神萎靡,面色灰白不华,手足不温,脉沉细,两尺尤弱,且平素易患感冒,辨为虚证、阴证。

第二步:辨热证(阳证)、寒证(阴证)

患者舌淡,苔薄白润,面色灰白不华,手足不温,脉沉细,两尺尤弱,辨为虚寒证。

第三步:辨六经或脏腑(三阳经为阳,三阴经为阴;腑为阳,脏为阴)

第一层:辨少阴病。患者发热1周有余,主症所见:其一,恶寒发热,全身酸痛,鼻塞声重,舌淡,苔薄白润;其二,呵欠频频,精神萎靡,面色灰白不华,手足不温,脉沉细两尺尤弱,且平素易患感冒。正合《伤寒论》"少阴病,得之二三日,麻黄附子甘草汤微发汗。以二三日无证,故微发汗也"。

第二层:辨明表证有无。患者恶寒发热,全身酸痛,鼻塞声重,有表证。

第三层:辨里证有无。此为少阴虚寒证。

第四步:辨兼夹之邪(病邪分阴阳)

此患者为少阴虚寒兼太阳表证,无兼夹病邪之征。

(二)病机

本案主症见恶寒发热,全身酸痛,鼻塞声重,舌淡,苔薄白润,乃太阳表证;平素易患感冒,呵欠频频,精神萎靡,面色灰白不华,手足不温,脉沉细,两尺尤弱,乃少阴阳虚,总的病机为少阴阳虚不甚而兼表证。太少两感证,在《伤寒论》中有三种治法,分别为麻黄细辛附子汤、麻黄附子甘草汤、四逆汤。麻黄细辛附子汤证为始得之而急,麻黄附子甘草汤证为得之二三日而缓,此二证皆无里证,俱为阳虚不甚;四逆汤证为有里证,以阳虚为重。

　　对于麻黄细辛附子汤证与麻黄附子甘草汤证是少阴表证,还是少阴兼表证,这涉及对伤寒六经的理解问题。如果认为伤寒的六经是对外感病发生、发展过程的动态概括,六经病是伤寒的六个病理阶段,太阳病是伤寒的初期阶段,其性质是表证;阳明病是伤寒热邪极盛阶段,其性质是里热实证;少阳病是伤寒过程由实转虚的过渡阶段,其性质应属里热,但正气已显不足,正邪均呈衰减之势;太阴病是伤寒过程中脾阳虚弱的阶段,其性质为中焦虚寒证;少阴病为伤寒过程中心肾虚衰的阶段,其性质为全身性的虚衰证(包括阳虚寒化证和阴虚热化证,《伤寒论》中以阳虚寒化证为主);厥阴病为伤寒最后的厥证阶段,为阴虚和阳虚到了极点(阴阳气不相顺接),处于阴阳离决的边缘(厥证)。根据上述认识,则上二证为少阴兼表证,即少阴肾阳虚衰的患者感受了寒邪,是肾阳虚兼有寒邪束表,属表里同病范畴。

　　如果认为伤寒的六经是六个相互独立的外感疾病,则六经病各有独立的表证、里证、寒证、热证、虚证、实证。有学者认为,太阳病篇不仅有表证,还有阳明病证的白虎加人参汤证、承气汤证,少阳病证的小柴胡汤证,太阴病证的理中汤证,少阴病证的四逆汤证等。所以,麻黄汤证是太阳的表证;白虎汤证、承气汤证可以算是太阳的里热实证;小柴胡汤证是太阳的半表半里证(实际上六经中并没有半表半里的概念,只有少阳病的概念,若要非定位不可,我们可以认为"半表半里"在少阳经腑);理中汤证、四逆汤证可以算是太阳的里虚寒证。

(三) 治则治法

温经发表。

(四) 处方

麻黄 4.5g,熟附片 6g(先煎),炙草 9g。3 剂。

次日复诊,云诸症若失。改投玉屏风散加熟附片、炙甘草甘温益气助阳以善后。

(五) 方证解析

本条证候当与 301 条"少阴病,始得之,反发热,脉沉者,麻黄细辛附子汤主之"脉症合参,"二三日无里证"是本证的辨证关键。因少阴寒化阳虚为本病亦有自表起者,但少阴表证发热多轻浅,病程多较短,邪迅即传里,出现典型的少阴里虚寒证。病至二三日,未出现厥逆、呕吐、下利清谷等里虚寒证,说明本证阳虚不甚。治以"微发汗",提示本证少阴阳虚兼表,证情轻缓。"无里证"不仅是本证的辨证要点,同样也是 301 条的辨证要点,如两证已出现典型的里虚寒证,则当先回阳救逆,而非温经发汗、表里同治之所宜。

方组论述:麻黄附子甘草汤即麻黄细辛附子汤减去细辛,加炙甘草而成,较 301 条证,此证表邪更轻里虚程度不甚,故不用细辛外通内助,而加炙甘草之甘缓以达微汗而不伤正气之目的。

· **注意事项** ·

本条与 301 条相比,彼言始得之,其病势较急,此言得之二三日,是病势较缓,且正气较虚,因此在用药上虽同用麻黄、附子,但又有佐以细辛之辛散与佐以甘草之甘缓的区别。综合以上两条,再参合太阳病篇第 92 条"病发热头痛,脉反沉,若不差,身体疼痛,当救其里,宜四逆汤",可知少阴阳虚兼表证症有轻重,法有异同,药有侧重,大抵可概括为三点:其一,若太少两感初病之时,病邪偏表,证势较重,里虚较轻者,宜麻黄细辛附子汤;其二,若上证病程稍长,正气较虚,病势较缓,宜麻黄附子甘草汤;其三,太少两感证,若服上两方而不差者,是病势偏里,里虚较甚,治当先温其里,宜四逆汤。

· **现代应用** ·

麻黄附子甘草汤现代临床用于治疗支气管哮喘、肺源性心脏病、冠心病心律失常、病态窦房结综合征、慢性心功能不全、急慢性肾炎、遗尿、关节疼痛、低热、偏瘫等,辨证属肾阳素虚感受外邪,且正虚不甚者。

麻黄细辛附子汤治流感

学习目的

① 掌握麻黄附子细辛汤病机、辨证要点。

② 掌握麻黄附子细辛汤适应证。

③ 熟悉麻黄附子细辛汤的用法。

· **原　文** ·

《伤寒论》

少阴病,始得之,反发热,脉沉者,麻黄细辛附子汤主之。(301)

麻黄细辛附子汤方

麻黄二两(去节),细辛二两,附子一枚(炮,去皮,破八片)。

上三味,以水一斗,先煮麻黄,减二升,去上沫,内诸药,煮取三升,去滓,温服一升,日三服。

· 医　案 ·

任某,男,71 岁。2019 年 12 月 24 日初诊。

"发热 7 日"。流感流行期间,不慎受染,近 7 日发热,头胀头痛,鼻流清涕,背部恶寒,周身甚感不适。先后服用西药退热药和中成药感冒冲剂等,病情未见好转,仍时流清水鼻涕,形寒畏冷,一派虚弱症状。由于阳虚无力抗邪,发热不高,体温 37.1～37.2 ℃,患者要求给予中药治疗。

查体:精神不振,面容憔悴,言语无力,舌淡,脉沉细。

· 辨证思路 ·

(一)四步辨证法

患者任某,流感 7 日余,头胀头痛,鼻流清涕,背部恶寒,低热不退,已服用解热镇痛药及中成药,无效。患者高龄体弱,现求助于中医治疗。

第一步:辨实证(阳证)、虚证(阴证)

患者精神不振,面容憔悴,言语无力,一派虚弱症状,脉象沉微,辨为虚证、阴证。

第二步:辨热证(阳证)、寒证(阴证)

患者鼻流清涕,背部恶寒,形寒畏冷,肢冷,舌苔薄白,脉象沉微,辨为寒证、阴证。

第三步:辨六经或脏腑(三阳经为阳,三阴经为阴;腑为阳,脏为阴)

第一层:辨少阴病。患者头痛,鼻流清涕,形寒畏冷,舌苔薄白;感冒迁延 1 月余,精神不振,肢冷,发热不高,脉象沉微。麻黄细辛附子汤证的主症要素悉具,与《伤寒论》"少阴病,始得之,反发热,脉沉者,麻黄细辛附子汤主之"契合。

第二层:辨明表证有无。患者头痛,鼻流清涕,形寒畏冷,舌苔薄白,乃太阳表证之象。

第三层:辨里证有无。患者精神不振,肢冷,发热不高,脉象沉微,乃少阴阳虚所致,此为少阴虚寒证。

第四步:辨兼夹病邪(病邪分阴阳)

此患者为少阴虚寒兼太阳表证,无兼夹病邪之征。

(二)病机

本案主症头痛,低热,鼻流清涕,形寒畏冷,舌苔薄白,四诊合参,六经辨证有太阳表证之象;精神不振,肢冷,发热不高,脉象沉微,乃少阴阳虚所致;其核心病机是典型的少阴阳虚兼表证。当用麻黄细辛附子汤温阳解表。

(三)治则治法

温阳解表。

(四)处方

净麻黄 9 g,淡附子 9 g,北细辛 3 g。嘱先服 3 剂,以观疗效。

3 剂药后汗出热退,头不痛,鼻不塞,怕冷消失。疗效患者满意,予以玉屏风散 1 周巩固疗效。

（五）方证解析

"少阴病，始得之"为刚得病，少阴和太阳互为表里，太阳主表，少阴主里。从太阳角度来说，太阳病反出现少阴脉之"脉反沉"；从少阴角度来说，以发热为反。此人为太阳病受邪，发热，若阳气积极、气血充足，脉应浮，此为太阳病；但现在见少阴脉沉，沉主里，反映少阴阳气不足而虚寒。证为太阳表证，脉为少阴之脉。太阳在表风寒之邪不解，而少阴里阳已虚，为太阳少阴两感为病。因此，仲景提出兼顾之治疗法，麻黄细辛附子汤主之。此为温经发汗之法，温少阴之经，发太阳之汗，具有两解之意义。

方组论述：方以麻黄为君，取其性温，发汗散寒解表。以制附子为臣，取其大辛大热之性，温补阳气，助麻黄鼓邪外出。因麻黄发汗之力较峻，阳虚之人用之则恐损耗其阳，且阳虚更无力助其辛散表邪，遂与附子同用则无伤阳之弊，相辅相成，为助阳解表之常用配伍。细辛归肺肾二经，芳香气浓，性善走窜，通彻表里，既能祛风散寒以助麻黄解表，又可鼓动阳气以协附子助阳散寒，为佐助之用。三药并用，解表与温里合法，辛温并用，助阳解表，使外感风寒之邪得以表散，在里之阳气得以振奋，则阳虚外感可愈，为治表里俱寒、太少两感之剂。

· 注意事项 ·

少阴阳虚而见下利清谷、四肢厥逆、脉微欲绝等症，则应遵仲景"先温其里，乃攻其表"的原则，否则误发其汗，必致亡阳危候。

· 现代应用 ·

麻黄细辛附子汤现代临床广泛用于治疗呼吸系统、循环系统、泌尿系统、运动系统及妇科、儿科、五官科等多种疾病，如感冒、支气管炎、肺炎、支气管哮喘、肺气肿、肺心病、心肌炎心律失常、冠心病、风心病、窦房结综合征、急慢性肾炎、肾绞痛、遗尿、尿潴留、坐骨神经痛、血管或神经性头痛、肌肉神经痛、肋间神经痛、面神经麻痹、重症肌无力、骨质增生、荨麻疹、疮疹、乳腺病、过敏性鼻炎、急性喉炎等，证属阳虚阳郁阳气不升者。

四逆散治腹胀

学习目的

① 掌握四逆散病机、辨证要点。

② 掌握四逆散适应证。

③ 熟悉四逆散的用法。

· 原　文 ·

《伤寒论》

少阴病,四逆,其人或咳,或悸,或小便不利,或腹中痛,或泄利下重者,四逆散主之。(318)

四 逆 散 方

甘草(炙)、枳实(破,水渍、炙干)、芍药、柴胡各十分。

上四味,捣筛。白饮和服方寸匕,日三服。

咳者,加五味子、干姜各五分。并主下利。悸者,加桂枝五分。小便不利者,加茯苓五分。腹中痛者,加附子一枚,炮令坼。泄利下重者,先以水五升,煮薤白三升,去滓,以散三方寸匕,内汤中,煮取一升半,分温再服。

· 病　案 ·

邬某,男,52岁。2004年5月26日初诊。

"反复腹胀数年,加重5日"。患者"胃下垂数年",尽服补中益气汤升提举陷不效。反复出现腹胀不适。近年来,形体日见消瘦,面色无华,胃纳甚差,脘腹饱胀,食后尤甚,胃中见漉漉有水声,常有不规则疼痛,嗳气喜太息。近5日腹胀症状再发加重,不能进食。

查体:两胁偶有胀痛,怕冷,四肢不温,舌质淡,苔薄白,脉弦。

· 辨证思路 ·

(一)四步辨证法

第一步:辨实证(阳证)、虚证(阴证)

患者面色无华,呈现胃中见漉漉水声嗳气喜太息等症状,均为虚证、阴证。

第二步:辨热证(阳证)、寒证(阴证)

患者怕冷、舌苔淡、苔薄白、日渐消瘦,均为寒证、阴证。

第三步:辨六经或脏腑(三阳经为阳,三阴经为阴;腑为阳,脏为阴)

第一层:辨少阴病。太阴病,发现该患者脉弦,两胁有胀痛。食后腹胀、中气下陷,考虑为太阴病。

第二层:辨明表证有无。患者表证不明显。

第三层:辨里证有无。患者面色无华,胃纳甚差,脘腹饱胀,食后尤甚,胃中终见漉漉有水声,常有不规则疼痛,嗳气喜太息,此病为太阴里证。

第四步:辨兼夹病邪(病邪分阴阳)

为里证,患者"常有不规则疼痛,嗳气喜太息,两胁偶有胀痛",且为弦脉,一派少阳肝胆病之象。

（二）病机

四逆散由柴胡、芍药、枳实、甘草四味药组成。本方出自《伤寒论》少阴病篇，多数医家对"四逆"的理解，均认为是"阳郁四逆"，而非少阴阳虚的四肢厥逆，此说可从。因为少阴四逆阳虚，绝无用柴胡剂之理，惟有阳郁不宣，才能用四逆散宣郁达外。所以，有的医家认为此"四逆"当是与少阴阳虚的鉴别之处，并认为"四逆"是四肢不温，这种说法与临床相符，有实际意义。四逆散的功用"疏肝理气，调和脾胃"。方中四味药，可分解为三个部分：一是柴胡、芍药为肝药，枳实、甘草为脾胃药，所以能疏肝理气，调和脾胃；一是芍药、甘草相伍，可以除血痹、缓挛痛，有缓急止痛之功；一是枳实、芍药相伍，为《金匮要略》枳实芍药散，是妇人病方，治产后腹痛，烦满不得卧之症。综合而论，本方实有疏肝理脾、和营消满的功效，后世的逍遥散、柴胡疏肝散都是由四逆散化裁而来的，是临床常用的有效之方。本案病位在肝胃，表现为四肢不温，胃脘不适，胃纳甚差，脘腹饱胀，食后尤甚，胃中终见漉漉有水声，常有不规则疼痛，嗳气喜太息，两胁偶有胀痛，符合四逆散的核心病机。

（三）治则治法

疏肝和胃，透达郁阳。

（四）处方

柴胡 9 g，枳实 18 g，白芍 18 g，山药 30 g，党参 30 g，炙甘草 3 g。

共服 10 余剂，诸证悉除。检查 X 线钡餐：胃小弯切迹在髂骨连线以上，胃大弯切迹在髂骨连线下 4 厘米。胃张力强，排空快。意见：无异常发现。迄今 9 年未见复发。

（五）方证解析

本方的主症四肢厥逆当属"热厥"的范畴。因传经热邪，陷于里，阳气内郁，不能外达四肢，所以见四肢寒冷。本方意在和解表里，疏畅其阳，使不内郁，则阳气通达后，厥逆自愈。（本方与热厥可下之证有治法之不同）

方中柴胡和解少阳，使枢机运转而热郁得以透达，芍药、甘草以调理肝脾，使肝脾调和而气机流畅，并且有酸甘化阴，甘缓急孪而止痛。柴胡、枳实配伍，一升一降，使清升浊降。诸药合用，能使少阳枢机正常运转，热厥自愈，肝脾两调，腹痛泄痢均瘥。

成无己云："四逆者，四肢不温也，伤寒邪在三阳，则手足必热，传到太阴，手足自温，至少阴则邪热渐深，故四肢逆而不温也。乃至厥阴，则手足厥冷，是又甚于逆。四逆散以散传阴之热也。《内经》曰：'热淫于内，佐以甘苦，以酸收之，以苦发之，枳实、甘草之甘苦，以进里热；芍药之酸以收阴气；柴胡之苦，以发表热。'"（《注解伤寒论》卷六）

喻昌云："寒邪传至少阴，里有结热，则阳气不能交接于四末，故四逆而不温，用枳实所以破结气而除里热，用柴胡所以升发真阳而回四逆，甘草和其不调之气，芍药收其失位之阴。"（《尚论后篇》卷四）

尤怡云："夫邪在外者，可引而散之；在内者，可下而去之；其在外内之间者，则和解而分消之。分消者，半从外半从内之谓也。故用柴胡之辛扬使之从外出，枳实之苦，抑之使其内消，而其所以能内能外者，则枢机之用为多，故必以芍药之酸益其阴，甘草之甘养其阳,曰四道者,因其所治之病而命之名耳。而其方大意,亦与小柴胡相似……旧谓此为治热厥发厥之药,非是,夫果热深发厥,则属厥应下之之例矣,岂此药所能治哉。"(《伤寒论贯珠集》卷七)

· 注意事项 ·

凡有肝气郁滞表现,或手足冷而无阳虚表现者,可以考虑使用本方。此方乃疏肝解郁的祖方,后世的疏肝解郁方如逍遥散、柴胡疏肝散等,都是以此方为基础变化而来。本方运用广泛,如合甘麦大枣汤以治妇人脏躁;合生脉散治心脏神经官能症;加薤白治慢性结肠炎。

· 现代应用 ·

四逆散现在的临床应用有内科中呼吸系统的咳嗽,消化系统的胃肠疾患如十二指肠溃疡、痢疾、慢性肝炎等;神经系统的肋神经痛、胃肠神经官能症、神经性头痛;循环系统的无脉症、冠心病;内分泌系统的甲亢;生殖系统的阳痿等。外科中的化脓性助软骨炎、乳腺增生、肠粘连、疝气、睾丸炎等。妇科中的附件炎、月经不调、带下等。儿科中的食积、泄泻等。五官科中的咽炎、化脓性牙痛、耳疳等。皮肤科中的湿疹、软疣等。

参考文献

[1] 程引,王济,李英帅,等. 基于阳虚质探讨"四逆"类方的应用规律[J]. 北京中医药大学学报,2023, 12:1665 - 1669.
[2] 王付. 学用四逆汤方证的思考与探索[J]. 中华中医药杂志,2017,02:635 - 637.
[3] 马新童,孔令新,白东海,等. 真武汤临证运用举隅[J]. 光明中医,2022,10:1849 - 1851.
[4] 王波. 真武汤"异病同治"水气病二则[N]. 中国中医药报,2016 - 06 - 13(004).
[5] 林楚,赵爱萍. 真武汤方证解析与运用[J]. 中医药通报,2024,05:47 - 49.
[6] 李天传,薛燕星. 国医大师薛伯寿吴茱萸汤临床应用总结[J]. 实用中医内科杂志,2024,07:84 - 86.
[7] 蔡梦如,董晓旭,朱荣玥,等. 经典名方吴茱萸汤研究进展[J]. 中华中医药学刊,2023,01:155 - 159.
[8] 王桂彬,姜晓晨,刘福栋,等.《伤寒论》腹痛与腹中痛辨治[J]. 中医学报,2022,01:19 - 23.
[9] 张传龙,庞博. 桃花汤方证新辨与临床应用[J]. 环球中医药,2023,07:1412 - 1415.
[10] 刘宾. 麻黄附子甘草汤作用浅识[J]. 新中医,2019,07:57 - 60.
[11] 马民凯,韩福谦,陈娜,等. 基于胡希恕学术思想治疗外感发热探析[J]. 中国中医急症,2023,08: 1474 - 1478,1495.
[12] 韩陈香. 四逆散加味治疗功能性消化不良的临床疗效[J]. 内蒙古中医药,2023,09:21 - 22.
[13] 肖德发. 麻黄附子甘草汤治太少两感证的体会[J]. 江西中医药,1980(4):27 - 28.

第七章

厥 阴 病

乌梅丸治胃脘痛

学习目的

① 掌握乌梅丸病机、辩证要点。

② 掌握乌梅丸适应证。

③ 掌握乌梅丸的用法。

原 文

《伤寒论》

伤寒脉微而厥，至七八日肤冷，其人躁无暂安时者，此为脏厥，非蛔厥也。蛔厥者，其人当吐蛔。今病者静，而复时烦者，此为脏寒。蛔上入其膈，故烦，须臾复止，得食而呕又烦者，蛔闻食臭出，其人常自吐蛔。蛔厥者，乌梅丸主之，又主久利。（338）

《金匮要略》

蛔厥者，乌梅丸主之。（8）

乌梅丸方

乌梅三百枚，细辛六两，干姜十两，黄连十六两，当归四两，附子六两（炮），蜀椒四两，桂枝六两，人参六两，黄柏六两。

上十味，异捣筛，合治之，以苦酒渍乌梅一宿，去核，蒸之五斗米下，饭熟捣成泥，和药令相得，内臼中，与蜜杵二千下，丸如梧桐子大，先食饮服十丸，日三服，稍加至二十丸，禁生冷滑物臭食等。

医　案

章某,女,18 岁。2018 年 2 月 25 日初诊。

患者自述幼年起,每半个月左右发作一次胃脘疼痛,具体诱因不详。每次胃脘痛发时剧痛难忍,甚则昏厥不省人事,同时伴有先憎寒,后发热,且伴有口渴,气上冲胸,呕吐,追问呕吐物自诉未呕过蛔虫。

查体:四末清凉,目色青蓝,脉弦运缓,舌苔白润,舌根部有薄黄苔。脘腹胀痛不舒,有压痛。

辨证思路

(一) 四步辨证法

患者 18 岁,女,胃脘痛为痼疾,患者年幼时发病未能说清诱因,胃脘痛每月规律发作。发时剧痛难忍,甚则昏厥不省人事,同时伴有先憎寒,后发热,且伴有口渴,气上冲胸,呕吐;脘腹胀痛不舒,有压痛。现求助于中医门诊。

第一步:辨实证(阳证)、虚证(阴证)

患者口渴,气上冲胸,脉弦运缓,舌根有薄黄苔,此肝有热邪;呕吐,四末清凉,舌苔白润,脾胃虚寒。四肢为诸阳之本,邪气传入肝,木郁致脾胃之阳不能到达四肢,此为虚实错杂之证。

第二步:辨热证(阳证)、寒证(阴证)

患者先憎寒,后发热,四末清凉,舌苔白润,舌根部有薄黄苔,此是阴为热邪所截出现的上热下寒之证。

第三步:辨六经或脏腑辨证(三阳经为阳,三阴经为阴;腑为阳,脏为阴)

第一层:辨厥阴病。"厥阴之为病,消渴,气上撞心,心中疼热。"患者口渴,气上冲胸,胃中疼痛。厥阴病是邪正交争的阶段,就其生理来说,厥阴为三阴之尽,盖阴之初尽,即阳之初生,且与少阳为表里,禀风木而内寄相火,下连寒水,为乙癸同源,是其本;下接君火,成子母相应,是其标。可见,其本身就是一个阴阳寒热俱备的经脏,所以厥阴病也大多寒热错杂。

第二层:辨明表证有无。患者先憎寒,后发热,但是患者还有呕吐、腹痛、四末清凉等症状,故非半在里半在外,而是厥阴邪正相交的表现。

第三层:辨明里证有无。患者有脾胃虚寒、胃脘疼痛等里证。

第四步:辨兼夹病邪(病邪分阴阳)

患者除有厥阴病外,兼夹有呕吐、四末清凉、舌苔白润等脾胃虚寒病,因脾主四肢,脾虚不能为胃行其津液,四肢不得禀水谷气,阳气也不得温煦,故见四末清凉。

(二) 病机

厥阴寒热错杂之证。

(三) 治则治法

寒热并用。

(四) 处方

乌梅、当归、党参各 10 g，川椒 5 g，附片 8 g，杭白芍 7 g，干姜、黄连、黄柏各 3 g，桂枝 5 g，细辛 2 g。

2 剂后，胃痛明显减轻，二诊再带 6 剂返乡。两个半月后，其父来院索方，谓其女儿药后 2 个月，痛厥寒热诸症未发，近数日胃痛轻微发作，无寒热，再以此方化裁以巩固疗效。

(五) 方证解析

本条可分为三段理解。第一段从"伤寒脉微而厥"至"非蛔厥也"，论脏厥的脉症，并提出应与蛔厥相鉴别。脏厥与蛔厥，均可见脉微而四肢厥冷。但脏厥的厥冷程度严重，不仅四肢厥逆，而且周身肌肤皆冷，加之患者躁扰无片刻安宁之时，乃真阳衰败，脏气垂绝的表现，其病凶险，预后不良。此证与蛔厥的病机证治有别，故云："非蛔厥也。"脏厥证的治疗，当以扶阳抑阴为主，可选用四逆汤类方。第二段从"蛔厥者"至"乌梅丸主之"，论蛔厥的证治。蛔厥因蛔虫内扰所致，多有吐出蛔虫的病史，故曰："其人当吐蛔。"由于肠寒胃热，蛔虫避寒就温，不安于肠而上窜于胃，蛔虫上扰，故见心烦，甚则伴有剧烈腹痛和呕吐。若蛔虫内伏不扰，其心烦、腹痛、呕吐等症即可随之缓解或消失，故曰："须臾复止。"若患者进食，蛔虫因闻到食物气味，动而上窜，不仅心烦、腹痛、呕吐等症又作，且可因胃气上逆，蛔虫随之吐出。说明蛔厥证心烦、呕吐、腹痛等症状的发作或加重与进食有关。蛔虫内扰，气机逆乱，阴阳气不相顺接，故见四肢厥冷。可见蛔厥证时静时烦、时作时止，诸症发作或加重与进食有关，痛剧时虽手足厥冷，但周身肌肤不冷，且有吐蛔史等特征，与"肤冷，其人躁无暂安时"的脏厥自然有别。蛔厥证为上热下寒、蛔虫内扰所成，治当清上温下、安蛔止痛，方用乌梅丸。第三段为文末"又主久利"，补述乌梅丸不仅能治疗蛔厥，又可治疗寒热错杂、虚实互见的久利不止之证。

乌梅丸中重用乌梅，并用醋渍增益其酸性，为安蛔止痛之主药。附子、干姜、细辛、蜀椒、桂枝，取其辛以伏蛔，温以祛寒；黄连、黄柏，取其苦以驱蛔，寒以清热；人参、当归补气养血；米饭、蜂蜜和胃缓急。本方酸苦辛甘并投，寒温攻补兼用，以其酸以安蛔，以其苦以下蛔，以其辛以伏蛔，为清上温下、安蛔止痛之良方。因乌梅味酸入肝，兼具益阴柔肝、涩肠止泻的功效，故本方又可治寒热错杂、虚实互见之久利，实为厥阴病寒热错杂证之主方。原方为丸剂，现代多用汤剂，使用方便，加减灵活。

· 注意事项 ·

蛔厥证与少阴寒厥证均有四肢厥逆、呕吐、腹痛等症，二者的区别在于：蛔厥证的厥逆多见于剧痛之时，痛减或痛止时消失，腹痛拒按，时作时止，时静时烦，进食后随即发生呕吐与腹痛，证属上热下寒，治宜乌梅丸清上温下。少阴寒厥证手足厥逆，持续不减，腹痛喜温喜按，呕吐常与下利清谷、恶寒蜷卧、脉沉微等相伴见，证属阳衰阴盛，治宜四逆汤回阳救逆。

·现代应用·

根据现代医家对乌梅丸的研究,发现还可治疗以下疾病:①胆道蛔虫症,蛔虫性肠梗阻。②萎缩性胃炎,胃底贲门炎,脾曲综合征,十二指肠壅积症,胃次全切除后综合征。③痉挛性结肠炎,慢性非特异性溃疡性结肠炎,慢性痢疾,肠神经症。④顽固性呕吐,神经性呕吐,顽固性呃逆。⑤巅顶痛,神经性头痛,血管性头痛,高血压头痛,头顶刺痛,颅内压增高综合征,慢性三叉神经痛,中毒性脑病,乙脑后遗症。⑥癫痫,疮病,失眠,奔豚气,夜半寒栗症,寅时脑门凉症,眩晕。⑦慢性前列腺炎,睾丸痛,遗精,脱肛。⑧子宫脱垂,带下,崩漏,附件炎,妊娠呕吐。⑨眼球疼痛,慢性角膜炎,角膜溃疡。⑩荨麻疹,手掌心硬皮。

干姜黄芩黄连人参汤治呕吐

学习目的

① 掌握干姜黄芩黄连汤病机、辨证要点。
② 掌握干姜黄芩黄连汤适应证。
③ 熟悉干姜黄芩黄连汤的用法。

·原　文·

《伤寒论》

伤寒本自寒下,医复吐下之,寒格,更逆吐下,若食入口即吐,干姜黄芩黄连人参汤主之。(359)

干姜黄芩黄连人参汤方

干姜、黄芩、黄连、人参各三两。

上四味,以水六升,煮取二升,去滓,分温再服。

·医　案·

齐某,女,15岁。2006年6月22日初诊。

"反复呕吐两年,再发3日"就诊。患者消瘦体弱已近2年。其病始于减肥,素体较胖,自行节食后,纳食呆滞,消化不良,甚则厌食,恶闻食味,伴有食入即吐,某医院诊断为神经性厌食、呕吐、营养不良,经几处医院治疗,服用多种中西药物(具体不详),效果不佳。病证迁延,体质明显消瘦,故从东北来求医。因旅途劳累,体力消耗,以致虚脱,速到某医院急诊救治,次日稍有缓解前来求治。现症:形体消瘦虚衰,气短少言,厌纳食滞,胃中不适胀痛,食入即吐,腹中胀满时痛,大便干燥且少,虚烦易躁。

查体:发育尚可,重度营养不良,体瘦肉萎,体重仅 33 kg,精神倦怠,面色暗黄,干燥无泽,脉见弦细,舌淡苔薄,根部微黄。

· 辨证思路 ·

(一) 四步辨证法

本案患者自行节食减肥,致厌食、神经性呕吐。疾病后期,由于长期进食不足而出现极度消瘦、腹痛腹胀、便秘或腹泻、严重营养不良的躯体症状,以及精神抑郁等精神症状。现求助于中医诊疗。

第一步:辨实证(阳证)、虚证(阴证)

患者形体消瘦虚衰,气短少言,厌纳食滞,胃中不适胀痛,食入即吐,腹中胀满时痛,为虚证、阴证。

第二步:辨热证(阳证)、寒证(阴证)

患者精神倦怠,面色暗黄,干燥无泽,脉见弦细,舌淡苔薄,根部微黄,属上热下寒。

第三步:辨六经或脏腑(三阳经为阳,三阴经为阴;腑为阳,脏为阴)

第一层:辨厥阴病。患者本虚寒而复感外邪,自行减肥致使脾气更虚,上热则胃气上逆而呕吐或食入口即吐,下寒则脾气下陷而大便不利。故本病患者辨为厥阴病。

第二层:辨明表证或里证。本患者形体消瘦虚衰,气短少言,厌纳食滞,胃中不适胀痛,食入即吐,腹中胀满时痛,大便干燥且少,虚烦易躁,闭经 1 年。病位在中焦脾胃,病位不在表,而在里。

第四步:辨兼夹病邪(病邪分阴阳)

本案患者见虚劳、暴瘦、厌食呕吐、闭经等,中医辨证为饮食失常,脾胃乃伤,土虚木乘,兼夹病邪肝郁积热。

(二) 病机

本案患者自行节食减肥,致厌食、神经性呕吐。疾病后期,由于长期进食不足而出现极度消瘦、腹痛腹胀、便秘或腹泻、严重营养不良的躯体症状,以及精神抑郁等精神症状。女性患者几乎全部会发生继发性闭经。本案患者见虚劳、暴瘦、厌食呕吐、闭经等,中医辨证为饮食失常,脾胃乃伤,土虚木乘,肝郁积热,纳运失职,气血亏虚,脏腑失养,而治宜先止呕扶土,继之抑木。故先取干姜黄芩黄连人参汤加味治之。《伤寒论》中,本方用于治疗"寒格,更逆吐下,若食入口即吐"等,其方义如《注解伤寒论》所言:"食入口即吐,谓之寒格;更复吐下,则重虚而死,是更逆吐下。与干姜黄芩黄连人参汤以通寒格。辛以散之,甘以缓之,干姜、人参之甘辛以补正气;苦以泄之,黄连、黄芩之苦以通寒格。"投黄芩黄连人参汤健脾补虚,寒热并用,加陈皮、竹茹和胃降逆止呕;枳壳、紫苏梗理气宽胸;甘草、炒麦芽补气健脾,以助消化,当归、龙眼肉补血养血。服药同时进行合理的饮食调养及心理疏导。患者治疗1月余,腹胀消除,腹痛已止,纳谷转佳,病去大半,唯月经未至。调整治法,治以解郁和胃,养血调经,缓治收功。2个月后,患者体重从33kg升至40kg,月经来潮,并已复学。

(三) 治则治法

苦寒泄降,辛温通阳。

(四) 处方

党参15g,干姜5g,黄芩10g,黄连6g,西洋参3g,陈皮10g,竹茹10g,炙甘草3g,炒麦芽15g,炒枳壳8g,紫苏梗10g。7剂,每日1剂,水煎温服,多次频服。若有呕吐,吐后再次缓饮,米汤调理。

二诊:2006年6月29日。患者进药5剂后,呕吐停止,腹胀痛有减,食纳稍佳,大便已通,舌淡苔薄,脉弦细,病势顺转,守前法进退。上方去黄连、紫苏梗,加柴胡、法半夏、砂仁、龙眼肉、当归。7剂,水煎温服,每日1剂。嘱其调理饮食。

三诊:2006年7月6日。患者脘腹胀满消除,腹痛已止,纳谷已馨,体重增加3kg(初诊时33kg,已升至36kg),睡卧安稳,二便如常,唯月经未潮,舌淡,苔薄白,脉弦略细。大病已去,治宜解郁和胃,养血调经,缓治收功。处方:柴胡10g,党参15g,黄芩10g,法半夏10g,炒枳壳10g,当归15g,龙眼肉12g,炙鳖甲15g,炙甘草6g,炒白术10g,桑椹12g,炒神曲15g。14剂,水煎温服。药后体质恢复,食纳正常,情绪好转,睡卧正常,月经未至,舌淡苔薄,脉弦略细。前法进退,以养血调经为治,前方去黄芩、炒枳壳、龙眼肉,加川芎、赤芍、白芍、生地黄、熟地黄、香附。14剂,水煎温服。

2个月后追访,患者体重已增加至40kg,已经复学,月经正常来潮。

(五) 方证解析

"本自寒下",是其人素有脾气虚寒下利。"伤寒",指复感外邪。本虚寒下利而复感外邪,医者不解虚实,误用吐下,致使脾气更虚,下利更甚,且外邪内陷,入里化热,邪热被下寒格拒,形成寒格于下,拒热于上的"寒格"。上热则胃气上逆而呕吐或食入口即吐,下寒则脾气下陷而下利。治用干姜黄芩黄连人参汤,清上温下,辛开苦降。寒热相格得除,则呕利自止。一般来说,食入即吐,属于胃热;朝食暮吐或暮食朝吐,属于胃寒。本条之"食入口即吐"乃胃热气逆之证,也是辨别本证上热的主要依据。

干姜黄芩黄连人参汤的药物组成同方名。方中黄芩、黄连苦寒清泄胃热,干姜辛温散寒开格,人参甘温补中益气。上热清则呕吐止,下寒除则下利止,中气复则升降有序而寒热相格之势得解。诸药合用,清上温下,调和脾胃,为仲景治疗寒热错杂,虚实互见呕吐、下利之基础方,论中治疗脾胃不和,寒热错杂痞证的三泻心汤均含有这一用药法则。

> **注意事项**

本证与黄连汤证皆属上热下寒证。两者的区别是:黄连汤证胃热尚轻,脾虚较重,寒多热少,以下寒为主,故见腹中痛,欲呕吐。方中只用一味黄连清上热,加用桂枝、炙甘草、大枣以温阳扶脾。本证胃热较甚,脾虚较轻,热多寒少,以上热为主,故以食入口即吐为主。方中黄连、黄芩并用,以清降胃热,散寒只用干姜,补虚单用人参。

· 现代应用 ·

现代临床主要将干姜黄芩黄连人参汤应用于消化性溃疡、急慢性肠炎、痢疾等病证属虚中夹实,寒热夹杂之证。亦有用于治疗尿毒症性胃炎、肾炎、慢性痢疾、小儿秋季腹泻等,辨证属于上热下寒者。

麻黄升麻汤治药物致粒细胞缺乏

学习目的

① 掌握麻黄升麻汤病机、辨证要点。

② 掌握麻黄升麻汤适应证。

③ 熟悉麻黄升麻汤的用法。

· 原 文 ·

《伤寒论》

伤寒六七日,大下后,寸脉沉而迟,手足厥逆,下部脉不至,咽喉不利,唾脓血,泄利不止者,为难治,麻黄升麻汤主之。(357)

麻黄升麻汤方

麻黄二两半(去节),升麻一两一分,当归一两一分,知母十八铢,黄芩十八铢,葳蕤十八铢,芍药六铢,天门冬六铢(去心),桂枝六铢(去皮),茯苓六铢,甘草六铢(炙),石膏六铢(碎,绵裹),白术六铢,干姜六铢。

上十四味,以水一斗,先煮麻黄一两沸,去上沫,内诸药,煮取三升,去滓,分温三服,相去如炊三斗米顷,令尽,汗出愈。

· 医 案 ·

龙某,男,64岁。2017年2月5日初诊。

患者 2010 年始患甲状腺功能亢进症(甲亢),发病时服用甲巯咪唑片,后服药期间行拔牙手术,其间感染致败血症,甲亢药物中断,败血症治愈后继续服用甲巯咪唑片,结果出现粒细胞缺乏、肝功能异常、皮疹等严重不良反应。曾至多家医院就诊,严重时曾住进ICU 层流病房。相关医院予升白细胞、免疫抑制等治疗后好转,外院医生均认为患者无法继续使用抗甲亢药,但患者停服抗甲亢药后甲状腺功能指标全面反弹,并出现全身疲乏、肌肉酸痛、皮肤瘙痒等不适。为求进一步系统治疗前来就诊。

症见:全身乏力,肌肉酸痛,下肢尤甚,上下楼梯时双腿颤抖,下肢畏寒,动则汗出,皮肤瘙痒,双手可见散在红色丘疹,凉水冷敷瘙痒可缓解,腰酸,咽喉嘶哑,纳可,眠差,难入睡,腹泻棕黄色水样便,每日 5～6 次,泻后无腹痛及其他不适,小便偏黄,夜尿 1 次。

查体:舌淡红,有瘀斑,苔白,脉沉。

实验室检查:血常规提示白细胞 $1.23 \times 10^9 / L$。

· 辨证思路 ·

(一) 四步辨证法

患者拔牙后出现败血症,败血症治疗上使用了大量的抗生素,抑制了患者本身的正气,加上高龄体质差,既往有甲亢,加上邪毒比较盛。患者有皮肤瘙痒,整个病势是向上向外从病机、病位和病性综合分析如下。

第一步:辨实证(阳证)、虚证(阴证)

患者全身乏力,肌肉酸痛,动则汗出,皮肤瘙痒,腰酸,咽喉嘶哑,纳可,眠差,难入睡,腹泻棕黄色水样便,苔白,脉沉。辨为虚证、阴证。

第二步:辨热证(阳证)、寒证(阴证)

患者身上,既可以看到咽喉嘶哑,心烦眠差,双手皮肤瘙痒、冷敷可缓解,小便偏黄等热象,又有下肢畏寒、腹泻、腰酸等寒象,这两种证候集合在一起,就是典型的寒热错杂证。

第三步:辨六经或脏腑(三阳经为阳,三阴经为阴;腑为阳,脏为阴)

热象多出现在上部,如咽喉、肺卫、上肢、心神,寒象多出现在下部,如腰部、下肢、下焦等,综合起来患者是典型的上热下寒证。此患者考虑厥阴病麻黄升麻汤证,属肺热脾寒。

第四步:辨兼夹病邪(病邪分阴阳)

患者寒热错杂,虚实夹杂,特别注意虚中夹实,本患者高龄正气亏虚,具体表现的夹杂之邪有实有热。

(二) 病机

患者一方面有咽喉嘶哑,心烦眠差,双手皮肤瘙痒、冷敷可缓解,小便偏黄等热象,另一方面又有下肢畏寒、腹泻、腰酸等寒象,两种证候同现,是典型的寒热错杂证。热象多出现在上部,如咽喉、肺卫、上肢、心神,寒象多出现在下部,如腰部、下肢、下焦等,综合起来患者是典型的上热下寒证。对于上热下寒证,在《伤寒论》中有一条很特别的治疗方就是麻黄升麻汤。麻黄升麻汤的热在肺和胃,且有白虎汤的意思,以石膏和知母,除肺胃之热,此外还有苓桂术甘汤加干姜之意,除脾之寒。麻黄升麻汤中麻黄、升麻,这两味药值得重点说明,这个药对具有升阳举陷、引邪达表之功。《伤寒论》:"伤寒六七日,大下后,寸脉沉而迟,手足厥逆,下部脉不至,喉咽不利,唾脓血,泄利不止者,为难治,麻黄升麻汤主之。"伤寒太阳病用下法肯定是错误的,因为逆其病势就引邪内陷,寸脉主太阳,太阳病寸脉应该浮的,寸脉沉迟就是邪气内陷的表现。咽喉不利,唾脓血就是阴虚阳郁化热,内热伤及血分。此外,还有下焦有寒,泄利不止,实际上属于上热下寒,正虚邪实。所以攻也很难,补也很难,因而仲景就在原文说"难治"。总之,麻黄升麻汤就是肺胃有热,然后脾又有寒。本案患者拔牙后出现败血症,败血症治疗上又使用了大量的抗生素,抑制了患者本身的正气,加上本身这位患者高龄体质差,既往有甲亢,加上邪毒比较盛,患者有皮肤瘙痒,这也是邪在太阳的佐证,整个病势是向上向外,故从病机、病位和病性来考虑,予麻黄升麻汤。

(三) 治则治法

发越郁阳,清肺温脾。

(四) 处方

麻黄6g,升麻15g,生石膏30g(先煎),当归15g,干姜10g,白芍10g,淫羊藿30g,砂仁6g,玉竹15g,天冬15g,天花粉15g,茯苓30g,白术15g,黄芩10g,炙甘草6g。7剂,水煎服。

二诊:患者诉服用上方后下肢较前有力,精神较前好转,脚冰凉感同前,已无腹泻,大便仍多且偏烂,每日4~5次,怕热汗出,咽喉肿痛,右胁下偶感进食后疼痛,纳眠可,小便偏黄,舌红,苔黄腻,有瘀斑,左脉芤,右脉弦。二诊方药如下:柴胡10g,黄芩10g,天花粉15g,桂枝6g,干姜10g,当归10g,怀牛膝30g,肉桂6g,赤芍15g,通草10g,生牡蛎20g(先煎),沙参15g,麦冬20g,龟甲20g(先煎),威灵仙10g,鹿角霜10g。7剂,水煎服。

三诊:患者诉双脚冰凉感较前改善,下肢较前有力,少许乏力,汗出仍明显,无明显畏寒发热,无口干口苦,胃纳可,睡眠正常,大便溏,小便偏黄,舌淡嫩,苔薄白,舌根有腻苔,边有瘀斑,脉弦长。复查甲状腺功能指标较前下降,白细胞较前上升,嘱患者开始加用小剂量抗甲亢药,观察不良反应,隔周复查甲功、血常规、肝功等。方药如下:桂枝10g,黄芪45g,熟附片10g(先煎),红参10g,白芍10g,生姜10g,煅龙骨30g(先煎),牛膝10g,干姜10g,龟甲20g(先煎),煅牡蛎20g,砂仁6g,甘草6g,大枣10g,淫羊藿15g,鹿角霜10g。7剂,水煎服。

现患者仍继续随诊,甲巯咪唑已经调至正常剂量,白细胞、中性粒细胞已恢复正常,甲亢指标较前好转,体重增加10kg左右,未见明显不良反应。

(五) 方证解析

伤寒六七日,言病程稍长,但表邪未解,仍当先解其表。若表邪未解而误用苦寒攻下,病不得愈,反使表邪内陷,阳气郁遏,伤阴损阳而发生一系列变证。邪陷于里,阳郁不伸,则寸脉沉而迟,手足逆冷。阳气受损,寒盛于下,则下部脉不至。热盛于上,灼伤津液,则喉咽不利,灼伤肺络,则吐脓血。脾虚寒盛,清阳下陷,则泄利不止。证属阳郁不伸,寒热错杂,虚实互见。若单治其寒则助其热,单治其热又增其寒,欲补其虚必实其实,欲泻其实则虚其虚,故曰"难治"。本证的关键在于阳郁不伸,故治以麻黄升麻汤发越郁阳,兼清上温下,滋阴和阳。

麻黄升麻汤中重用麻黄、升麻发越郁阳为君,使郁阳得伸,邪能外达。知母、黄芩、石膏、葳蕤、天冬滋阴清热,以除上热。桂枝、白术、干姜、茯苓、甘草温阳健脾,以除下寒。当归、芍药养血和阴。诸药相合,集温、清、补、散于一体,共奏发越郁阳、清上温下、滋阴和阳之功。本方药味虽多,但重点突出,用量悬殊,而主次分明,配合严谨有序,可谓有制之师。方以发越内陷之邪,升散内郁之阳为主,药后可使汗出邪去,阳气得伸而病解,故方后注云"汗出愈"。"相去如炊三斗米顷令尽",是指药物要在短时间内服完,意在使药力集中,作用持续,以达祛除病邪的目的。

注意事项

本方本证与乌梅丸证、干姜黄芩黄连人参汤证虽均为上热下寒证,但本证以邪陷阳郁为主,上热是肺热,下寒是脾寒;乌梅丸证的上热是肝胃有热,下寒是脾肠有寒;干姜黄芩黄连人参汤证的上热是胃热,下寒是脾寒,而且后两者都没有阳气内郁的病机。

现代应用

麻黄升麻汤方多适用于肺系及肠胃病证。如肺结核、自发性气胸、结核性胸膜炎、慢性喘息性支气管炎、老年性口腔炎、无菌性肠炎、慢性非特异性溃疡性结肠炎、自主神经功能紊乱、结核性腹膜炎以及银屑病等,辨证属于阳气内郁、寒热错杂者。

当归四逆汤治四肢冷痛

学习目的

① 掌握当归四逆汤病机、辨证要点。
② 掌握当归四逆汤适应证。
③ 熟悉当归四逆汤的用法。

原　文

《伤寒论》

手足厥逆,脉细欲绝者,当归四逆汤主之。(351)

当归四逆汤方

当归三两，桂枝三两（去皮），芍药三两，细辛三两，甘草二两（炙），通草二两，大枣二十五枚（擘，一法十二枚）。

上七味，以水八升，煮取三升，去滓，温服一升，日三服。

· 医 案 ·

沙某，女，34岁。2018年4月13日初诊。

"反复四肢冰凉10余年，加重伴冷痛5日"。患者反复四肢肘膝关节以下冰凉10余年，需热水浸泡才能变暖，全身偏怕冷，患者长期生活在爱沙尼亚冬季寒冷多雪，冬季平均气温7℃，夏季平均气温16℃，近5日病情反复并伴四肢冷痛，受此症困扰，心情不佳。为寻求帮助，遂就诊于我处。刻下症：反复四肢肘膝关节以下冰凉伴冷痛，常夜晚睡觉前需热水浸泡才能变暖，全身偏怕冷，心情差，自述不欲活。汗少，大便1日1次，成形，夜尿0次。

查体：体形中等略瘦，面色偏白，舌有液线，舌暗红，苔薄白，脉弦细。

· 辨证思路 ·

（一）四步辨证法

本案患者反复四肢冰凉10余年，常夜晚睡觉前需热水浸泡才能变暖，脉弦细，苔薄白，辨证为当归四逆汤证。

第一步：辨实证（阳证）、虚证（阴证）

患者反复四肢肘膝关节以下冰凉，体形中等略瘦，面色偏白，舌有液线，舌暗红，苔薄白，脉弦细，辨为虚证、阴证。

第二步：辨热证（阳证）、寒证（阴证）

患者反复四肢肘膝关节以下冰凉10余年，需热水浸泡才能变暖，全身偏怕冷，体形中等略瘦，面色偏白，舌有液线，舌暗红，苔薄白，脉弦细，辨为寒证、阴证。

第三步：辨六经或脏腑（三阳经为阳，三阴经为阴；腑为阳，脏为阴）

第一层：辨厥阴病。患者"手足厥寒，脉细欲绝者，当归四逆汤主之"，方证对应，故辨为厥阴病。

第二层：辨明表证或里证。本患者主诉反复四肢冰凉10余年。常夜晚睡觉前需热水浸泡才能变暖，全身偏怕冷，舌暗红，苔薄白，脉弦细，病位不在表，为里证。

第四步：辨兼夹病邪（病邪分阴阳）

患者体形中等略瘦，面色偏白，舌有液线，舌暗红，苔薄白，脉弦细，兼夹邪气为瘀血。

（二）病机

《伤寒论·辨厥阴病脉证并治第十二》说："手足厥寒，脉细欲绝者，当归四逆汤主之。"

笔者临床体会到当归四逆汤的方证是手足发凉(膝关节、肘关节以下发凉),舌淡,脉细或沉细。本案患者反复四肢冰凉 10 余年,常夜晚睡觉前需热水浸泡才能变暖,脉弦细,苔薄白,符合当归四逆汤的方证,主症:手足厥寒,脉细欲绝。或见四肢关节疼痛,身痛腰痛,或见月经愆期,量少色暗,痛经等。核心病机为血虚寒凝,血脉不畅。治法为养血通脉,温经散寒。故辨证为当归四逆汤方证。本案患者手足厥寒,脉弦细,舌暗红,苔薄白,为血虚寒凝经脉,气血运行不畅,四末失于温养所致。予当归四逆汤治之,方中当归补肝养血以行血,芍药益营养血,桂枝、细辛温经散寒以通阳,通草通行血脉,炙甘草调和诸药,配大枣以补中益气养血。

(三) 治则治法

养血通脉,温经散寒。

(四) 处方

当归 15 g,炒白芍 15 g,桂枝 15 g,细辛 10 g,生甘草 10 g,通草 10 g,大枣 25 g,茯苓 15 g,丹皮 15 g,桃仁 15 g。4 剂,水煎服,每日 1 剂,分 3 次,早、中、晚饭后半小时温服。

此方加减服用 2 个月后,患者自觉症状明显好转,以往晚上睡觉时四肢用热水浸泡才能暖和,现在晚上睡觉 5～10 分钟就可自行变暖。

(五) 方证解析

手足厥寒,当察气血阴阳,辨其寒热虚实。四肢逆冷,脉微欲绝,属少阴阳衰、阴寒内盛之寒厥证。今手足厥寒,而不言四肢逆冷,说明其厥逆的范围仅在手足而未过肘膝,其程度是虽寒而不至于冷,即本证厥逆的程度较寒厥证的四肢逆冷为轻。脉细欲绝与脉微欲绝有别,细主血虚,微主阳虚。本证手足厥寒与脉细欲绝并见,是血虚感寒,寒凝经脉,气血运行不畅,四末失于温养所致,故治以当归四逆汤养血通脉,温经散寒。从临床可见,由于血虚寒凝部位的不同,患者可出现不同的临床表现。若寒凝经脉,留着关节,则见四肢关节疼痛,或身痛腰痛,或指尖、趾尖青紫;若寒凝胞宫,则见月经愆期,经期腹痛,经血量少色暗;若寒凝腹中,则见脘腹冷痛。这些都是当归四逆汤证常见的临床表现。

当归四逆汤即桂枝汤去生姜,倍用大枣,加当归、细辛、通草而成。方中当归补肝养血以行血,配以芍药益营养血,桂枝、细辛温经散寒以通阳,通草入血分而通行血脉,炙甘草、大枣补中益气以生血。诸药合用,养血通脉,温经散寒,是临床治疗血虚寒凝证的首选方剂。

· 注意事项 ·

本证当与通脉四逆汤证相鉴别。通脉四逆汤证为少阴阳衰阴盛,虚阳外越致厥,故见脉微欲绝,且伴有下利清谷,身反不恶寒或发热等真寒假热证。本证属厥阴肝血不足,或复感外寒,寒凝经脉致厥,故见脉细欲绝,并可伴见头晕、面色苍白、肢节及少腹冷痛等血虚寒凝的表现。

现代应用

现代临床将当归四逆汤广泛应用于内、外、妇、皮肤、骨伤科等疾病,包括血栓闭塞性脉管炎、雷诺病、坐骨神经痛、肩关节周围炎、颈椎病、腰椎间盘突出、骨折后期肢端肿胀、冠心病、风湿性心脏病、心肌梗死、偏头痛、风湿性关节炎、小儿麻痹症、血管神经性水肿、末梢神经炎、前列腺肥大、痛经、闭经及多形性红斑、硬皮病、冻疮、皮肤皲裂等,辨证属于寒凝肝脉、血虚肝寒者。

茯苓甘草汤治水肿

学习目的

① 掌握茯苓甘草汤病机、辨证要点。
② 掌握茯苓甘草汤适应证。
③ 熟悉茯苓甘草汤的用法。

原　文

《伤寒论》

① 伤寒,汗出而渴者,五苓散主之。不渴者,茯苓甘草汤主之。(73)

② 伤寒厥而心下悸,宜先治水,当服茯苓甘草汤,却治其厥。不尔,水渍入胃,必作利也。(356)

茯苓甘草汤方

茯苓二两,桂枝二两(去皮),甘草一两(炙),生姜三两(切)。

上四味,以水四升,煮取二升,去滓,分温三服。

医　案

孙某,女,50岁。2022年4月6日初诊。

"双下肢水肿1个月"就诊。1个月前患者无明显诱因出现下肢凹陷性水肿,并逐渐加重,伴心悸,胸闷气短,至西医医院求治,诊为心功能不全、风湿性心脏病,服西药治疗(具体不详),病情无明显好转,遂求治于中医。刻下症:手足厥冷,下肢浮肿,按之凹陷,小便短少,面色虚浮,心悸不适,胸闷气短,动则尤甚,时有头晕腹胀,食纳不佳,大便尚可。患者既往有风心病病史 20 余年,否认有药物过敏史。

查体:双下肢水肿,舌边有痕,苔薄白。

· 辨证思路 ·

(一) 四步辨证法

本案患者患风湿性心脏病 20 余年,病情反复,耗伤正气,脾肾衰惫,水饮内停,阻遏中焦,使阳气不能达于四末而成水逆证。当急治其标,先温阳化饮利水。

第一步:辨实证(阳证)、虚证(阴证)

患者 50 岁,手足厥冷,下肢浮肿,按之凹陷,心悸不适,胸闷气短,动则尤甚,时有头晕腹胀,苔薄白,辨为虚证、阴证。

第二步:辨热证(阳证)、寒证(阴证)

患者手足厥冷,下肢浮肿,按之凹陷,小便短少,面色虚浮,心悸不适,胸闷气短,动则尤甚,舌边有痕,苔薄白,辨为寒证、阴证。

第三步:辨六经或脏腑(三阳经为阳,三阴经为阴;腑为阳,脏为阴)

第一层:"伤寒,厥而心下悸,宜先治水,当服茯苓甘草汤"合参,辨为茯苓甘草汤证。此属于太阳病过程中,发汗不当或饮水过多,损伤胃中阳气,致使水饮不化,停蓄为患,证属胃阳虚,水停中焦。治宜温中化饮,通阳利水,方用茯苓甘草汤。

第二层:辨明表证有无。本患者面色虚浮,心悸不适,胸闷气短,动则尤甚,时有头晕腹胀,食纳不佳,大便尚可,舌边有痕,苔薄白,为里证,无表证。

第三层:辨里证有无。患者手足厥冷,下肢浮肿,按之凹陷,小便短少,面色虚浮,心悸不适,胸闷气短,动则尤甚,时有头晕腹胀,食纳不佳,大便尚可,舌边有痕,苔薄白,辨为里证。

第四步:辨兼夹病邪(病邪分阴阳)

患者下肢浮肿,按之凹陷,小便短少,面色虚浮,心悸不适,胸闷气短,动则尤甚,兼夹之邪为水饮。

(二) 病机

水厥是指水气内停,阻遏胃阳不能达于四末所致的四肢厥逆。本案患者患风湿性心脏病 20 余年,病情反复,耗伤正气,脾肾衰惫,水饮内停,阻遏中焦,使阳气不能达于四末而成水逆证。心悸、胸闷不适,为水邪停于心下,火畏水,故心惕惕然动也。更见下肢水肿、小便量少,为肾气亏耗,影响膀胱气化。本案虽见膀胱气化不利,但是无烦渴之症,并见厥逆心悸之象,可知水邪在中焦而非在下焦。当急治其标,先温阳化饮利水,用茯苓甘草汤加味治之,厥为邪之深者,犹先治水。本方重用茯苓,甘淡渗水,佐泽泻、猪苓以增强利水之功。党参、甘草补气助脾肺以使水津四布。患者服药 7 剂后诸症皆减,饮去则悸轻、肿减,可知本案主要病机在于水邪停于中焦。后期以调理心脾肾为重,患者厥回肿消而愈。

（三）治则治法

温中化饮。

（四）处方

茯苓 30 g，猪苓 15 g，生姜 24 g，桂枝 10 g，炙甘草 6 g，党参 18 g。7 剂，每日 1 剂，水煎服。

患者服药 7 剂后来诊，诉浮肿、心悸皆减，手足厥冷减轻。守方调理心脾肾，宗养心健脾补肾法。患者服药月余，厥回肿消而愈。

（五）方证解析

73 条以对比鉴别的方法，论述水蓄下焦与水停中焦之不同。前半段"伤寒汗出而渴者，五苓散主之"，乃承 71、72 条论述汗后太阳之气被伤，膀胱气化不利，水蓄下焦，津液不布，故必见口渴、小便不利等症，治以五苓散。后半段"不渴者，茯苓甘草汤主之"，则论述汗后胃阳被伤，胃失腐熟之权，以致水停中焦之证，因其无关于下焦气化，故口不渴而小便自利，治应以茯苓甘草汤温胃化饮。

127 条指出，在外感病过程中，若患者饮水过多，可发生水停之证，然有水停中焦与水停下焦之不同。如果膀胱气化功能尚好，小便通利，而脾胃运化功能较差，则饮水过多，每易导致中焦停水，症见心下悸动不安等，当以茯苓甘草汤主治。如果膀胱气化功能低下，小便少而复被水伤，易致下焦蓄水，症见少腹胀满而有急迫感，所谓"必苦里急"也，当以五苓散主治。73 条对茯苓甘草汤证叙述过简，当与 127 条及 356 条"伤寒，厥而心下悸，宜先治水，当服茯苓甘草汤"合参，可知此证当有四肢不温，"心下悸"等症。另据临证观察，若点按患者的上腹部，可听到"振水音"者，对本证有特殊的诊断意义。茯苓甘草汤证属于太阳病过程中，发汗不当或饮水过多，损伤胃中阳气，致使水饮不化，停蓄为患，证属胃阳虚，水停中焦。治宜温中化饮，通阳利水，方用茯苓甘草汤。

茯苓甘草汤由茯苓、桂枝、甘草、生姜四味药组成。方中茯苓淡渗以利水，桂枝通阳化气，生姜温散胃中水饮，炙甘草和中以补虚，四药合用温阳以行水。

· 注意事项 ·

五苓散证与茯苓甘草汤证均为水饮内停之证，而病位有中、下之别。综合 73、127 条文内容，水停中焦与水蓄下焦之辨别要点可归纳为以下三个方面：一为口渴与不渴，渴为水停下焦，不渴为水停中焦；二为小便利与不利，小便利为水停中焦，小便量少或不利者为水停下焦；三为疾病部位，症在心下为水停中焦，症在小腹为水停下焦。水停下焦为表邪循经入腑，膀胱气化失职所致，治宜通阳化气利水，方用五苓散；水停中焦为汗后胃阳受伤所致，治宜温胃散饮水，化气蠲饮，方用茯苓甘草汤。

· 现代应用 ·

现代临床主要将茯苓甘草汤用于治疗急性胃肠炎、充血性心力衰竭、心律失常、肺心病、产后尿潴留等疾病，以心下悸、口不渴、手足不温等为辨证要点。

白头翁汤证治肠道感染

① 掌握白头翁汤病机、辨证要点。

② 掌握白头翁汤适应证。

③ 熟悉白头翁汤的用法。

·原　文·

《伤寒论》

① 热利下重者,白头翁汤主之。(371)

② 下利,欲饮水者,以有热故也,白头翁汤主之。(373)

白头翁汤方

白头翁二两,黄柏三两,黄连三两,秦皮三两。

上四味,以水七升,煮取二升,去滓,温服一升。不愈,更服一升。

·病　案·

王某,男,36 岁。2022 年 7 月 8 日初诊。

"下利 2 日"。初起腹泻数次,肠鸣腹痛,进而里急后重,肛门灼热,便中有脓血,日行数十次,身热口渴能饮,小便短赤。因患者对抗生素过敏,故寻求中医治疗。

查体:脉滑数有力,舌苔厚腻,根部淡黄,体温 38℃,心肺正常,腹软。

实验室检查:大便常规提示,肉眼脓血便,镜下大量红细胞、白细胞。

·辨证思路·

(一)四步辨证法

第一步:辨实证(阳证)、虚证(阴证)

患者肠鸣腹痛,进而里急后重,肛门灼热,便中有脓血,日行数十次,身热口渴能饮,小便短赤,辨为实证、阳证。

第二步:辨热证(阳证)、寒证(阴证)

患者肠鸣腹痛,进而里急后重,肛门灼热,身热口渴能饮,小便短赤,辨为热证、阳证。

第三步:辨六经或脏腑(三阳经为阳,三阴经为阴;腑为阳,脏为阴)

第一层:辨厥阴病。本案患者下利、里急后重、肛门灼热、便中有脓血、身热口渴能饮、小便短赤、脉滑数有力,与白头翁汤证之"热利下重""下利欲饮水"相符,故本病患者辨为厥阴病。

第二层:辨明表证或里证。本患者肠鸣腹痛,进而里急后重,肛门灼热,便中有脓血,日行数十次,身热口渴能饮,小便短赤,脉滑数有力,舌苔厚腻,根部淡黄。病位在里不在表。病位在胃肠,为厥阴里证。

第四步:辨兼夹病邪(病邪分阴阳)

厥热胜负,阳胜则热,兼有肠热之象。

(二)病机

时值夏令,暑湿热毒侵袭肠胃,湿热蕴郁,下注大肠,损及气血,传导失常,故成痢疾。治以清热利湿,解毒止利。本案患者下利、里急后重、肛门灼热、便中有脓血、身热口渴能饮、小便短赤、脉滑数有力,与白头翁汤证之"热利下重""下利欲饮水"相符,故取用之。患者身热、口渴能饮、小便短赤、脉滑数有力、舌苔厚腻,说明暑湿热毒炽盛,故方中加葛根、黄芩、金银花清热解毒;肠鸣腹痛,故又加木香、槟榔、白芍以行气下气,缓急止痛;因气病及血,热毒已经影响血分,故酌加赤芍助白头翁清肝凉血。

(三)治则治法

清热利湿,解毒止利。

(四)处方

白头翁 12g,黄连 10g,黄柏 12g,秦皮 12g,葛根 18g,黄芩 10g,槟榔片 6g,木香 3g,赤芍 10g,白芍 10g,金银花 15g,生甘草 3g。水煎温服。患者共进 6 剂,热退利止,便常规正常。

(五)方证解析

下利有寒热之分。"热利下重"四字,言简意赅,明确概括了白头翁汤证下利的病性和特点。"热",指出了本证病性为热,自当有发热、渴欲饮水、舌红、苔黄腻等热象;"利",说明了病证,《伤寒论》所言下利,既指泄泻,又指痢疾,此处当指热性痢疾;"下重",即里急后重,表现为腹痛急迫欲下,而肛门重坠大便难出。此为本证的临床特征。究其原因,当为厥阴肝经湿热,下迫大肠,气滞壅塞,秽浊郁滞,欲下不得所致。由于湿热邪毒郁遏不解,损伤肠道络脉,化腐成脓,故便中常夹有红白黏液或脓血。治宜白头翁汤清热燥湿,凉肝解毒。

热利是指热性痢疾而言,《黄帝内经》谓之"肠澼"。厥阴下利有寒热之分。厥阴热利,是由于肝经湿热内蕴,气机不畅,肠间阴络受伤而致,其病机为肝经湿热,郁于下焦,阴络受伤。因为肝热下迫大肠,而下焦血分受伤,秽气郁滞于魄门,故见下利而里急后重。下重为湿热利的关键证候,便脓血更是一个特征证候。因为厥阴肝主藏血,热迫血分,灼伤阴络腐化为脓,故下重而便脓血。因热必伤津,津伤而口渴欲饮水故为常见症状。此外,常伴有腹痛、发热、舌红苔黄腻等表现。

白头翁汤药用四味，白头翁味苦性寒，善清肠热，疏肝凉血，是治疗热毒赤痢之要药。秦皮苦寒偏涩，清肝胆及大肠湿热，主热利下重，与白头翁配伍，清热解毒，凉肝止利，为治疗厥阴热利的主药。黄连、黄柏苦寒而味厚重，清热燥湿，坚阴厚肠。四药均是苦寒，寒能胜热，苦能燥湿，相伍为用，共奏清热燥湿、凉血止利之功，为临床治疗热利下重的常用方剂。

注意事项

白头翁汤证与少阴病桃花汤证，均可见下利便脓血，但病机有寒热之别，虚实之异。桃花汤证为脾肾阳虚，滑脱不禁所致，故其下利滑脱失禁，脓血颜色晦暗，无里急后重，且无臭秽之气，常伴有腹痛绵绵、喜温喜按、口不渴、舌淡苔白等症，治宜温中祛寒，涩肠止利。白头翁汤证属肝经湿热，下迫大肠，其下利里急后重，肛门灼热，脓血颜色鲜红，大便臭秽，常伴见腹中绞痛、口渴喜冷饮、舌红苔黄等症，治宜清热燥湿，凉肝解毒。

现代应用

现代临床主要将白头翁汤应用于细菌性痢疾、阿米巴痢疾、急性胃炎、肠炎、慢性结肠炎等胃肠道疾病。取本方清热燥湿之功，还可用以治疗泌尿系感染、盆腔炎、阴道炎、崩漏、阴痒、黄水疮、直肠癌等疾病。取本方凉肝解毒之功，还可用于急性结膜炎、病毒性结膜炎等眼科疾患。

吴茱萸汤治头痛

学习目的

① 掌握吴茱萸汤病机、辨证要点。
② 掌握吴茱萸汤适应证。
③ 熟悉吴茱萸汤的用法。

原 文

《伤寒论》

① 食谷欲呕，属阳明也，吴茱萸汤主之。得汤反剧者，属上焦也。（243）
② 少阴病，吐利，手足厥冷，烦躁欲死者，吴茱萸汤主之。（309）
③ 干呕，吐涎沫，头痛者，吴茱萸汤主之。（378）

《金匮要略》

呕而胸满者,茱萸汤主之。(8)

吴茱萸汤方

吴茱萸一升(汤洗七遍),人参三两,生姜六两(切),大枣十二枚(擘)。

上四味,以水七升,煮取二升,去滓,温服七合,日三服。

病　案

张某,女,47岁,会计。1977年7月23日初诊。

"头顶疼痛10余年,加重5日"。患者巅顶痛已13年,时好时犯,屡治不效。病因为夏夜于室外乘凉,感受风寒,头剧痛,巅顶尤甚。患者就诊于西医院,头颅CT阴性,当地医生予以对症止痛治疗,其间头痛反复,最近半年加重。刻下:头剧痛,巅顶尤甚。痛欲撞墙,面色青,手足冷,恶心,吐清水,无臭味。

查体:舌质略紫暗,苔白润,脉沉弦紧。

辨证思路

(一)四步辨证法

患者因13年前受凉后出现头痛,头痛的部位在巅顶,辅助检查阴性,头痛进行性加重。刻下:头剧痛,巅顶尤甚。痛欲撞墙,面色青,手足冷,恶心,吐清水,无臭味。舌质略紫暗,苔白润,脉沉弦紧。现求助于中医治疗。

第一步:辨实证(阳证)、虚证(阴证)

患者中年女性,慢性病,头痛13年,痛欲撞墙,面色青,手足冷,恶心,吐清水,无臭味,辨为虚证、阴证。

第二步:辨热证(阳证)、寒证(阴证)

患者头痛13年,面色青,手足冷,恶心,吐清水,无臭味。舌质略紫暗,苔白润,脉沉弦紧。且诱因为13年前受寒,患者一派寒象。辨为寒证、阴证。

第三步:辨六经或脏腑(三阳经为阳,三阴经为阴;腑为阳,脏为阴)

第一层:辨厥阴病。患者符合"干呕,吐涎沫,头痛者"吴茱萸汤方证,符合的主症表现有呕吐、吐涎沫、头痛、手足逆冷,为肝寒犯胃,浊阴上逆。故本病患者辨为厥阴病。

第二层:辨明表证或里证。本患者主诉头剧痛,巅顶尤甚。痛欲撞墙,面色青,手足冷,恶心,吐清水,无臭味。脉沉弦紧。患者无表证,病在里,具体病位在足厥阴肝。

第四步:辨兼夹病邪(病邪分阴阳)

如上所诉,此患者辨为厥阴病。此症兼夹病邪寒饮,故患者恶心,吐清水,无臭味,此为肝寒犯胃。

（二）病机

"干呕,吐涎沫,头痛者,吴茱萸汤主之",吴茱萸汤暖肝散寒,温胃降逆,治厥阴头痛。概肝阳虚衰,阴寒内盛,或肝阳虚,外寒直中厥阴者,吴茱萸汤皆可用之。厥阴寒逆,干于巅顶则头痛,乘于胃则下利吐涎沫,逆于胸胁则胸满胁痛,淫于下则阴缩少腹痛。肝属厥阴风木,其政舒启,其德敷和,主春生升发之气,春生之气得以升发,周身之气机才能生机勃发。肝阳一衰,五脏六腑之气机升降出入皆可乖戾,由兹引发广泛病变,如筋挛瘛疭、痹痛、胸痹、脘腹痛、吐利、肢厥、烦躁等。吴茱萸汤的主症是头痛,呕吐或干呕吐涎沫,舌淡苔白或白腻,脉沉细弦紧等。核心病机是肝寒犯胃,浊阴上逆。

吴茱萸汤治疗头痛的指征:疼痛部位主要在巅顶,旁及他处。这种头痛或剧或缓,时轻时重。重者可面色发青,有的可绵延 10 余年,每次生气或受风寒时易发。呕吐涎沫。其呕,多呈干呕或恶心,或呕吐,其吐涎沫,多为吐清水,无酸腐食臭味,有的嗳嗳多唾,有的是舌下及两颊时时涌出清水。手足凉,其程度有轻有重。脉常是弦、弦紧、弦迟。凡具此四条,均可诊为厥阴头痛,以吴茱萸汤治之,常疗效可观,本案符合。

（三）治则治法

暖肝温胃,散寒降浊。

（四）处方

吴茱萸 12 g,党参 12 g,生姜 15 g,炙甘草 6 g,大枣 4 枚。配合针刺上星透百会、合谷、太冲。2 剂而痛缓,6 剂痛止。后予逍遥散加吴茱萸,后未再发。

（五）方证解析

结合上述各条,本证的临床表现有呕吐、吐涎沫、胸闷、头痛、下利、手足逆冷、烦躁欲死等,其病机乃肝寒犯胃,浊阴上逆,导致气机壅塞,升降紊乱。因肝寒犯胃,若胃失和降,则干呕;若胃寒饮停,寒饮上泛,则吐清稀冰凉的涎沫。肝寒循经上扰,则见头（巅顶）痛。因升降紊乱,故可见下利,但下利必不重。因浊阴阻滞,气机壅塞,阳气不能畅行,故可见手足逆冷,但也不重。因浊阴上逆,呕吐剧烈,患者表现为烦躁难耐,但也并不是死证。另外,本证还可伴见其他寒象,如心下痞满或少腹冷痛,或腹满寒疝,舌淡苔白或白腻,脉沉细弦等。治宜温肝暖胃,降逆泄浊。方用吴茱萸汤。若肝寒得散,胃气得降,则吐利可止,逆冷可还,诸症皆愈。方见阳明寒证、虚证。对于呕的鉴别,少阳则喜呕,多兼胸胁满,心烦,口苦,当和解;阳明则食谷欲呕;厥阴则见干呕,吐涎沫,口则不苦,治宜温降。对于头痛的鉴别,病在太阳则头项强痛,阳明则头额痛,少阳则头角痛,厥阴则巅顶痛。296 条阳气将绝"吐利躁烦,四逆"的死证相鉴别。378 条则为肝寒犯胃,浊阴上逆。三条叙证存在区别,但阴寒内盛,浊阴上逆的病机是一致的,故可异病同治,均用吴茱萸汤温阳散寒降浊。

· 注意事项 ·

吴茱萸可使外周血管扩张,可以明显对抗前者的升压作用,但不宜与肾上腺素和去甲肾上腺素合用。苯海拉明可以对抗吴茱萸的降压作用,二者不宜联合应用。胃热呕吐,阴虚呕吐，或肝阳上亢之头痛均禁用本方。

现代应用

现代药理学研究表明，吴茱萸汤具有镇痛、止呕、止泻、降压、抗胃溃疡、抗抑郁及增强免疫功能等综合作用，充分体现了中医药多机制、多靶点的特点，具有较高的临床应用价值。

参考文献

[1] 王秀芳，牛鑫，姚娓. 乌梅丸现代临床运用和药理研究进展[J]. 辽宁中医药大学学报，2023，03：136-141.

[2] 陆语迪，龚杰，刘红权. 刘红权教授干姜黄芩黄连人参汤临证经验[J]. 光明中医，2021，20：3436-3438.

[3] 迪少帅，彭涛，陈颖，等. 彭涛运用麻黄升麻汤经验及验案举隅[J]. 中国民间疗法，2023，09：39-41.

[4] 刘佳明，朴勇洙，潘国雄，等. 麻黄升麻汤的方药解析与临床运用——国医大师卢芳学术思想与临床经验研究[J]. 湖南中医药大学学报，2023，02：181-184.

[5] 吴辰逸，周茂福.《伤寒论类方法案汇参》当归四逆汤救逆案例解读[J]. 江西中医药，2023，11：24-26.

[6] 管天护，谷松. 论当归四逆汤证[J]. 辽宁中医药大学学报，2021，04：145-148.